D1727934

Lia Bonfranchi

118 Kilo weiser!

Wie Ärzte und falsche Medikamente
mein Leben zerstörten

Lia Bonfranchi

118 Kilo weiser!

Wie Ärzte und falsche Medikamente
mein Leben zerstörten

Erste Auflage 1.-3.Tausend

Tellus Verlag: CH-6330 Cham, Hinterbergstraße 26 b
Tel.: +41-41-748 61 80, Fax: +41-41-748 61 89
E-mail: tellus@swissonline.ch, Internet: www.tellus.ch

Hergestellt und gedruckt auf 135g/m² BD
Lektorat: Martina Dold
Gestaltung: WA Ostermayer
Gesamtherstellung: Stiller GmbH, Remseck

ISBN 3-908167-00-0

Dieses Buch widme ich meinen Kindern,
Tino, Angela und Marco,
die trotz schwerster Jugend zu großartigen
Persönlichkeiten heranwuchsen.

In Liebe, Eure Mami

Inhaltsverzeichnis

PROLOG

Ich sitze auf dem Balkon, und es scheint mir wie ein Wunder, daß ich nach langer, schwerer Krankheit hier bin und schreiben kann. Dieses Glücksgefühl in mir ist kaum zu beschreiben. Endlich kann ich mein Umfeld wieder wahrnehmen, die Natur, die Bäume, die Blumen. Vor allem das Kinderlachen und der Gesang der Vögel sind Balsam für meine Seele. Nach der langen Leidenszeit versuche ich, das Erlebte und meine Gefühle in Einklang zu bringen, um alles zu verarbeiten.

Mein Inneres ist aufgewühlt. Einerseits bin ich voller Freude, daß ich lebe. Ich denke an meine drei jüngsten, nun erwachsenen Kinder, ohne die ich es nicht geschafft hätte. Andererseits erfüllt mich Wut, wenn ich an den Arzt denke, der mir im Alter von 36 Jahren ohne meine Zustimmung meine gesunde Gebärmutter operativ entfernt hat. Mein Mißtrauen den Ärzten gegenüber wird noch verstärkt durch ihre verfehlten Diagnosen und Behandlungen. Zehn Jahre meines Lebens habe ich deswegen verloren.

Neun Jahre mußte ich ein Schilddrüsenhormon einnehmen, das bei einer Schilddrüsen-Unterfunktion eingesetzt wird. Heute weiß ich, daß meine Schilddrüsen keine Unterfunktion hatten, die Laborwerte zeigten es deutlich. Dennoch wurde mir das Hormon verabreicht. Während der jahrelangen Einnahme zerstörte es meinen Stoffwechsel und schließlich meinen ganzen Körper. Voller Ver-

zweiflung bin ich von Arzt zu Arzt gerannt, ohne Erfolg. Es war sehr schlimm für mich, bei meinen heranwachsenden drei Jüngsten die Pubertät nicht erleben zu können. Braucht nicht jedes Kind gerade in der schwierigen Zeit des Erwachsenwerdens eine Mutter, die ihm beisteht? Meine Kinder aber mußten mir beistehen und mich Tag und Nacht pflegen. Ich klage die Ärzte an, welche die offensichtlichen Symptome einer falschen Medikation nicht ernst genommen haben. Stattdessen stellten sie meine Psyche in Frage und schickten mich zu Psychologen und Psychiatern.

Es ist kaum zu glauben, daß mir ein Arzt Hormone verordnete, die mein Körper weder benötigte noch verkraften konnte. Nach jahrelanger Suche fand ich schließlich einen kompetenten Arzt, der meine Situation erkannte und das Medikament sofort absetzte. Obwohl ich heute das Hormon nicht mehr nehme, sind meine Lymphknoten immer noch stark geschwollen und schmerzen. Nach wie vor leide ich an den entstandenen Schäden an Körper, Geist und Seele. Zusätzlich belastete meine Organe das Gewicht von 186,4 Kilogramm. Voller Wehmut und Frustration denke ich an mein früheres schönes Aussehen und meine schlanke Figur zurück.

Es scheint mir, daß die Operation im Dezember 1982 nicht der Anfang für meine heutige Situation war. Ich denke, meine prägende Kindheit hat einen Teil dazu beigetragen, daß ich Eingriffe in meinem Leben erdulden mußte, die nicht meinem Willen entsprachen.

1. KAPITEL

IM KINDERHEIM

Als Kind erwachte mein Bewußtsein, als ich in einem runden Sandkasten kesselhohe Sandtürme baute. Von diesem Augenblick an nahm ich meine Umgebung bewußt war und konnte meine Handlungen steuern. Wie alt ich damals war, weiß ich nicht. Jedenfalls war für mich die Welt so in Ordnung. Mir gefiel das Spielen und das Zusammensein mit anderen Kindern. Wir waren auf einem schönen Spielplatz, der zu einem Kinderheim von Zürich gehörte. Außer dem Sandkasten waren da noch eine Schaukel und mein heißgeliebtes Karussell, das man mit einem Rad in der Mitte selber drehen konnte. Damals schon war ich ein neugieriges und aktives Mädchen. Mir war es wichtig, daß alles immer schnell und intensiv sein mußte, und ich forderte auch andere auf, es mir gleichzutun.

Meine prägendste Erinnerung an das Kinderheim ist der Besuch vom Nikolaus mit seinem Knecht Ruprecht gewesen. Wir saßen in einem großen Saal, und wie in einem runden Theater waren die Sitzreihen von unten nach oben gestuhlt. Genau oben, in der Nähe des Fensters, saß ich und konnte St. Nikolaus beobachten, wie er langsam den Weg entlang zu uns in den Saal kam. Noch heute spüre ich meine damalige Angst. Zu jedem Kind sprach der Nikolaus aus seinem großen Buch ein paar lobende oder mahnende Worte und verteilte seine Nikolaussäcke, gefüllt mit Nüssen, Lebkuchen und Äpfeln. Ich weiß nicht mehr, ob ich je aufgerufen wurde, denn bei jedem Kind nannte ich aus Angst auch meinen Namen. Vielleicht bekam ich aus diesem Grund keinen Sack ab, oder einfach nur deshalb, weil ich ein Niemand war, eine Elternlose? Oder war ich, wie ich heute weiß, nur ein Sozialkind, wie man so schön sagt? Auf jeden Fall spürte ich, wie mich etwas von den anderen Kindern unterschied. Damals wurde mir schmerzlich klar, daß andere etwas besaßen, was ich nicht hatte. Noch lange saß ich alleine in dem leeren Saal und wünschte mir, ich hätte auch eine Mutter.

Hatte ich es bei der Nikolausfeier noch nicht so verstanden, spätestens bei der Weihnachtsfeier, die im selben Saal stattfand, kam die Gewißheit. Es war Weihnachten, aber noch wußte ich nicht, was dieses Fest zu bedeuten hatte. Das ganze Kinderheim war überfüllt von Leuten, die ich mit Staunen wahrnahm. Der Alltag war etwas Neuem, Familiärem gewichen. Meine Mitbewohnerinnen und -bewohner wurden von Angehörigen in die Arme genommen und liebevoll umarmt, geherzt und geküßt. Ich stand hilflos und unsicher inmitten der Menge und wurde mit der Zeit in eine Ecke abgedrängt. Da blieb ich nun und nahm als Zuschauerin an etwas teil, das es für mich nicht gab. Es war niemand da, der mich beachtete, alle waren mit sich und den Geschenken beschäftigt. Also schaute ich nur zu und fühlte mich alleine, so wie es auch später noch oft sein würde.

In dieser Nacht hatte ich einen angstvollen Traum. In einem großen Saal standen an der Wand entlang viele Betten, und darin schliefen wir Heimkinder. Mein Bett stand links bei der Eingangstür. Alle schliefen bereits, als sich ganz leise die Tür öffnete und eine Gestalt, eingehüllt in eine braune Kutte, das Zimmer betrat. Das Gesicht konnte ich nicht erkennen, da die Kapuze hochgezogen war. Die männliche Gestalt schritt langsam an der rechten Bettseite entlang, blieb bei jedem Bett stehen, schaute auf das schlafende Kind und ging dann weiter. Da ich endlich auch schlafen wollte, hoffte ich, sie würde sich ein wenig beeilen. Aber je weiter sie schritt, um so langsamer wurde sie. Der Raum schien kein Ende mehr zu haben – er wurde länger und länger. Angst kroch durch meinen ganzen Körper und steigerte sich von Minute zu Minute. Nach ewig langer Zeit wendete sie endlich und kam langsam an der linken Seite entlang zurück, blieb wiederum bei jedem Kind stehen und betrachtete es lange. Es herrschte Totenstille im Raum, ich hörte nur meinen eigenen Atem. Je näher sie kam, desto mehr wünschte ich mir, daß dieser Spuk endlich ein Ende nähme. Nur noch wenige Betten, und sie würde bei mir ankommen. Nun ergriff mich panische Angst, mein Hals war ganz trocken und ich glaubte zu ersticken. Endlich stand sie an meinem Bett, bückte sich zu mir herunter und schaute mich an. Entsetzen ergriff mich, denn statt eines Gesichts war nur ein schwarzes Loch zu sehen; die Kapuze war leer, und doch konnte ich die Umrisse eines Gesichts erkennen. So schaute sie lange auf mich herunter, und ich glaubte, sterben zu müssen. Doch endlich, nach nie enden wollender Zeit, entfernte sie sich und verließ den Saal. Viele Jahre verfolgte mich dieser Traum, krampfhaft mußte ich ihn immer wieder verdrängen. Dachte ich daran, stand die Gestalt wieder neben mir und die

Angst nahm mich erneut gefangen. Erst heute, nach fast 50 Jahren, bin ich stark genug, den Traum nochmals zu erleben, die Gefühle zuzulassen und ihn endlich loszulassen.

Ins Bett gehen zu müssen war für mich jeweils eine Herausforderung. Trotz Verbot hüpften wir, ich und fünf Zimmergenossen, auf unseren gut gefederten Betten um die Wette. Mein Bett stand links bei der Eingangstüre, also richteten sich die strengen Blicke der Schwestern, die das Heim leiteten, immer als erstes auf mich, wenn sie die Schlafkontrolle machten. Ergo war ich jedesmal die Schuldige, andere zu Unerlaubtem verleitet zu haben. Eines Tages aber wurde mein Bett ausgetauscht. Sofort als ich ins Bett stieg stellte ich den Unterschied fest. War das eine Enttäuschung, die Matratze lag nicht wie bisher auf Federn, sondern nur noch auf Holzbrettern! Trotzdem versuchte ich vorsichtig, ob es nicht vielleicht wenigstens noch ein wenig federn würde. Doch, oh Schreck! Statt herrlichem Betthüpfen gab es ein schrecklich knirschendes, brechendes Geräusch, und ich landete mit dem ganzen Bettinhalt auf dem Boden. Die Folgen ließen nicht lange auf sich warten: Schon stand die Nachtschwester in der offenen Tür, um mich zu bestrafen. Diese Nacht wurde zu meiner längsten Nacht im Kinderheim. Im Krankenzimmer wurde ich, umhüllt mit einer Wolldecke, auf einen Stuhl gebunden. So mußte ich versuchen zu schlafen.
Eines Tages bekamen wir zu unserem Glück eine neue Gruppenschwester, und von da an hatten wir ein schöneres und besseres Leben im Heim. Sie war nicht nur jung, sie war auch sehr lieb. Das

Singen und Musizieren machte von nun an viel Spaß, und wir freuten uns auch auf die Spaziergänge. In Zweierreihen gingen wir Hand in Hand täglich spazieren. Manchmal blieben die Leute stehen, um uns zu beobachten. War das Wetter schlecht, gab es Bastelstunden oder wir durften aus alten Modeheften Bilder ausschneiden. Das gefiel mir so gut, daß ich mich stundenlang damit beschäftigen konnte.

Eines Tages wurde ich dabei aufgeschreckt, weil ein anderes Kind mit kreischender Stimme meinen Namen rief. Ein richtiger Tumult entstand, und alle schauten auf das Mädchen, das voller Abscheu unter meinen Stuhl zeigte. Ärgerlich, bei meiner Lieblingsbeschäftigung gestört worden zu sein, schaute ich nach, was meine Mitbewohnerin so erregte. Sie machte ein Gesicht, als wäre ein Ungeheuer unter meinem Stuhl, unter dem ich erst nichts Aufregendes fand. «Da, da», stammelte sie und zeigte auf meine Füße. Alle schrien und wichen entsetzt von meinem Platz zurück. Noch heute ekelt es mich, wenn ich an diesen entsetzlichen, etwa zehn Zentimeter langen und einen Zentimeter breiten weißen Wurm denke, der doch tatsächlich unter meinem Stuhl lag. Mein erster Gedanke war, daß er unmöglich von mir sein konnte. Der sei von der Nachbarin, wehrte ich mich. Unter keinen Umständen kam dieses eklige Ding aus meinem Darm. Aber da lag doch dieses Beweismittel unter meinem Stuhl!? Nie würde ich mir so etwas antun oder gar in meinem Körper dulden. Es war ein richtiges Drama und gab eine Riesenaufregung. Mir gefiel es nicht, unangenehm aufzufallen, es war mir richtig peinlich, und auf keinen Fall nahm ich diesen Wurm als den meinen hin, dabei bleibe ich bis heute. Zur Sicherheit mußten alle Kinder eine Wurmkur machen. Es schien nichts Neues zu sein, daß im Heim die Kinder Würmer hatten. Bis heute ist mir nicht klar, ob dieser Wurm tatsächlich von mir stammte.

Ostern kam, und damit wieder ein schönes Ereignis. Bereits beim Frühstück wurden wir mit weichen süßen Brothäschen verwöhnt, dazu gab es Butter und Marmelade, was einem Festessen gleichkam. Nach dem Essen besuchten wir wie jeden Sonntag die heilige Messe, die im Hause stattfand, und versammelten uns anschließend im Vorhof, wo uns die Schwestern den Brauch des Osterfestes erklärten. Jeder Stein und jeder Grashalm wurde auf der Suche nach den bunt bemalten Ostereiern umgekrempelt. Es war herrlich sonniges, warmes Wetter, die ersten Blumen blühten bereits, das weiche flauschige Moos war noch feucht und sehr angenehm anzufassen. Jedes Kind durfte ein gefundenes Ei behalten, und wir hatten riesige Freude und großen Spass. Erst als wir ganz sicher waren, nichts mehr zu finden, nur zögernd waren wir bereit den Morgenspaziergang zu machen.
Nach diesem wunderschönen Osterfest kam ich in den Kindergarten. Der Weg zum Kindergarten war ganz kurz, denn er war im Nachbarhaus. Die Kindergärtnerin sah aus wie ein Engel, sie hatte blondes gewelltes Haar, eine gütige, wunderschöne Stimme, war sehr geduldig, hörte uns aufmerksam zu und war voller Trost, wenn wir ihn brauchten. Besonders gefiel mir die Ruhe, die sie ausstrahlte. Im Kindergarten gab es viele Bauklötze, die mit Bildern bemalt waren. Da saß ich am Boden – vier Jahre alt, blond, hüb-

sch, mit geschlitzten Augen – und versuchte, die Würfel zusammenzusetzen. Setzte man die richtigen Teile zusammen, ergaben sie ein Bild. Diese Bauklötze liebte ich sehr, immer wieder versuchte ich, aus den sechs verschiedenen Seiten ein neues Bild zu machen. Wenn gebastelt wurde, war ich in meinem Element, davon konnte ich nicht genug kriegen. Von den vielen Heimkindern war ich die einzige, die den Kindergarten besuchte. Ich liebte es, jeden Tag eine Umhängetasche mit Brot und Früchten zu bekommen. Es gefiel mir auch, wenn wir in der Pause zusammen mit der Lehrerin auf dem Boden saßen und das Pausenbrot miteinander teilten.

Die Schwestern im Heim konnten mein fröhliches Gemüt nicht trüben. Ebensowenig die Besenkammer, die wir als Bestrafung für unsere Ungezogenheiten kannten. Es war ein kleiner Holzraum unter der Treppe, in dem verschiedene Reinigungsbesen und Eimer untergebracht waren. Diese Besenkammer konnte man nur gebückt betreten. Nach hinten wurde der Raum kleiner, so daß wir darin nur kriechen oder sitzen konnten. Durch die Ritzen fiel etwas Licht, was für uns Kinder ein Glück war; so hielt sich der Schrecken vor der Dunkelheit in Grenzen. Es machte uns gelöster und mutiger, etwas mehr zu riskieren und damit einmal mehr eine Strafe auf uns zu nehmen. In all den Jahren, die ich im Heim wohnte, war ich nur zwei mal Gast in der Besenkammer.
Dieses Glück hatte ein älterer Junge nicht, der eigentlich nicht mehr in dieses Heim gehörte, weil er bereits die Schule besuchte. Er war viel älter als alle anderen Kinder. Dieser arme Junge wurde dauernd bestraft, er war bei der Oberschwester sehr unbeliebt. Durch

ihn habe ich erfahren, daß die Kinder in diesem Heim bis höchstens sechs Jahre alt waren. Warum dieser Junge noch im Heim blieb, war uns nicht bekannt, wir wußten nur, daß er unerwünscht war und viele Probleme mit den Schwestern hatte. Sogar in unseren jungen Jahren empfanden wir Kinder für ihn tiefes Mitgefühl, und wir hätten ihm gerne geholfen. Wir verstanden uns gut mit ihm, er war nett und sehr hilfsbereit. Aus Angst vor den Schwestern wurde er zum Bettnässer, nichts, aber auch gar nichts konnte er ihnen recht machen. Durch die dauernden Bestrafungen geschah es, daß er sich sogar einmal die Hosen vollmachte. In aller Öffentlichkeit wurde er daraufhin gedemütigt, er mußte vor aller Augen in die Wanne steigen und sich kalt abduschen lassen. Noch heute erfüllt mich Trauer bei der Erinnerung, wie er weinte und versuchte, seine Nacktheit mit Händen zu bedecken. Daß man ihn so behandelte, konnte ich nicht verstehen. Und warum die Schwester ihn so ablehnte, war mir unbegreiflich.

Das Jahr ging vorüber. Die Adventszeit und Weihnachten verstrichen, das erste Kindergartenjahr war zu Ende und es schien mir, daß alles so weitergehen würde wie bisher. Aber es kam anders.

Wir freuten uns bereits seit Wochen auf das Osterfest, hatten Osterhasen gebastelt und unsere Gespräche kreisten seit Tagen nur noch um die Eiersuche. Für mich war es das schönste Ereignis, an dem ich teilnehmen durfte. Leider erfüllte sich aber in jenem Jahr dieser Traum nicht. Am Ostersonntag erschien ein alter Mann und stellte sich als mein Großvater vor. Die Schwester rief mich und teilte mir

mit, daß ich mit ihm das Osterfest verbringen würde. War das eine Enttäuschung! Auch die Erklärung, er sei mit mir verwandt und der Vater meines Vaters, konnte mich nicht begeistern. Zum ersten Mal mußte ich gegen meinen Willen etwas tun, was mir nicht gefiel.
Er nahm mich an die Hand, und gemeinsam gingen wir zu einer Haltestelle. Ich durfte zum ersten Mal Straßenbahn fahren, konnte mich aber trotzdem überhaupt nicht darüber freuen; ich war in Gedanken im Heim, auf dem Vorplatz am Ostereier suchen, und war enttäuscht, nicht dabeizusein. Ob dieser alte Mann, der mein Großvater war, meine Gedanken lesen konnte? Denn er fragte mich, ob ich lieber im Heim geblieben wäre. Ich wollte ihm nicht weh tun und schüttelte den Kopf. So wurde mir bewußt, daß ich aus Rücksicht fähig war zu lügen. Mir war wichtig, so schnell wie möglich wieder ins Heim zurückgebracht zu werden, damit ich mit den anderen Kindern Ostern feiern konnte. Auch für das Osterkörbchen mit dem Schokoladenhasen, das ich von ihm bekam, konnte ich mich deshalb nicht erwärmen.
Die drei Frauen, die mich in seiner Wohnung erwarteten, stellten sich als Großmutter und Tanten vor. Nach der Begrüßung kümmerten sich die Tanten um die Großmutter, die schreckliche blaue Flecken an den Beinen hatte. Sie badeten ihre Füße in einem Becken und rieben sie danach mit Salbe ein, während ich dasaß und zusehen mußte. Dabei stellte ich mir vor, wie schön es wäre, nach buntbemalten Eiern zu suchen. Aber daraus wurde nichts, es gab zu essen und ich mußte über mein Heimleben erzählen. Beim Dessert erklärten sie mir, daß sie die Familie meines Vaters seien. Die zwei jüngeren Frauen waren Schwestern meines Vaters, und

die ältere war die zweite Frau meines Großvaters. Endlich wurde es Abend, und Großvater brachte mich ins Heim zurück. Voller Enttäuschung nahm ich wahr, daß vom einem Osterfest nichts mehr zu spüren war.

Nach Ostern fing das zweite Jahr im Kindergarten an. Alles schien seinen Gang zu nehmen, und doch spürte ich in mir eine kleine Veränderung. Irgendwie traute ich dem Ganzen nicht mehr so recht. Würde mich mein Großvater wieder holen? Mußte ich sonntags wieder weg? Tatsache war, daß ich lieber bei den Spielkameraden blieb, da verging die Zeit im Nu. Aber ich hatte Glück, nichts geschah und langsam bekam ich wieder mehr Sicherheit.

Eines Tages regnete es sehr stark. Das rotkarierte Gummimäntelchen das ich sonst trug, war nicht aufzufinden. Es hingen nur noch die schwarzen Filzumhänge in der Garderobe und die Schwester meinte, ich könnte ausnahmsweise einen Umhang der Buben anziehen. Entsetzt über diese Vorstellung fielen mir die Schmollwinkel herunter und meine Eitelkeit bekam einen Knacks. Bei der kleinen Treppe vor dem Gartentor setzte ich mich hin und weigerte mich den Hof zu verlassen. Nun sass ich da! Eines war sicher, auf keinen Fall wollte ich gesehen werden, also wartete ich darauf, dass der Regen endlich nachlassen würde. Eine halbe Sunde verging und es kamen neue Probleme auf mich zu, weil ich nun auch noch zu spät in den Kindergarten kam. Es war zum Verzweifeln! Schlechtes Gewissen kam auf. Zu spät wollte ich auf jedenfall nicht sein. Es überkam mich Resignation und ich blieb die restliche Zeit sitzen. Mit Schuldgefühlen kehrte ich ins Heim zurück. Ich hatte Glück, niemand fand heraus, dass ich die Schule schwänzte.

Mein Leben erfuhr für mich eine positive Wendung, als ich eines Tages zur Oberschwester gerufen wurde. Auf dem Weg in ihr Büro zog ich gedanklich schnell mein Register, ob ich etwas angestellt hatte. Mit mulmigem Gefühl hockte ich mich auf den Stuhlrand, um nach der Strafpredigt schnell abhauen zu können. Meine Augen wurden immer größer und ich staunte immer mehr, als sie mir erzählte, daß ich einen Bruder hätte. Er lebe seit seiner Geburt in Italien bei der Mutter und deren Eltern, klärte sie mich auf. Ich wußte, was ein Bruder war, andere Kinder hatten auch Brüder. Ein wunderbares Gefühl kroch durch meine Seele, endlich bekam ich auch etwas, was mir gehörte. Ich bekam einen Bruder! Einen großen Bruder! Es war das erste, schönste und edelste Gefühl, dass ich damals bekam, als ich diese Nachricht hörte.
Neugierig und voller Erwartung warteten wir auf die Ankunft meines Bruders Jacques. Endlich kam er mit seinem Gepäck im Heim an. Wir staunten nicht schlecht, als ein hübscher Junge mit glatten kohlrabenschwarzen Haaren das Heim betrat. Eine schöne langhaarige Frau mit rot lackierten Fingernägeln begleitete ihn. Seine Nase sah aus wie die eines Römers, und mit seiner braunen Haut erinnerte er mich an die Jungen aus den Bastelheften. Die italienisch sprechende, rassige Schönheit gab mir kurz die Hand, stellte sich als meine Mutter vor, küßte meinen Bruder zum Abschied und rauschte ohne ein weiteres Wort mit wehendem Kleid davon.
Von Jacques wurden wir nicht enttäuscht. Er sprach kein Wort Deutsch, und wir versuchten es mit Zeichensprache, er antwortete jedoch immer auf italienisch. Jetzt hatten wir etwas zum Hänseln, gutmütig äfften wir seine Sprache nach. Ach, es war toll, es war

mein Bruder, den man hänselte, und ich fühlte mich nicht mehr alleine. Mein Herz öffnete sich weit, ich war überglücklich und richtig stolz auf ihn. Mein Bruder lachte viel, es machte ihm großen Spaß, bei uns zu sein, und er integrierte sich ungewöhnlich schnell in unser Heimleben. Damit der Wechsel von seinem früheren Leben ins Heim zusätzlich neben der fremden Sprache für ihn nicht zuviel wurde, mußte er nicht in den Kindergarten. Mein Leben hatte sich mit seinem Auftauchen völlig verändert, nichts war mehr, wie es einmal war. Jacques und ich setzten uns immer zusammen und versuchten, uns gegenseitig die Sprache beizubringen. Wir lernten sehr schnell und schon bald war er einer von uns.

Die Zeit verging in diesem Jahr schneller als sonst. Ich lernte meinen kleinen Bruder Vagno kennen und mit ihm auch meine Mutter, die ich ja nur einmal kurz zu sehen bekommen hatte. Meine Mutter war eine schöne rassige Frau mit dunkelbraunem lockigem Haar, das ihr bis hinunter auf den Rücken reichte. Sie war eine attraktive Frau mit gepflegter Erscheinung. Was mir und den Kindern im Heim sofort auffiel, waren ihre rot lackierten Fingernägel. Wir hatten so etwas noch nie gesehen, und sie wurde von allen angestarrt. Meine Mutter trug immer schöne wehende Kleider bis hinunter zur Wade und uns unbekannte Schuhe mit hohen Absätzen. Mir gefiel ihre Aufmachung, wären da nicht immer diese anzüglichen Bemerkungen über ihr modisches Erscheinen gewesen, die ich später während der Schulzeit von anderen Kindern zu hören bekam. Bedauerlicherweise kam sie eines Tages mit kurzen blonden Haaren nach Hause, was ich nicht begreifen konnte. Es

war für mich wie ein persönlicher Verlust, als sie dieses schöne Haar abschnitt.
Leider erinnere ich mich nicht mehr daran, wie es dazu kam, aber eines Tages, kurz bevor ich in das zweite Kindergartenjahr kam, erzählte uns Mutter, daß wir in der Säuglingsabteilung einen kleinen Bruder hätten, der Vagno heiße und den wir nun besuchen würden. Natürlich gefiel es mir, daß ich nun auch noch einen kleinen Bruder hatte. Wir gingen alle zusammen in den ersten Stock in die Säuglingsabteilung. Der kleine Vagno war süß, dieses pausbäckige Baby mit seinen kugelrunden schwarzen Augen würden wir sofort wieder als Bruder erkennen, und ganz glücklich genoß ich es, ihn auf meinen Armen zu tragen. Meine Mutter war sehr liebevoll und zärtlich mit ihm. Ein Besuch bei den Babys war für uns sonst streng verboten, aber nun, da ich ein Brüderchen hatte, durfte ich jederzeit vorbeikommen und auch die anderen Babys besuchen. Alle waren allerliebst, und ich konnte mich nicht genug daran satt sehen.
An Weihnachten stand ein großer Baum im Saal, der bis zur Decke reichte. Er war wie jedes Jahr geschmückt, aber mir schien, daß er noch nie so schön war. Wie immer lagen für die Kinder Geschenken unter dem Baum, auch für meinen Bruder war ein Geschenk dabei. Nie wäre mir der Gedanke gekommen, daß für mich auch eins dabei sein könnte, so machte ich erst gar nicht den Versuch nachzuschauen. Wie üblich sah ich nur zu, wie die Geschenke geöffnet wurden und wie die Kinder darauf reagierten. Als nur noch wenige Pakete am Boden lagen, sagte jemand zu mir, daß auch für mich ein Geschenk da sei. Ungläubig, zweifelnd und miss-

trauisch ging ich langsam auf den Baum zu, nahm zaghaft das eingepackte Paket und las tatsächlich meinen Namen darauf. Ich bekam ein Geschenk! Ich konnte es nicht fassen, aber es lag in meiner Hand. Ich schaute es lange an und hatte Mühe, es überhaupt zu öffnen. Es war ein komisches Gefühl, es wollte gar keine richtige Freude aufkommen. Eher gehemmt entfernte ich das Papier und traute meinen Augen nicht: Es war eine wunderschöne Puppe! Zart, um sie ja nicht zu beschädigen, nahm ich sie in meinen Arm. Sie war für mich so wertvoll, daß sie einen Ehrenplatz bekam, und niemand durfte sie anfassen. Es war das erste Spielzeug, das ich im Kinderheim bekommen hatte, und statt mit der Puppe zu spielen schaute ich sie immer nur an.

So vergingen weitere Tage, und wir freuten uns immer auf den Besuch der Mama, wie wir sie nun nannten. Wir wußten, wenn sie kam, gingen wir immer mit Vagno spazieren. Mein Leben wurde einfach schön, ich hatte kaum Zeit für etwas anderes, meine neue Familie hatte mich völlig in Beschlag genommen. Noch interessanter wurde es, als Mutter verkündete, daß wir auch einen Vater hätten, der am Sonntag vorbeikommen würde, um uns zu besuchen. Mein Bruder Jacques kannte ihn also auch nicht, und so warteten wir gemeinsam, neugierig, wie er wohl aussah und wie er sein würde. Wir waren sehr aufgeregt, als er endlich kam, und voller Neugierde schaute ich ihn an. Noch heute sehe ich die Szene genau vor mir: Der erste Gedanke war, daß mich sein Anblick enttäuschte. Hatte wohl mein Herz meinen leiblichen Vater erhofft? Jedenfalls wußte ich sofort, er war jemand anderer als der, den ich erwartet hatte. Nun, Vater Vagno – er hieß genau wie mein kleiner Bruder – mit seiner drahtigen schlanken Statur stand da und hielt die Hände hinter dem Rücken. Seine glatten schwarzen Haare waren streng nach hinten gekämmt, das schmale Gesicht hatte glatte braune Haut und die schwarzen Augen sahen uns ebenso neugierig an wie wir ihn. Er fragte uns, welche Hand wir haben wollten. Mein Bruder durfte zuerst wählen und hatte Glück, er bekam eine kleine Packung Biskuits. Mir lief sofort das Wasser im Mund zusammen. Ich hatte weniger Glück, ich bekam einen Apfel – Äpfel hatten wir zur Genüge im Heim. Ich ließ mir meine Enttäuschung aber nicht anmerken, schließlich bekam man nicht jeden Tag einen Vater, und das war mir viel wichtiger. Ich fühlte sofort Zuneigung zu ihm. Die nächsten Jahre wurde er für mich ein guter Vater. Ich war sehr glücklich, denn ich lernte das Familienleben als Ganzes kennen. Damals wußte ich nicht, daß er mein Stiefvater war, denn ich fühlte mich nie als Stieftochter. Er war mir ein liebevoller Vater, und ich habe ihn sehr geliebt. Meinen leiblichen Vater hatte ich nur als Säugling, bevor ich ins Heim mußte.

Wir erlebten eine wunderschöne Zeit mit unserer neuen Familie und wurden nun jedes Wochenende vom Heim abgeholt. Meine Eltern wohnten in der Dachwohnung eines hübschen Hauses ganz in der Nähe des Kinderheimes. Die Zimmer waren zwar klein, aber das Schlafzimmer führte auf einen kleinen Balkon Meine Mutter wurde immer netter, man spürte, daß sie glücklich war. In dieser gemeinsamen Zeit wurde viel gelacht, und es gab viel Freude. Wir saßen oft auf dem Balkon, meine Mutter strickte und

Jacques und ich machten uns den Spaß, die Wollknäuel in den Garten hinunterzuwerfen. Die Vermieterin monierte einmal, wir wären zu laut, aber meine Mutter wehrte sich heftig in gebrochenem Deutsch. An diesem Tag hörte ich zum ersten Mal, wie wir als Ausländer und als «Tschingge» bezeichnet wurden.

Nach Wochen der Ruhe schreibe ich weiter an meinem Buch. Voller Dankbarkeit denke ich an den Arzt zurück, der sofort die richtigen Schlüsse zog, als er meinen Blutdruck und meinen Puls kontrollierte, und wie er nach der Blutuntersuchung sofort das Hormonpräparat absetzte. Es dauerte jedoch einige Monate, bis ich eine Verbesserung und eine Veränderung des Körpers spürte. Ich wurde von Schmerzen gepeinigt und von Übelkeit und Unwohlsein geplagt, bis endlich mein Körper und die Organe so weit genesen waren, daß ich wieder einigermaßen gehen und schlafen konnte.
Eine unbeschreiblich positive Wende für meine Gesundheit, mein Leben und meine Zukunft trat ein, als meine Schilddrüsen wieder fähig waren, hundert Prozent Hormone zu produzieren. Durch die Einnahme des Medikamentes reduzierte meine Schilddrüse die eigene Produktion der Menge an Hormonen, erklärte mir ein Facharzt. Dieses Medikament sollte deshalb nur bei einer Unterfunktion der Schilddrüse eingenommen werden. Erst wenn eine Schilddrüse nicht mehr fähig ist, hundert Prozent zu produzieren, werden die fehlenden Hormone dadurch ersetzt.

Es trat eine sofortige Besserung ein, das Lymphsystem reagierte positiv und fing an, vermehrt zu arbeiten. Die ersten zehn

Tage saß ich Tag und Nacht auf der Toilette. Es war, als hätte man eine Wasserleitung geöffnet, das gestaute Wasser freute sich, meinen Körper endlich verlassen zu können. Nach zehn Tagen hatte ich 35,7 Kilogramm Flüssigkeit ausgeschieden. An Schlaf war nicht zu denken, kaum hatte ich mich hingelegt, mußte ich wieder aufstehen und konnte jeweils nur mit knapper Not die Toilette erreichen. Ich fror immer erbärmlich, und um meine Durchblutung zu fördern, stellte ich mich unter die warme Dusche.

Es folgte eine schwere, schmerzhafte Zeit. Drei Monate lang war ich nicht fähig, etwas zu tun, ich lag Tag und Nacht im Bett. Das ständige Liegen brachte aber keine Erholung, ich fühlte mich nur abgeschlagen und erschöpft. Mein Körper war aufgedunsen und plagte mich mit Krämpfen, Zuckungen und starken Schmerzen. Wenn ich für kurze Bedürfnisse mein Lager verlassen mußte, konnte ich meinen Körper nur unter größter Anstrengung fortbewegen. Wie eine alte Frau schlurfte ich in die Küche, um mir das Essen zu kochen. Das Kochen mußte einfach sein, denn wenn ich zuwenig aß, bekam ich noch mehr Probleme mit dem Lymphsystem, und diese Schmerzen waren nicht mehr auszuhalten. Es war wichtig, täglich genügend Kartoffeln, Teigwaren und Reis zu essen, es schien mir, daß dies die Heilung förderte. Nach drei Monaten war mein Körper so weit genesen, daß ich den Haushalt – wenn auch unter großen Mühen – erledigen konnte.

Zwar war es schön, daß ich innerhalb so kurzer Zeit fünfunddreißig Kilogramm abgenommen hatte, doch ich war so geschwächt und mir war so elend, daß ich kaum Freude darüber empfand. Obwohl ich nun leichter war, ging es mir elender als je zuvor. Mir war schwindlig und schlecht, ich hatte Probleme mit dem Herzen und große Schmerzen in den Lymphknoten. Die drei Monate waren voller Qual, brachten aber für den Körper eine positive Veränderung, er fing an, sich zu korrigieren. Der Umfang zog sich innerhalb von vier Monaten um 36 Zentimeter zusammen. Endlich wurden die walnuß- und haselnußgroßen Lymphknoten kleiner. Die über hundert erbsengroßen Knoten schmerzten mich dafür um so mehr, so daß ich vor Schmerzen oft weinte.

Hinzu kamen meine Emotionen. Fragen über Fragen stürmten auf mich ein. Was geschah mit mir!? Mein Arzt hatte mir erklärt, daß das Schilddrüsenhormon aus «therapeutischen Gründen» bei Patienten eingesetzt wird. Was hieß das? Mußte ich so lange ein Medikament einnehmen, das ich gar nicht brauchte? Mußte ich während der ganzen Zeit ein Medikament schlucken, das meinen Körper, meine Familie, mein Leben zerstörte? Ich konnte und kann es heute noch nicht fassen, es ist schlicht unglaublich.
Ich muß dieser Sache nachgehen. Besteht vielleicht die Möglichkeit, daß ich das Hormonpräparat erst benötigte, aber jetzt wieder soweit genesen bin, daß ich darauf verzichten kann? Oder brauchte ich schon vor zehn Jahren dieses Medikament überhaupt nicht? Geht es mir deshalb seit zehn Jahren so schlecht? Hat sich der Körper so stark verändert, weil ich Hormontabletten einnehmen mußte? Anfangs wurde mir sogar die doppelte Menge verschrieben!

Die körperlichen Beschwerden und die Herzrhythmusstörungen waren also nicht psychischer Natur, wie mir die Ärzte weismachen wollten. Nun ergibt vieles einen Sinn, und das Ganze fängt an, sich wie ein Puzzlebild zusammenzufügen.

2. KAPITEL

FAMILIENLEBEN

Eines Tages, als wir wieder vom Heim abgeholt wurden, nahmen meine Mutter und Vater Vagno auch unser weniges Hab und Gut mit. Ehe wir richtig verstanden, wie uns geschah, befanden wir uns in einer großen schönen Wohnung in einem Vorort von Zürich. Es war eine neue Siedlung mit mehreren Wohnblöcken, die alle genau gleich aussahen.
Es begann eine herrliche Zeit. Ich mußte die wenigen Wochen bis zum Schulanfang keinen Kindergarten mehr besuchen und wir waren den ganzen Tag mit Mutter zusammen. Sie hatte viel Zeit für uns und brachte uns das Zahlenlesen bei, wozu sie einen Abreißkalender benützte, auf dem das Datum für jeden Tag in schwarzer, dicker Schrift stand. Mein Ehrgeiz war wieder gefordert, und ich schaffte es schneller als mein Bruder, die Zahlen zu lernen.
Der erste Schultag kam, und Mutter begleitete uns in die Schule. Der Weg war weit und führte einem Bach entlang, der von Sträuchern und Bäumen am Ufer eingebettet war. Obwohl Jacques ein Jahr älter war, besuchten wir beide gemeinsam die erste Klasse. Das war natürlich wunderbar für uns, denn wir konnten zusammen die Aufgaben machen.
Jeden Tag erlebten wir neue Abenteuer auf dem Weg zu Schule. Schon bald merkten wir, daß das Barfußlaufen im Bach Abwechslung brachte und viel interessanter war. Der Bach war in verschie-

den langen Stufen angelegt und floß bedächtig den leicht abfallenden Hang hinunter. Jacques und ich bauten auf dem Nachhauseweg oft Dämme, damit wir unsere Füße in dem Wasser baden konnten.
Wir konnten aber auch die rechte Bachseite benutzen, um uns je nach Jahreszeit mit Obst einzudecken. Die große Wiese war voll mit verschiedenen Obstbäumen. Im Frühsommer bedienten wir uns mit saftigen schwarzen Kirschen, sie schmeckten uns am besten und der Baum wurde zu unserem Lieblingsspielplatz. Im Herbst füllten wir unsere Bäuche mit saftigen dunkelgelben Mirabellen und mit Apfelsorten je nach Geschmack, die wie im Paradies vorhanden waren. Auf der linken Bachseite weideten viele Schafe, und wir schauten oft zu, wie sie geschoren wurden. Hier standen große Nussbäume, und wenn die Schalen der Nüsse schwarz und reif waren, durften wir sie auflesen und essen. Saftig und süß hingen Birnen an den Bäumen, die wir auf dem großen Areal nur zu pflücken brauchten.
Was uns aber noch mehr anlockte, war die Waffelfabrik mit ihren verführerischen Düften. Ach, wie viele Jahre haben wir uns hier die Nasen plattgedrückt und in die Backstube gestarrt, voller Hoffnung, einmal eine Waffel zu bekommen – allerdings immer vergeblich. Nicht einen Krümel bekamen wir, und so gingen wir jedesmal enttäuscht in die Schule. Neben dem Schulhaus stand im Garten eines Einfamilienhauses ein großer roter Haselnußstrauch, dem ich, wenn die Nüsse reif waren, nicht widerstehen konnte. Zu meinem Glück interessierte sich sonst niemand dafür, und so wurde der Strauch von mir in Beschlag genommen, bis auch die letzte Nuss

gegessen war. Immer wieder schaute ich dabei zu den Fenstern hoch, ob es mir jemand verbieten würde, aber die ganzen drei Jahre lang ließ man mich gewähren. Nur unser Nachbar, der reichste Bauer, dessen riesiges Grundstück an unseres grenzte und dem die Kirschen gehörten, war gar nicht damit einverstanden, daß wir seinen Baum bestiegen und ihn zu unserem Spielort machten. Der Baum stand nämlich genau am Geländer zur Sackgasse unserer Siedlung, und da die eine Hälfte der Krone auf unsere Seite hing, war es leicht, von dort aus den Baum zu besteigen. Der Bauernhof, der inmitten einer schönen Wiese lag, war zum Glück etwas weiter entfernt, und der Bauer mußte immer rennen, wenn er uns erwischen wollte. Schon von weitem schrie er, wir sollten den Baum verlassen. Aber wenn die Kirschen reif waren, konnte uns nichts von dem Baum zurückhalten. Das Seltsame an der ganzen Sache war, daß der Bauer die Kirschen selber nie pflückte, und wenn wir sie nicht gegessen hätten, wären sie verfault. Als alle seine Drohungen nichts brachten und wir weiterhin auf dem Baum spielten, fällte er ihn. Ob der Mann wohl danach glücklicher war? Für uns war der Baum ein riesiger Verlust, und wir mußten einen neuen Spielort suchen.

Wir hatten viele Freunde in der Siedlung. Ich hatte eine Freundin, die im rechten Anbau unseres Blockes wohnte. Ihr Vater brachte oft «Laurel und Hardy»-Filme nach Hause. Sobald er wieder eine neue Rolle brachte, wurden wir eingeladen, den Film anzuschauen. Das Wohnzimmer war jedesmal überfüllt mit Kindern. Bei Tee und Biskuits amüsierten wir uns über die Streiche der beiden, und wir konnten über jeden Blödsinn herzhaft lachen. Wir kannten alle

Filme, die es damals gab, für uns war das natürlich eine willkommene Abwechslung.
Im Winter, wenn Schnee lag, hatten wir eine ideale Abfahrt gleich neben der Haustür. Zwischen den Wohnhäusern war ein großer Hang, der sich gut zum Schlittenfahren eignete. Wir waren viele Kinder in der Siedlung und hatten genügend Schlitten. Um einen Konvoi zu bilden, brauchte es mutige Personen, die sich beim vorderen Schlitten auf den Bauch legten und mit den Beinen hinten den nächsten Schlitten festhielten. So konnten etwa zehn Personen mit vier Schlitten den kleinen Berg hinunterfahren.
Weihnachten kam näher, und es wurde das schönste Weihnachtserlebnis, das ich als Kind mit meiner Familie erleben durfte. Mit keinem Wort wurde von den Eltern das bevorstehende Fest erwähnt. Sie taten jedoch die letzten Tage zuvor sehr geheimnisvoll, lachten viel und tuschelten zusammen. Am Vorabend gab es ein wahres Festessen, zum ersten Mal aß ich Hähnchen, wir bekamen einen Schluck Wein zum Probieren und zum Dessert gab es Ananas. Es wurde ein schöner Abend, Mutter las uns aus dem italienischen Buch «Pinocchio» vor und schickte uns schon früh mit ihrem schönen Lächeln schlafen.
Am nächsten Morgen standen Jacques und ich zeitig auf und wollten im Wohnzimmer das Buch holen. Als wir die Tür öffneten, blieben wir buchstäblich mit offenem Mund stehen und bestaunten den wunderschön geschmückten großen Weihnachtsbaum mitten im Wohnzimmer. Unsere Bewunderungsrufe weckten die Eltern, und noch im Morgenmantel setzten sie sich zu uns um den Baum und wir öffneten die großen Geschenke: Es war traumhaft! Zum

Spielen bekamen wir einen großen Verkaufsladen, gefüllt mit echten Lebensmitteln, und ich wurde, weil ich so gerne ein Musikinstrument spielen wollte, mit einer kleinen Ziehharmonika beschenkt. Nach dem Frühstück besuchten uns viele Verwandte, ich fühlte mich rundum wohl unter so vielen Tanten und Onkeln. Es wurde gegessen, viel gelacht, geraucht gesungen und Wein getrunken. Die Küche war vom Zigarettenrauch ganz vernebelt. Es war ein herrlicher Tag, eine wunderschöne Weihnacht!
Wir waren eine große Schar Kinder in der Siedlung, verstanden uns alle prächtig und heckten viele Streiche aus. Bei den Anwohnern waren wir sehr beliebt und bekamen Leckereien. Von der Nachbarin, oder ihrem Ehemann bekamen wir Hafernüsse. Eines Tages, als ich an ihrer Tür klingelte, um meine täglich Ration abzuholen, waren sie nicht da. Da ich mich bei ihnen wie zu Hause auskannte, war ich so frei und bediente mich in der Küche selber. Während ich mir eine Handvoll Hafernüsse in den Mund schob, hörte ich vom Schlafzimmer ein schreckliches Stöhnen. Es kam vom Ehemann! Obwohl das Stöhnen ein Zeichen für große Schmerzen sein mußte, war ich zu jung und zu unerfahren, um richtig zu reagieren und um Hilfe zu holen. Nein, ich schlich mich leise davon, weil ich mich im Unrecht fand, so dreist gewesen zu sein, ohne Erlaubnis die Wohnung betreten zu haben. Leider erzählte ich niemandem davon und ein paar Tage später war der Mann gestorben. Ich hatte viele Jahre nicht mehr an ihn gedacht, aber als ich mich wieder an den Vorfall erinnerte, litt ich lange unter der Vorstellung, der Nachbar könnte noch leben, wenn ich Hilfe geholt hätte. Ich hatte mir eine große Schuld aufgeladen.

Wir erlebten eine schöne Zeit, bis eines Tages unser Bruder Giorgio kam. Wir waren sehr erstaunt, als Mutter uns sagte, daß in drei Tagen noch ein Bruder käme. Wir wußten nichts von ihm, er hatte ebenso wie Jacques erst bei den Großeltern in Italien gelebt und zuletzt bei seiner Großmutter väterlicherseits in Lausanne. Bei seiner Ankunft standen wir alle vor dem Haus, um ihn zu begrüßen. Vagno war damals drei Jahre alt, und als sein etwas schüchterner Bruder kam, griff er ihn gleich an und sie kämpften eine Runde zusammen. Dieses Verhalten erstaunte mich sehr, war Vagno doch eher ein sanftmütiger, hübscher Junge mit großen treuen Augen. Es schien mir, daß er seine Position klarstellen wollte, denn er war Mutters Liebling. Vagno ging als Sieger vom Platz, was nicht schwer war, denn Giorgio wurde völlig überrumpelt, obwohl er der ältere war. Vagno und Giorgio glichen einander sehr, sie hatten den gleichen braunen Krauskopf, die gleichen schönen großen Augen und das gleiche rassige, südländische Aussehen. Was bei beiden stark auffiel, war der schlanke athletische Bau, den sie von ihrem Vater hatten.
Kurz vor den Sommerferien reiste Mutter nach Italien, wir sollten mit Vater in den Ferien nachkommen. Es wurde eine lange Reise mit dem Zug, wir fuhren die ganze Nacht und wurden in Lucca am Bahnhof von einem Onkel mit dem Auto abgeholt. Unser Ziel war Camaiore, mein Geburtsort. Hier lernte ich nun die Eltern meiner Mutter und ihren jüngsten Bruder Enzo kennen, der gleich alt wie Jacques war. In dem schönen großen Haus, wo ich geboren bin, lag Mutter im Wöchnerinnen-Bett, sie hatte einem Mädchen das Leben geschenkt, meiner Halbschwester Serena. Als wir Mutter

begrüßten stillte sie gerade, und wir durften zusehen. Sie wurde von ihrer jüngeren Schwester Maria gepflegt, die sich freute, Jacques wiederzusehen. Das weiße Haus stand in einem großen Garten mit vielen Oliven- und Feigenbäumen, es roch süß und herrlich – genauso schmeckten auch die Feigen.

Jacques und Giorgio kannten alles schon, weil sie ja hier aufgewachsen waren, für mich und Vagno jedoch war alles neu. Wir interessierten uns aber nicht für die gleichen Dinge: Vagno wollte lieber im Hof spielen, ich jedoch wollte die Tiere sehen, die in einem Stall im Nebenbau waren. Es machte mir großen Spaß, die Tiere zu füttern, oder mit Großvater, der auch mein Pate war, spazieren zu gehen. Jede freie Minute nahm er mich mit und zeigte mir alle Kirchen im ganzen Umfeld bis Pisa und Florenz. Er verwöhnte mich sehr, denn ich war sein Liebling. Bei Hindernis nahm er mich auf den Arm und trug mich, was mich verlegen machte, denn ich war es nicht gewohnt, daß jemand zu mir so fürsorglich war.

Ich hatte ein herrliches Leben, erst hatte ich das Paradies kennengelernt, nun das Schlaraffenland. Jeden Tag kam mit einem kleinen Handwagen der "Gelativerkäufer" und verwöhnte uns mit Eis. Italien gefiel mir überaus gut, das Klima war sehr warm und die Luft schmeckte salzig. Nur wenige Autominuten entfernt war das Meer, jedes Wochenende gingen wir baden, die ganze Verwandtschaft kam und von allen wurde man geherzt und geküßt. Der Familie gehörte ein eigenes Badehaus und der dazugehörende Sandstrand. Das Meer war traumhaft schön und herrlich warm zum Baden.

In besonders schöner Erinnerung ist mir ein Tag mit meiner Mutter. Als sie wieder kräftig genug war, um die Windeln zu waschen, gingen wir zu einem großen Brunnen, der an einem kleinen Weiher stand. In dem Weiher waren viele große Felsen, die wie eine Treppe geschichtet waren. Von einem überlaufenden Brunnen floß das Wasser über die Steine, und hier standen Frauen und wuschen ihre Wäsche. Wir wurden mit viel Geschrei und Gelächter begrüßt. Während dem Waschen wurde viel gelacht und getrascht, die Frauen waren von mir angetan und lobten mein hübsches blondes Aussehen. Wegen meinen geschlitzten, blauen Augen, wurde ich oft das «chinesische Mädchen» genannt, mein Merkmal war, daß ich Grübchen in den Wangen hatte. Als wir nach drei Monaten wieder nach Hause fuhren, waren wir alle glücklich, zufrieden und braungebrannt.

Unsere Wohnung war für diese große Familie zu eng geworden, wir schliefen nun zu zweit oder zu dritt in einem Bett, was nicht angenehm war. Die Zeiten änderten sich, weil Mutter nun auch arbeiten gehen mußte, weil viele Münder zu stopfen waren. Morgens ging sie im Service arbeiten, und abends kam sie müde nach Hause. Meine Mutter war völlig überfordert, wurde mit jedem Tag nervöser und gereizter und fing bald an, uns zu schlagen. Die Kinderzeit war mit einem Schlag zu Ende, als wir zwei Ältesten, Jacques und ich, den Haushalt machen und die Pflege von Serena übernehmen mußten. Wir machten die Betten, kochten das Essen und waren traurig, weil Mutter an uns keinen Gefallen mehr fand. Abends im Bett diskutierten wir über unsere Situation und konnten nicht begreifen, daß unsere glückliche Zeit vorbei war.

Als einmal wieder Hausputz anstand schaute ich sehnsüchtig aus dem Fenster den Kindern zu, wie sie spielten. In diesem Moment rutschte der Stiel vom Blocher, einem schweren Reinigungsgerät, auf meinen kleinen Finger und trennte die Fingerkuppe vom Finger. Als ich nach dem stechendem Schmerz auf meinen Finger schaute, sah ich den Knochen und konnte zusehen wie das Blut aus der Wunde lief. Meine Mutter, die neben mir stand, schimpfte mich nur aus, meine Aufmerksamkeit zu wenig dem Hauhalt gewidmet zu haben, und schickte mich mit Jacques zum Arzt. Der Weg dorthin dauerte über eine halbe Stunde, und als wir ankamen, war das Tuch völlig mit Blut durchtränkt.
Es kamen schlimme Zeiten. Es gab nichts mehr zu lachen, und wir bekamen Angst vor Mutter. Vater wurde auch gereizter, und nun stritten sich die Eltern öfter und wir wurden immer ängstlicher. Das Spielen war für uns Großen vorbei, vor allem für Jacques und mich. Als Serena ein paar Monate alt war, nahm mir meine Mutter auch noch meine geliebte Puppe weg. «Du spielst ja doch nicht mit ihr», meinte sie und gab die Puppe meiner Schwester. Vor Entsetzen brachte ich keinen Ton heraus und blieb wie gelähmt stehen. Der Schock darüber saß so tief, daß ich von da an ein stilles, ängstliches Mädchen wurde. Ich war mit meinen Gedanken oft abwesend und so fiel ich einmal aus dem Fenster. Mein Glück war, daß wir im Erdgeschoß wohnten und ich mir nur die Stirn aufschlug. Das jetzige Leben machte sich auch in den schlechten Schulnoten bemerkbar, so kam es, daß Jacques die zweite und ich die dritte Klasse wiederholen mußten.

Für kurze Zeit verbesserte sich unsere Lage etwas und wir konnten wieder Kinder sein, als eine junge Frau aus Italien kam, die für uns den Haushalt erledigte. Sie war noch nicht lange aus der Schule und spielte gerne mit uns. Abends, wenn die Kleineren bereits schliefen, durfte ich Kleider von ihr anprobieren und voller Stolz stöckelte ich mit hochhackigen Schuhen wie ein Mannequin durch die Wohnung. Leider verstand sie sich nicht so gut mit meiner Mutter, und schon nach wenigen Wochen verließ sie uns wieder.

Nach meinem neunten Geburtstag veränderte sich das Verhalten meiner Mutter. Sie war plötzlich nicht mehr so gereizt, und sie lächelte wieder. Irgend etwas lag in der Luft. Je fröhlicher Mutter wurde, desto gereizter wurde Vater. Das konnte ich nicht begreifen, und zum ersten Mal verstand ich sein Verhalten nicht. Ich hatte das Gefühl, daß er im Unrecht war und wäre froh gewesen, wenn auch er wieder gelächelt hätte. Das Komische dabei war, daß er uns jetzt wegen jeder Kleinigkeit anschnauzte, was er noch nie getan hatte. Jacques und ich hatten wieder, viele Wiesos und Warums zu klären.

Wir kamen aus dem Staunen nicht heraus, als Mutter eines Tages erklärte, sie wolle mit uns spazierengehen. Waren wir jemals mit allen Geschwistern zusammen spazierengegangen? Nein, ich konnte mich nicht daran erinnern. Als wir an diesem Nachmittag alle bereit waren, mußten wir noch ein paar Minuten auf einen Besucher warten. Dieser Mann begleitete uns in den Wald zu einem Rastplatz, wo Tische und Bänke aus Holz standen und wir uns hinsetzten. Es war eine seltsame Atmosphäre, und wir beobachteten den Fremden kritisch. Wir waren froh, daß Mutter sichtlich gut

gelaunt war und daß wir keinen Grund hatten, ängstlich zu sein. Wir trauten jedoch dieser Stimmung nicht recht, und bei uns Kindern kam keine richtige Freude auf, ganz im Gegenteil, wir waren sehr mißtrauisch und in abwartender Haltung. Mutter liebte das Zusammensein mit dem Fremden, den sie uns als Gianni vorstellte. Er versuchte, mit uns ins Gespräch zu kommen und tat freundlich. Aber der Nachmittag verlief ohne Harmonie, und wir waren froh, nach dieser unliebsamen Begegnung wieder nach Hause zu kommen. Ich glaube fest daran, daß wir an jenem Nachmittag das Kommende bereits gespürt hatten.
Eines Morgens verließ Mutter mit Koffern das Haus. Sie legte einen Brief auf die Kommode und verabschiedete sich von uns, als ob sie mit dem Fahrrad zur Arbeit fahren würde, aber sie kam nie wieder zurück. Vater rastete aus, als er den Brief las. Es ist schrecklich, in Gedanken noch einmal diese Szenen zu erleben, die sich wie eine Narbe in mein Herz eingebrannt hat. Vater war außer sich, rannte nervös auf und ab und schrie immer wieder: «Hier fehlt eine Seite des Briefes!» Seine Stimme überschlug sich fast als er mich fragte, wo die fehlende Seite sei. Wie sollte ich das wissen? Uns interessierte das Schreiben nicht, wir hatten ja keine Ahnung, was darin stand. Ich mußte ihm helfen, die angeblich fehlende Seite zu suchen, aber sie fand sich natürlich nicht. Immer und immer wieder mußte ich genau beschreiben, was Mutter getan hatte, wie sie sich verhalten hatte, wie sie angezogen war und wie sie das Haus verlassen hatte. Er wollte genau wissen, was sie noch gesprochen hatte. Aber da wußte ich nichts zu erzählen, denn sie war ohne ein Wort gegangen.

Innerhalb weniger Tage wurde unser Haushalt aufgelöst. Als Vater mit unseren Geschwistern einfach gehen wollte, verstanden Jacques und ich nicht, warum wir nicht mit durften. Natürlich wollten wir auch mit ihm gehen, und er wurde verlegen, was wir damals noch nicht verstanden. Er sagte einfach, daß wir abgeholt würden, schaute weg, als er mein trauriges Gesicht sah und verließ rasch die Wohnung, ohne auf unsere Fragen zu antworten.
Mein Herz ist voller Schmerz bei dieser Erinnerung. Ich war erst neun und Jacques zehn Jahre alt, als uns Vater Vagno mit Giorgio, Vagno und Serena verließ, genauso wie Mutter. Sie hatten uns alle verlassen und Mutter war mit einem andern Mann nach Australien ausgewandert.
Mein einziges Glück war, daß Jacques mein Bruder war und mir erhalten blieb. So wurde Jacques meine «Familie» und blieb es bis zu seinem Tode vor siebzehn Jahren.

Nachdem meine Familie gegangen war, hatte ich die gleichen Gefühle, wie ich sie bereits im Kinderheim kennengelernt hatte: Ich fühlte mich unendlich traurig, verlassen und alleine. Obwohl noch alle Möbel in der Wohnung standen und nichts verändert war, hörte sie sich leer an. Jacques und ich standen einfach da, wir konnten nicht begreifen, was mit uns geschah. Wir verstanden gar nicht, um was es ging und erfahren hatten wir auch nichts, ausser daß wir abgeholt werden sollten. Aber wieso wurden wir abgeholt? Warum? Wie sollten unsere Seelen das wissen? Also warteten wir ab, was kommen würde. Schließlich kam eine Frau, die sich als unsere Vormundin vorstellte. Wir waren nicht mehr fähig klar zu denken.

Unsere Gedanken wirbelten im Kreis herum, in uns tobte ein Sturm. Als wir damals unsere Familie kennenlernten, waren wir nur allmählich fähig gewesen, Vertrauen zu finden und Wurzeln zu fassen. Wie glücklich waren wir gewesen, etwas zu bekommen, was für andere selbstverständlich war. Für uns war es das größte Geschenk gewesen, eine Familie zu haben. Alles, was wir neu bekommen hatten, alles, was wir erst kennenlernen mußten, die Heimat, Mutter, Vater, ein warmes Bett, die Liebe, Familie, Geschwister – mit einem Schlag wurde uns alles wieder genommen. Wir wußten nicht, wie uns geschah. Mit dunklen Vorahnungen mußten Jacques und ich mit der Vormundin mitgehen. Wie gelähmt ließen wir uns wegführen, und sie brachte uns zu fremden Menschen.

Meine Seele ist nach diesen Erinnerungen völlig aufgewühlt. In der Brust und im Herzen spüre ich noch immer den Schmerz des Verlassenwerdens. Schluchzend und tieftraurig erlebe ich nochmals die Trennung.
Es gibt jetzt Tage, da geht es mir gesundheitlich etwas besser. Nicht, daß ich etwa keine Schmerzen mehr hätte, nein, das nicht gerade. Doch sie sind zumindest so, daß ich nach langem wieder einmal tief durchatmen kann. Es tut gut zu beobachten, wie mein Körper täglich kleine Veränderungen zum Guten bringt. So stellte ich fest, daß ich an Wassergewicht wieder etwas zugelegt hatte. Die nächste Gewichtskontrolle gab mir leider recht, ich bin wieder sechs Kilogramm schwerer geworden. Dafür nehmen die Schmerzen rechts und links der Brust bis hinauf zur Schulter stark ab, und die geschwollenen Lymphknoten werden kleiner und weniger.

Seit ich weiß, daß ich durch Verschulden der Ärzte so viele Jahre verloren habe, reagiere ich gereizt und schlage mich mit schlechten Gedanken herum. Meine Stimmungslage ist niederschmetternd. Oft weine ich mitten in der Nacht. Am Abend, wenn ich wach im Bett liege und versuche, mit Erinnerungen mein Leid zu lindern, spüre ich, wie schwer mir das fällt. Vor allem wenn ich an die Jahre denke, die ich verloren habe, an die gutbezahlte Stelle, die ich als Buchhalterin aufgeben mußte, an das Elend und die finanziellen Probleme, die über meine Familie gekommen sind. Und wenn ich daran denke, wie erniedrigend mich die Ärzte behandelt haben, bekomme ich eine riesige Wut. Es ist zum Verzweifeln.

Ich kann es nicht fassen, daß einst der Arzt in Zürich sagte, ich bräuchte gar kein Schilddrüsenmedikament, und der Arzt vor Ort dies dementierte und mir dafür die doppelte Menge davon verschrieb. Ich benötige viel Energie, um nicht auszurasten. Schlechtgelaunt und mit großer Verbitterung ertrage ich Tage voller Qualen. Niemand kann sich vorstellen, was für Schmerzen ich mit der Korrektur des Körpers habe. Es scheint mir, daß heute die Schmerzen eine Dimension angenommen haben, die ich nicht mehr ertragen kann. Aber von den einst 262 Zentimetern Körperumfang bin ich glücklich, bereits neunzig Zentimeter weniger zu haben. Es ist wichtig, dem Lymphsystem optimale Bedingungen zu bieten, damit es schneller heilen kann. Manchmal denke ich, daß diese Schmerzen stärker sind als damals vor zehn Jahren, als das Schilddrüsenmedikament anfing, meinen Körper zu zerstören; heute sind es andersartige, intensivere Schmerzen.

Jede Kleinigkeit, die ich tue, kostet mich große Anstrengung, ich bin dauernd erschöpft. Ich bin so erschöpft, daß es meiner ganzen Willensanstrengung bedarf, um nicht aufzugeben und weiterzumachen. All dies muß ich alleine, ohne Hilfe durchstehen; bei einer Operation wird man gepflegt, bekommt Schmerzmittel, hat jede erdenkliche Hilfe. Aber seit zehn Jahren muß ich in meinem Zustand alles selber machen, bekomme keinen Trost oder moralische Unterstützung. Wie gerne würde ich mich einmal an eine starke Schulter lehnen und mich ausweinen. Immer muß ich tapfer sein, das kostet mich viel Kraft. Doch da ich die ganze Kraft zum Heilen brauche, habe ich keine mehr, um tapfer zu sein. Das Weinen ist zur Zeit mein ständiger Begleiter. Leider bringt mir auch das keine Erleichterung.

3. KAPITEL

In Pflegefamilien

Wir verbrachten wenige Wochen bei einer Familie mit zwei erwachsenen Kindern. Danach mußten wir getrennt nochmals sechs Wochen bei anderen Leuten verbringen. Jacques erzählte mir auf dem Schulhof, wo wir uns täglich sehen konnten, daß die Leute gut zu ihm waren. Ich konnte mich auch nicht beklagen. Ich kam in eine junge Familie mit einem kleinen Mädchen, dem ich mich allerdings völlig anzupassen hatte. Ich mußte jeweils schon frühabends mit dem Kleinkind schlafen gehen, wurde höflich und zurückhaltend behandelt.

Einmal wollten sie mir eine Freude machen, weckten mich und nahmen mich mit in ihr Gartenhaus. Völlig verschlafen mußte ich mich beeilen, ihnen zu folgen. Viel lieber hätte ich weitergeschlafen, denn ich habe immer große Mühe, wenn man mich aus dem Schlaf reißt. Im Schrebergarten angekommen, hatte ich es nach einer Stunde endlich geschafft, meine Müdigkeit loszuwerden. Doch kaum war ich richtig wach, wurde ich wieder nach Hause geschickt und mußte den weiten Weg alleine zurückgehen. Viele Stunden wälzte ich mich im Bett, und es wurde fast Morgen, bis ich wieder einschlafen konnte. Natürlich hatten sie es gut mit mir gemeint, es war ihnen nicht recht, daß ich so früh mit ihrer Tochter ins Bett gehen mußte.

Obwohl Jacques und ich beide in der dritten Klasse waren, besuchten wir nicht dieselbe Schulklasse, was wir sehr bedauerten. Aber wir waren glücklich, daß wir uns in den Pausen sehen konnten und so die Möglichkeit hatten, unsere neue Lage zu besprechen.

Nach drei Monaten wurden wir wieder abgeholt und zu einer anderen Familie in einem weiter entlegenen Ort gebracht. Unser neuer Wohnort war ein kleines Dorf an einem für meine Begriffe großen Fluß. Das Wohnhaus lag an einem steilen, steinigen Weg unterhalb der Kirche. In dieser Familie waren bereits vier andere Pflegekinder, drei Jungen und ein Mädchen, die alle etwa im selben Alter wie wir waren. Die Begrüßung war reserviert, kühl und distanziert. Mir wurde ganz komisch und ich hatte ein ungutes Gefühl, wie ich es bisher noch nie in meinem Leben empfunden hatte. Ich spürte sofort, daß wir hier nicht willkommen waren und wäre lieber wieder in ein Heim gegangen; uns wäre damit im Leben viel erspart geblieben. Das erste, was sofort beanstandet wurde, war mein Vorname. Sie meinten, Lia wäre kein Name und wollten, daß ich ihn ändere. Ich finde, ich habe einen wunderschönen, einmaligen Namen, der in Ehre von zwei Menschen zusammengefügt wurde. Meine Eltern tauften mich Lialma, und der Rufname, den ich über alles liebe, ist Lia. Die neue Pflegemutter aber meinte nur: «Es gibt Kühe, die tragen den Namen Alma, so werde ich dich in Zukunft nennen.» Alma war der Name meiner Mutter, und ich litt darunter, daß man mich mit einer Kuh verglich. Aus mir unverständlichen Gründen versäumte ich es, als ich die Pflegefamilie nach drei Jahren verlassen durfte, den Namen Alma wieder in Lia zu ändern und hieß für weitere fünfzehn Jahre Alma. So trug ich den Namen meiner Mutter achtzehn Jahre lang, und ich glaube fest daran, daß mein Leben sich schlagartig verbesserte, als ich wieder meinen geliebten Namen Lia trug.

Wir hatten noch nicht mal unsere Kleider richtig ausgepackt oder uns etwas eingelebt, da wurden wir bereits als Arbeiter eingesetzt. Man brachte uns zur anderen Flußseite auf ein großes Stück Land, wo wir in einem Garten Unkraut entfernen sollten. Jacques war elf und ich noch keine zehn Jahre alt; wir hatten noch nie eine Hacke in der Hand gehalten, noch nie einen Garten gejätet und wußten nicht einmal, welches Grün Salat, Gemüse oder Unkraut war. Wir sahen weder Wege noch die Einteilung der Beete, für uns sah alles gleich aus, so wie die Wiesen an unserem früheren Wohnort, auf denen nur Obstbäume standen. Mein Bruder und ich hatten keine Ahnung, was von uns verlangt wurde und hofften einfach, mit der Zeit wieder abgeholt zu werden. Das wurden wir auch, aber erst viele Stunden später, als es bereits dunkel war. Schon am ersten Tag gab es ein riesiges Donnerwetter, und es grenzte an ein Wunder, daß wir nicht gleich am ersten Tag Schläge bekamen.
Es war keine gute Zeit bei dieser Familie, wir lernten viel Leid kennen. In den ersten Tagen hatten wir es insofern gut, weil wir uns auf italienisch unterhalten konnten. Leider wurde uns unter Androhung von Schlägen verboten, zusammen zu sprechen. Für unsere Seelen war das gar nicht gut, weil wir somit all unseren Kummer schlucken mußten. Jacques und ich wurden als Gegenleistung für

Lebensmittel an Bauern vermietet, bekamen Schläge und wurden täglich in irgendeiner Form bestraft. Ich mußte zusätzlich noch mit obszönen Belästigungen fertig werden. Von Nestwärme keine Spur! Nur ganz selten gab es auch schöne Momente, wenn Jacques und ich zum Beispiel im Wald Beeren pflücken durften.

Wir mußten zu diesen unbekannten Menschen «Papi» und «Mami» sagen und durchlebten die Tage in ständiger Angst, bestraft zu werden. Für mich war die schlimmste Zeit, als ich mit Margrit, meiner Zimmergenossin, jeden Samstag die Küche putzen mußte. Gleich nach dem Mittagessen fingen wir damit an, manchmal dauerte es bis in die Nacht hinein, ehe «Mami» endlich zufrieden mit unserer Arbeit war. Wir mußten die Küche immer auf Hochglanz polieren, es durfte kein Stäubchen mehr vorhanden sein. Erst wenn man sich darin spiegeln konnte und alles strahlend sauber war, erlaubte sie uns, schlafen zu gehen. Wir bekamen kein Reinigungsmittel, das uns geholfen hätte, die Fettflecken am Kochherd zu entfernen. Der eine Teil des Herdes wurde mit Holz angeheizt, und genau dieser Teil machte am meisten Arbeit. Bis wir die schwarzen Rußspuren des Feuers entfernt hatten, standen Margrit und ich oft stundenlang in der großen Küche und versuchten Samstag für Samstag, unser Bestes zu geben, aber leider war es jedesmal zuwenig. Einmal war es besonders hart, wir mußten bis tief in Nacht um 23 Uhr schrubben, dann erst war «Mami» endlich zufrieden mit uns. Es war der reinste Alptraum!
Margrit und ich teilten uns das Schlafzimmer, wir waren fast gleich alt und besuchten zusammen dieselbe Klasse. Der junge Lehrer,

den wir hatten, hatte vor uns noch in keiner Klasse unterrichtet; er gab sich locker und war sehr nett. Er lachte viel, wir hatten es gut bei ihm und fast alle Mädchen schwärmten für ihn und boten daher an, die Wandtafel zu reinigen. Das hätte ich auch gerne jeden Tag gemacht, aber nur, weil ich das Nachhausegehen hinauszögern wollte.

Die besten und friedlichsten Momente waren, wenn wir die Hausaufgaben machten, da ließ uns «Mami» immer in Ruhe. Sobald sie aber beendet waren, gab es immer viele Arbeiten, die verrichtet werden mußten. Da waren drei große Gärten, die gepflegt werden sollten, das Holz mußte gespalten und gestapelt werden, bei schönem Wetter mußten wir im Wald Holz sammeln und mit einem Leiterwagen nach Hause bringen. Die freien Nachmittage hatten wir bei Bauern zu verbringen mit Heuen, Ernten, Kartoffeln auflesen, Korn von Hand einbringen oder – was Spaß machte – Obst pflücken und verlesen.

Was in mir heute noch Aggressionen weckt, ist die Tatsache, daß ich während der ganzen Sommerzeit jeden Tag nach der Schule mehr als zwei Stunden mit zwei Zehn-Liter-Metallwasserkannen, eine rechts und eine links, aus dem Dorfbrunnen Wasser für den Garten heranschleppen mußte – ich war ja erst zehn Jahre alt und nicht gerade die Kräftigste! Auf jeden Fall war es enorm anstrengend, und die Kannen waren so schwer, daß meine Arme dieses Gewicht kaum halten konnten. Diese Schikane mußte ich drei Sommer lang durchhalten. Zu meinen Pflichten gehörte auch, den Katzendreck aufzuputzen, wenn eine der zehn Katzen im Haus wieder irgendwo hingemacht hatte. Die Katzen hatten ein schönes

Leben, sie bekamen am Geburtstag eine Dose Sardinen. Wir hingegen mußten auch an diesem Tag arbeiten, und ein Geschenk gab es nur von der Vormundin. Ich bin heute noch froh, daß ich immer ein Buch zum Lesen bekam, denn Lesen war meine große Leidenschaft. Meine drei Bücher und die von Jacques las ich an den Sonntagen, an denen wir frei hatten, so oft, daß ich sie auswendig kannte.

Margrit war sehr lieb und ruhig, sie lebte schon länger bei dieser Familie und konnte sich besser den Gegebenheiten anpassen als ich. Irgend etwas an meinem Wesen brachte diese Leute so in Rage, daß sie ausrasteten und mich so lange schlugen, bis ich zusammenbrach. Das tägliche Abwaschen in kochendheißem Wasser war für mich der reinste Horror. Einem Gefängnisaufseher gleich stand die Frau daneben – wenn ihr Mann zu Hause war gar beide –, um genau zu beobachten, ob meine Hände auch immer im Wasser blieben. Sobald ich meine knallroten Hände aus dem Wasser nehmen wollte, wurde ich geschlagen und gezwungen, das Geschirr weiter im siedendheißen Wasser abzuwaschen.

Was ich in diesen drei Jahren ebenfalls schlimm fand, war das Verbot, Wasser zu trinken. Ich war oft durstig und wollte meinen Durst mit Leitungswasser stillen, aber immer wenn ich versuchte, Wasser zu trinken, verbot man es mir. In der Schule oder am Dorfbrunnen bekam ich genug zu trinken, zu Hause jedoch, wo ich unter ständiger Kontrolle stand, war es mir nicht mal im Verborgenen möglich. Der einzige Ort ohne Aufsicht war das WC, aber dort gab es kein fließendes Wasser.

Außer dem Lesen hatte ich keine Freizeit. Jeden Abend vor dem Zubettgehen mußte ich Socken für «Papi» stricken. «Papi» war groß und schwer; er hatte in der Kindheit Kinderlähmung und hinkte als Folge davon beim Gehen. Er arbeitete im Büro einer Waschmaschinenfabrik in der nächsten großen Stadt, die mit dem Bus in einer Stunde erreichbar war. Er war ein stiller, korpulenter Mann, der alles machte, was seine Frau ihm befahl. Er nahm uns kein einziges Mal in Schutz, wenn uns Unrecht geschah, sondern sah seiner Frau bei den Bestrafungen zu, half ihr dabei oder schlug uns selber. Seine Füße waren sehr breit und lang, und ich mußte stricken und stricken, Socken um Socken. Kaum war ein Paar fertig, kam das nächste dran, es schien, der Vorrat sollte bis zu seinem Tode reichen. Wie hatte ich diese Socken, seine Füße, ihn und sein Wesen verabscheut! Noch heute kommt Haß in mir hoch beim Gedanken an diesen «Papi». Wie sehr war mir dieser Mensch, der mir so viel Leid angetan hat, zuwider. Jede freie Minute mußte ich mich hinsetzen und stricken. Sobald ich mein Strickzeug aufnahm und mich auf meinen Stuhl setzte, kam Möhrli, der schwarze Kater, und setzte sich auf meinen Schoß. So verbrachten wir zusammen jeden Abend, bis ich ins Bett mußte.

Außer Jacques waren da noch drei weitere Jungen, zwei etwa in seinem Alter, der dritte um einiges älter. Dieser älteste Junge zog wenige Monate nach unserer Ankunft aufgrund eines Streites aus, er war achtzehn Jahre alt und ließ sich diese Schikanen nicht mehr gefallen. Die zwei anderen Jungen und Margrit hatten ein schöneres Leben als wir. Natürlich mußten sie auch arbeiten, sie wurden aber nicht so schikaniert wie Jacques und ich. Man merkte richtig, daß wir wie Freiwild behandelt wurden, es war ja auch niemand da, der Einspruch erhob. Die anderen hatten noch Angehörige und nicht nur eine «Hure» als Mutter, wie die Pflegeeltern unsere Mutter nannten. Uns, die Brut einer Hure, mußte man züchtigen. Jeden Tag mußten wir in die Kirche, jede Andacht besuchen, damit uns unsere Sünden vergeben wurden. «Papi» erzählte, er habe keine Sünden, müsse aber jede Woche zur Beichte gehen, weil wir so schlecht seien und er daher gezwungen sei, uns zu schlagen. Ob er wohl auch gebeichtet hat, daß er mich, wenn «Mami» zum Turnen ging und die andern schliefen, unter fadenscheinigem Vorwand wieder aufstehen ließ und unter Androhung von Schlägen sich an meinem Körper vergriff? Daß er mit seinen schleimigen großen Händen an mir rumfummelte? Hat er wohl auch gebeichtet, daß er meine noch jungen Brüste küßte? Hat er gebeichtet, daß er mich noch härter als sonst schlug, damit ich ja niemandem davon erzähle?

Genau wie ich war auch Jacques den Pflegeeltern ein Dorn im Auge, und er wurde bei jeder Gelegenheit geprügelt. Eines Tages jedoch gingen sie einfach zu weit. Am Sonntagmorgen, als wir beim Frühstück waren, machte Jacques eine Bemerkung, die «Mami» sofort in Wut versetzte. Sie war auf dem Weg in die Küche und hielt einen Emailkrug in der Hand. Wutentbrannt schlug sie mit dem Krug auf seinen Kopf ein, sie schlug und schlug und steigerte sich mit jedem Schlag immer weiter hinein. Die Haut an Jacques Hinterkopf platzte auf und fing an zu bluten. Er hatte entsetzliche

Schmerzen, schrie auf und stöhnte erbärmlich. Wir mußten wie jeden Sonntag in die Frühmesse, weil die Pflegeeltern aber Angst hatten, daß jemand die Mißhandlung sehen könnte, hatte Jacques zu Hause zu bleiben.
Als wir wieder nach Hause kamen lag Jacques stöhnend in einer großen Blutlache auf dem Sofa. Der herbeigerufene Arzt stellte fest, daß ihm das Trommelfell zerschlagen worden war! Ich frage mich noch heute, weshalb dieser Arzt die Mißhandlung nicht gemeldet hat.

Das Leben auf dem Lande selbst gefiel mir sehr. Ich liebte die Natur, die Wälder und die Kornfelder, die voller Mohnblumen standen. Der Weg zum Wald führte durch kleine Weiler, die malerisch in die Landschaft eingebettet waren. Es dauerte mehr als eine halbe Stunde, bis wir im Wald waren. In dieser Gegend mußte die Erde besonders fruchtbar gewesen sein, denn es wuchsen nicht nur viele Beeren im Wald, sondern auch Alpenrosen. Um die Beeren zu pflücken, hatten wir kleine Körbe um den Bauch gebunden. Einen großen Korb hatten wir zudem dabei, damit wir die gefüllten Bauchkörbe entleeren konnten. Es war nicht nur das Beerensuchen, das mir so gefiel, es war das alleine sein, das ich so genoß, die Freiheit, die ich im Wald hatte. Diese Ruhe und dieser Frieden im Wald, niemand beobachtete mich, niemand wollte etwas von mir! Es war pure Freude, was ich empfand, viel zu schnell gingen die unbeschwerten Nachmittage vorbei und abends brachten wir fast immer prall gefüllte Körbe voller Blaubeeren und Himbeeren nach Hause. Ach, wie liebte ich diese Arbeit, es war die reinste

Erholung, auch wenn wir von den Beeren nichts abbekamen. Seit vielen Jahren wünsche ich mir, nochmals in diesen schönen Wald zu gehen, um wieder einmal Beeren zu pflücken.

Es gab natürlich in diesem kleinen Dorf nur eine Schule, und eine Klasse hatte zwei Stufen. Für mich waren die Schulfächer kein Problem, der Stoff war einfacher als in Zürich. Mir gefiel das Lernen, das Wissen, die alten Geschichten und ich war stets bemüht, gute Noten zu schreiben. Jacques war seit dem «Unfall» nicht mehr derselbe, seine Persönlichkeit hatte sich sehr verändert. Er wurde in der Schule immer schlechter und litt sehr unter dem Leben, das wir führen mußten. Mein Bruder wurde immer anfälliger und war froh, überhaupt die Oberschule zu schaffen. Bei mir war das Gegenteil der Fall: Je mehr die Pflegeeltern mich plagten, desto stärker wurde ich; ich ließ mich um nichts in der Welt unterkriegen. Das machte diese Leute immer wütender, und sie konnten sich kaum in Zaum halten, als ich es wagte, ihnen wegen der Schläge mit einer Meldung an das Vormundschaftsamt zu drohen. Diese Idee von mir war ein großer Fehler, denn sie wurde mir buchstäblich aus Kopf und Körper geprügelt. Noch nie hatte ich so viele blaue Flecken am Rücken wie dieses Mal, und am Hinterkopf fehlte ein Großteil meiner Haare.

Eines Tages meldete sich die Vormundin zu einem Besuch an. Jacques und ich waren nun voller Hoffnung und der festen Überzeugung, es würde sich etwas bessern. Wir mußten für den Besuch das ganze Haus auf Hochglanz bringen. Als ich überraschend früher als sonst von der Schule nach Hause kam, wollte es der Zufall, daß ich im Wohnzimmer Quittungen vorfand, die für die Vormundschaftsbehörde bestimmt waren. Ich staunte nicht schlecht, als ganz oben mein Name stand, denn ich hatte weder die Kleider noch Schuhe erhalten, ebensowenig hatte ich den Zahnarzt besucht, wie es auf dem Zettel stand. Wenn wir starke Zahnschmerzen hatten, durften wir zur Strafe nicht zum Zahnarzt, zudem wollten sie für den Bus in die Stadt kein Geld ausgeben. Im Sommer hatten mein Bruder und ich nie Schuhe, und im Winter mußte ich die zurückgelassenen Schuhe und Kleider von dem Jungen tragen, der ausgezogen war, oder alte Kleider von «Mami» austragen, die sie auf meine Größe umänderte. Zum Augenarzt durfte ich nur, weil ich eine Brille trug und zur Kontrolle mußte. Um das Fahrgeld zu sparen, hatte ich die ganze Strecke zu Fuß zu gehen; für den Weg bis in die Stadt brauchte ich zweieinhalb Stunden.

Unsere Nahrung bestand hauptsächlich aus Brot, Kartoffeln, Salat, Mangold, Karotten und Kohl. In den ganzen drei Jahren gab es nur einmal Fleisch, und zwar als die Vormundin zu Besuch kam. Da wurde extra Aufschnitt gekauft, was für ein Hochgenuß, als auch wir ein Stück Brot mit einer Scheibe Aufschnitt bekamen! Während die Vormundin da war, mußten wir ganz artig im Wohnzimmer sitzen, und erstaunt hörten wir zu, wie Höflichkeiten ausgetauscht wurden. «Mami» sorgte mit ihrem strengen Blick dafür, daß wir aus Angst nur kurz mit dem Kopf nickten, als wir gefragt wurden, ob es uns hier gefalle. Sie ließ uns keine Sekunde alleine, und es schien, als hätte die Vormundin auch kein Interesse daran zu erfahren, ob das Erzählte auch der Wahrheit entsprach. Sie ging, ohne mit uns gesprochen zu haben – die Hoffnung auf ein besseres Leben war in wenigen Minuten wie eine Seifenblase zerplatzt. Es blieb bei diesem einzigen Besuch seitens der Vormundschaft.

Es war um die Mittagszeit, als es eines Tages klingelte und ein Mann vor der Haustür stand, der «Mami» persönlich sprechen wollte. An diesem Tag gab es Kartoffeln mit Salat zum Mittagessen, und sie war in der Küche beim Salat waschen, eine Arbeit, die sie immer selbst verrichtete. Jetzt aber sollte ich die Salatblätter unter fließendem Wasser waschen, bis sie wieder zurückkam. Diese Arbeit hatte ich noch nie gemacht, so nahm ich ein einzelnes Blatt und hielt es unter das Wasser, bis sie wieder kam. Natürlich regte sie sich auf, als der Salat noch nicht fertig gewaschen war. Da bald Essenszeit war und ihr Mann gleich heimkam, mußte sie sich aber beeilen und schickte mich ins Wohnzimmer zum «Fötzele». Diese Arbeit ersetzte das Staubsaugen, denn wir mußten immer eine Viertelstunde vor dem Mittagessen den Wohnzimmerteppich von Hand säubern. In der Hocke pickten wir mit den Fingern allen Schmutz auf und sammelten ihn in der anderen Hand. Zwischendurch kontrollierte sie jeweils die Menge des Schmutzes, ob wir auch wirklich alle Brosamen aufsammelten.
«Papi» fand beim Mittagessen eine ausgewachsene Gartenschnecke auf seinem Salatteller. Es war für «Mami» einfach, mir dafür die Schuld in die Schuhe zu schieben, sie argumentierte, ich hätte einen Teil des Salates gewaschen; sie konnte ja nicht wissen, daß ich während ihrer Abwesenheit nur ein Blatt in der Hand gehalten hatte. Sie legte die Schnecke in meinen Teller und befahl mir zur

Strafe, sie zu essen, weil ich den Salat nicht sauber gewaschen hatte. Das würde mir in Zukunft eine Lehre sein, die Arbeit besser zu verrichten. Alle schauten zu, ob ich diese Schnecke auch wirklich hinunterschlucken würde. Noch viele Jahre spürte ich voller Ekel im Hals die Stelle, an der die Schnecke die Speiseröhre passiert hatte.

Die Pflegeeltern betrieben eine Chemische Reinigung, und wir mußten die gereinigten Kleider zu den Kunden austragen. Meistens bekamen wir Trinkgeld, das wir aber abgeben mußten. Doch auch ohne Geld gefiel mir das Austragen gut, ich bekam Kontakt zu anderen Leuten, die sehr nett waren. Der Weg ins «Juden-Asyl», so nannte man das Haus, in dem viele Juden wohnten, war sehr weit, so konnte ich für kurze Zeit dem Haus entkommen, in dem ich so in Angst lebte. Obwohl Sabbat war, durfte ich am Samstag die Kleider abgeben und wäre gerne noch länger geblieben, denn die alten Leute waren höflich, ehrlich und aufrichtig an meinem Wohlergehen interessiert. Ich liebte das Austragen, aber leider war ich dem Putzdienst zugeteilt und konnte nur selten diese angenehmen Botengänge erledigen. Alles, was mir Spaß machte, war nur den Jungen vorbehalten.
Eines Tages putzte ich mir gerade mit einem weißen Pulver die Zähne und wurde dabei wie immer von «Mami» kontrolliert, als jemand an der Haustür klopfte. Zwar war es sonst unsere Aufgabe, die Haustüre zu öffnen, da ich aber noch beschäftigt war, öffnete «Mami» selbst. Ich hörte wie gesprochen wurde, achtete jedoch weder darauf, noch reagierte mein Gefühl, bis «Mamis» Stimme lauter und wütender wurde. Sie war sehr aufgeregt, und ich hörte, wie

sie den Besucher beschimpfte. Ein ungutes Gefühl überkam mich, Angst stieg in mir hoch und plötzlich wußte ich, daß mein Vater vor der Tür stand.
Sie sagte laut: «Was glauben Sie eigentlich, jeder Dahergelaufene kann sich Papi nennen!» Dann wurde es ganz still, und ich hörte, wie er sich entfernte. Sie schlug die Türe zu, kam schimpfend in die Küche und sagte kalt zu mir: «Der ist nicht mal dein Vater und glaubt, dich besuchen zu können, ohne sich vorher anzumelden.» Fassungslos erfuhr ich auf diese Art, daß Vater Vagno nicht mein Vater war. Ich fing an zu frieren, und ein kalter, riesiger Schmerz breitete sich in meinem Inneren aus. In meinem Kopf hämmerten immer dieselben Worte: «Das ist mein Vater, er muß mein Vater sein, er hat mir gesagt, daß er mein Vater ist!» Ich wurde ganz traurig, weil er einfach gegangen war, ohne mich gesehen zu haben. Fassungslos fragte ich, warum er mich verlassen hatte – er war so nahe bei mir gewesen, und ich konnte ihn nicht mal umarmen. Verstehen konnte ich nicht, weshalb er sich nicht gewehrt hatte und sich statt dessen wie ein Hund fortjagen ließ. Es war, als würde noch ein Teil mehr in mir sterben. Von der Pflegemutter hörte ich zum ersten Mal, daß ich einen Schweizer zum Vater hatte, der sich von meiner Mutter hatte scheiden lassen. Als ob nichts geschehen wäre ging man wieder zur Tagesordnung über. Der Schmerz wurde nun neben der Angst mein täglicher Begleiter. Erst nach elf Jahren hörte ich wieder von Vater Vagno.

Die Nachmittage, die wir bei den Bauern arbeiteten, waren sehr hart, denn wir mußten mit dem Arbeitstempo der Erwachsenen mithalten. Das Heuen war noch am angenehmsten, weil es körperlich nicht so anstrengend war wie das Korn einzubringen. Da wir im Sommer keine Schuhe tragen durften, stachen bei der Kornernte die Stoppeln so tief in die Füße, daß sie am Abend bluteten. Wir wurden bei verschiedenen Bauern eingesetzt, so auch beim alten «Ziegenbauer», der mit seiner Schwester und seinem Bruder zusammen wohnte; alle waren unverheiratet. Heute bin ich davon überzeugt, daß er erst den Kontakt zur Pflegemutter aufnahm, als wir alt und reif genug waren, damit er seine primitiven Neigungen an uns ausleben konnte. Wenn wir für ihn heuen mußten, nutzte er die Gelegenheit, zog seine Hose herunter, zeigte uns seine Genitalien und erregte sich an unserem Entsetzen. Da uns das alles sehr peinlich war und wir große Angst hatten, getrauten wir uns aus Furcht vor Bestrafung nicht, zu Hause etwas davon zu erzählen.

Als eines Tages der eine Junge, der mit uns zusammen lebte, ebenfalls seine Hose runterließ, um uns voller Stolz seinen steifen Penis zu zeigen, waren wir froh, daß der andere Junge, der daneben stand, dies den Pflegeeltern erzählte. Sie waren tatsächlich empört und bestraften ihn damit, daß er ab sofort das Geschirr abwaschen mußte. War ich froh, einmal nicht in der Küche stehen zu müssen! Ich hoffte, die Bestrafung würde möglichst lange andauern; da er aber beim Abwaschen sang, freuten sie die Pflegeeltern, wie er trotz Bestrafung fröhlich sein konnte und bewunderten ihn so sehr, daß es bei dem einen Mal blieb. Beim nächsten Abwasch stand wieder ich in der Küche.

Nach drei Jahren erfuhr unser Leben ein weiteres Mal eine Änderung. Die Vormundin ließ uns wissen, sie habe sich mit Verwandten meines Vaters getroffen; es handelte sich um einen Onkel meines Vaters, einen Bruder meines Großvaters. Dieser Großonkel wurde neugierig auf uns Kinder und lud mich für drei Wochen Ferien zu sich und seine Frau ein. Ich war von Herzen froh, von «Papi» wegzukommen, wenn auch nur für drei Wochen. Im Juli 1959 holte mich mein Großonkel am Bahnhof ab, ging mit mir direkt in einen bekannten Einkaufsladen und erstand für mich einen Korb voller Süßigkeiten. Er wollte mir damit eine Freude machen, denn er hatte gehört, daß ich alle diese Leckereien noch nie gegessen hatte. Endlich konnte ich Waffeln, nach denen es mich seit vielen Jahren gelüstete, essen, so viel ich wollte. Alles, was mein Herz und Magen begehrten, kaufte er mir, ich wurde die ganze Zeit nach Strich und Faden verwöhnt.

Als die drei Wochen zu Ende waren, hatte ich so große Angst, wieder zur Pflegefamilie zurückzukehren, daß ich nicht mehr aufhören konnte zu weinen. Es gab ein großes Hin und Her mit der Vormundschaftsbehörde, die sich in derselben Gemeinde befand, in welcher der Großonkel wohnte. Endlich klappte es, und Onkel Gustav und Tante Hermine waren damit einverstanden, daß wir nun bei ihnen wohnen durften. So fuhren wir in einem Auto zu Jacques und nahmen ihn und unser wenig Hab und Gut mit. Mehr als frostig wurden wir verabschiedet. So hatten wir von einem Tag auf den anderen ein neues Zuhause.

4. KAPITEL

Bei Onkel und Tante

Unser neues Daheim war ein herrliches großes Dreifamilienhaus, das seinerzeit von einem Architekten für seine eigene Familie gebaut worden war. Die Räume waren alle sehr groß und hell. Der Balkon, den sie Veranda nannten, lag auf der Ostseite, die Schlafzimmer befanden sich auf der Westseite. Dieses Haus hatte Onkel Gustav erworben; er wohnte mit seiner Frau, Tante Hermine, in der obersten Vier-Zimmer-Wohnung.
Obwohl die Wohnung groß genug war, damit Jacques und ich je in ein Zimmer hätten ziehen können, verlangten sie von Jacques, abends im Geburtshaus der Familie zu schlafen. Die älteste unverheiratete Schwester von Onkel Gustav und sein lediger Bruder wohnten dort. Das alte Bauernhaus, das nicht mehr bewirtschaftet wurde, lag etwa zehn Gehminuten entfernt in einer Parallelstraße, vom Treppenhausfenster aus konnten wir das Haus sehen. Schon früh am Abend musste Jacques jeden Tag, den beschwerlichen Weg auf sich nehmen. Wir litten sehr darunter. Aber wir waren froh, von den Quälereien und Schikanen der Pflegeeltern erlöst zu sein, und schließlich blieb uns auch nichts anderes übrig, als die nächtlichen Trennungen zu akzeptieren.
Für Jacques war es quälend, jede Nacht in seiner kleinen dunklen Kammer bei den viel älteren ledigen Geschwistern von Onkel Gustav zu schlafen. Jahre später erzählte er mir, daß er beobachten

und hören konnte, wie Schwester und Bruder miteinander Sex machten und wie er nur mit großer Mühe einschlafen konnte. Es war für ihn immer belastend, mit diesen Menschen unter einem Dach zu schlafen. Das alte, abgewetzte Bett, das durchhing, sorgte noch zusätzlich dafür, daß er sich nie richtig ausruhen konnte.
Das Bauernhaus gehörte schon seit vielen Generationen der Familie. Großvater, den ich ja im Kinderheim kennengelernt hatte, war das älteste von zehn Kindern. Onkel Gustav war das jüngste, daher nannte ihn seine Schwester Marie, bei der Jacques übernachten mußte, immer «Baby».

Das Leben bei Onkel und Tante war zunächst die reinste Erholung. Es tat uns gut, nicht mehr arbeiten zu müssen, und wir hatten viel Zeit, um uns zu regenerieren. Tante Hermine war eine gutmütige Seele, und es machte ihr großen Spaß, uns zu verwöhnen. Sie kochte uns viele Leckereien, die wir nicht kannten. Sehr befremdend war für mich, daß ich schon in der ersten Woche ein Fahrrad bekam, Jacques hingegen, der lange Wegstrecken zurückzulegen hatte, mußte zu Fuß gehen.
Tante Hermine war etwa sechsundvierzig Jahre alt und Onkel Gustav zehn Jahre älter. Die Tante hatte hellblondes kurzes Haar, das sie immer in Dauerwellen trug. Ihr Gesicht war sehr rundlich und freundlich, sie lächelte immer. Auf ihre Beine war sie besonders stolz, weil sie schön schlank waren, ihr Körper aber war rund wie eine Melone, und sie klagte über ihre vielen Pfunde. Tante Hermine war überglücklich, in mir Gesellschaft gefunden zu haben, und wir machten von nun an wenn möglich alles gemein-

sam. Wir gingen zusammen einkaufen oder ins Industriequartier, wo sie noch ein Stück Land als Garten angelegt hatte. Nicht daß ich arbeiten mußte, nein, das machte Tante Hermine; ich begleitete sie einfach, und wenn ich Lust hatte, half ich ein wenig mit. Jeden Morgen brachte sie uns Leckereien in die Schule, und wir gingen viel und oft spazieren.

Als Jacques und ich damals bei Tante und Onkel ankamen, waren wir dreizehn und vierzehn Jahre alt. Uns erging es wie den Kindern in «Hänsel und Gretel», die gemästet wurden: Schon nach den ersten Monaten hatte ich zehn Kilogramm zugenommen. Das Essen, das wir nun bekamen, war völlig anderer Natur, als wir es bisher kannten. Es gab jede Menge Fleisch und Saucen, Kartoffelbrei und Teigwaren, Desserts und Süßigkeiten, was sich alles schädlich auf unsere Gesundheit auswirkte. Nur mit Mühe konnten wir sie davon überzeugen, daß wir in unserer ganzen Jugend nie Fleisch gegessen hatten. Wir konnten das Fleisch nicht zerkauen, das sie uns kochte, und es ekelte uns vor den Schweinshaxen, Schweinsköpfen und Ringelschwänzen.

Unser erstes Osterfest bei Tante und Onkel war reichhaltig und üppig. Es gab nicht nur ein Festessen, nein, wir bekamen auch viele Schokoladenhasen und andere Süßigkeiten. Was mir aber das Wasser im Munde zusammenlaufen ließ, waren die vielen bunten Ostereier. Wir hatten große Mühe, all die Köstlichkeiten zu finden, die in der Wohnung und im Garten versteckt waren. Mein Wunsch, einmal mehr als ein buntes Ei zu essen, erfüllte sich dank Tante Hermin, die drei Eiergitter à dreißig Stück Eier heimbrachte. An Ostern durfte ich so viele Eier essen, wie ich wollte, aber es war

wie mit der Milch, die es bei den Pflegeeltern nur selten gegeben hatte: Ich konnte nicht genug kriegen! Es gelang mir nicht, meinen Hunger nach Ostereiern zu stillen. Nach den ersten dreißig Stück hatte ich immer noch nicht genug, und nach insgesamt fünfzig (!) Eiern, die ich eines nach dem anderen voller Genuß verspeist hatte, gab ich es auf.
Im nächsten Jahr pendelte sich glücklicherweise meine Ostereier-Ration auf ein Normalmaß ein. Auch heute noch liebe ich Ostereier über alles, weiß aber inzwischen, daß es schädlich ist, so viele auf einmal zu essen. Da ich heute sehr darauf bedacht bin, mich gesund zu ernähren, gönne ich mir nur ab und zu gekochte Eier. Mit der Milch erging es mir genauso, ich konnte literweise davon trinken. Aber mit einer einzigen Bemerkung hatte mir ein Arzt diese Vorliebe vorübergehend zerstört, indem er äußerte, Milch sei ausschließlich Babynahrung.

Tante Hermine und Onkel Gusti waren rundliche, wohlgenährte Leute, und nach genau einem Jahr sah ich aus wie sie. Auf Fotos sahen wir aus wie Vater, Mutter und Tochter. Wir hatten den selben Gesichtsausdruck und die selbe Körperhaltung. Als wir von der Pflegefamilie zu Onkel und Tante kamen, waren wir eher etwas ausgehungert. Doch bei dieser Ernährung hatte ich schon bald sechsundzwanzig Kilogramm Übergewicht. Jacques konnte essen so viel er wollte, er blieb immer schlank.
Das Haus, in dem wir nun wohnten, war von viel schönem Land umgeben. Vor dem Haus befand sich ein großer Rasen, dem sich Onkel Gusti mit Hingabe widmete, an der Hausfront entlang wuch-

sen die Rosen von Tante Hermine, von ihr liebevoll gepflegt. Auf der linken Wegseite war mein Refugium, hier gediehen ein Pflaumen- und ein Zwetschgenbaum. Vor unserem Einzug wurden die Früchte am Baum hängengelassen, bis sie faul zu Boden fielen, dann zusammengekehrt und weggeworfen. Mit der Liebe, die ich zu Beeren und Früchten hatte, kam so etwas gar nicht in Frage. Wenn die Früchte reif waren, stieg ich auf den Baum und pflückte sie mit viel Hingabe. Leider gab es damals noch kein Tiefkühlgerät; aber meine Tante und ich kochten die Früchte ein, wie ich es der Pflegemutter abgeschaut hatte, und einen Teil davon verarbeiteten wir zu Konfitüre. Der Baum spürte, daß er geliebt wurde, denn mit jedem Jahr trug er mehr Früchte.

Die ganze Ostseite war in Gemüse- und Salatbeeten angelegt, dort hatte die Tante auch ihren herrlichen Blumengarten. Manchmal bat sie mich, ihr bei der Gartenarbeit etwas zur Hand zu gehen. Selbstverständlich tat ich das dann ihr zuliebe, obwohl ich Probleme dabei hatte: Die Zeit bei der Pflegefamilie ging mir einfach nicht aus dem Kopf, und ich fühlte mich frustriert, wenn ich wieder Gartenarbeiten zu erledigen hatte. Wenn ich Lust dazu verspürte, half ich jedoch gerne freiwillig mit.

Wir unternahmen viele Ausflüge per Schiff oder Bahn. Manchmal fuhren wir mit dem Nachbarn, der ein Auto besaß, in die Berge. Sie scheuten keine Ausgaben, um uns sämtliche Sehenswürdigkeiten der Schweiz zu zeigen, vor allem lernten wir jeden Bergpaß kennen. Mir gefielen solche Ausflüge, aber Jacques fand sie langweilig. Als er alt genug war und eine Lehre als Schreiner machte, verzichtete er lieber bei solchen Anlässen und blieb zu Hause. Was uns aber beiden sehr gut gefiel war das Radio, das im Wohnzimmer stand. Das war für uns der reine Luxus, und wir konnten stundenlang Musik hören. Wenn am Samstagabend ein Hörspiel gesendet wurde, saßen wir auf einem Stuhl vor dem Radio. Am liebsten wären wir in das Radio hineingekrochen, um ja kein Wort zu versäumen. Vis-à-vis saßen Tante und Onkel auf dem Sofa und genossen es, daß sie uns mit einem Radio so viel Freude geben konnten. So hörten wir Radio an jenen Abenden, wenn das Wunschkonzert oder ein Hörspiel gesendet wurden, an den anderen Abenden verschlangen wir Dutzende von Büchern.

Mit der Zeit kamen wir zu der Überzeugung, daß ein Fernsehgerät sicher noch interessanter wäre (so könnten wir quasi ein Hörspiel auf der Bühne sehen), und bedrängten Onkel Gusti, einen Fernseher zu kaufen. Leider ließ er sich von uns überreden, und schon bald stand neben dem Radio ein Fernseher. Damit wir alle auf den Bildschirm schauen konnten, mußte ich mich zwischen Onkel und Tante auf das Sofa quetschen; Jacques hatte es gut, er konnte einen Stuhl daneben stellen. Ich fühlte mich auf dem Sofa nicht wohl, denn es gab auf der rechten Seite Körperkontakt mit der Tante und auf der linken Seite mit dem Onkel. Zufällig fand meine Tante heraus, daß ich sehr kitzelig war, und bei jeder Gelegenheit wurde ich nun von beiden Seiten her gekitzelt. Je mehr mir das auf die Nerven ging und ich bat, sie sollen damit aufhören, desto größeren Spaß schien es ihnen zu machen. Meiner Tante gefiel es, mich lachen zu hören, und so fing sie ständig wieder mit kitzeln an.

Leider wurde mir dieses Verhaltensmuster, nämlich daß ich mich nie wehrte, erst bewußt, als ich älter war. Es ärgert mich heute noch, daß ich immer lächelte, obwohl mir nicht danach zumute war. Da ich unter Zwang immer gehorchen musste, tat ich als Kind oft Dinge, die ich eigentlich gar nicht wollte.

Ein Jahr später durfte ich an einem Ferienlager teilnehmen. Das entzückende Bergchalet an einem steilen Hang gehörte der Gemeinde, dass von Lehrern geführt wurde. Leider hatten wir das Pech, einen Militärfanatiker als Leiter zu bekommen. Er verwechselte das Ferienhaus mit einem Lager, oder einer Kaserne. Indem er uns zu Soldaten machte, wollte er uns seine Macht demonstrieren; die ganzen zwei Wochen gestaltete er, als wären wir beim Militär. Seine Frau, die ebenfalls dabei war, hatte einen niederen Rang und mußte die Küchendienste übernehmen.
Wir Kinder wurden wie Rekruten eingeteilt, und jeder hatte seine Aufgabe. Wir lernten zu salutieren und strammzustehen, das Essen zu fassen und wie beim Militär die Betten zu machen. Es gab Geländeübungen und Fußmärsche, in der letzten Woche als Höhepunkt zudem eine Nachtübung. Dazu wurden wir um zwei Uhr früh geweckt, und wie im Kriegsfall war die eine Gruppe der Feind, die andere das Opfer. Obwohl es kalt war und leicht nieselte, mußten wir kriechend durch das nasse Gras pirschen, durften keinen Ton von uns geben und mußten in einer Stellung liegenbleiben, wo wir den Angriff erwarteten. Erst nach längerer Zeit wurden wir vom Feind entdeckt und angegriffen. Vom langen Warten ermüdet, waren wir kurz vorm Einschlafen und wurden des-

halb von dem Angriff völlig überrumpelt. Mit Riesengeschrei und großem Tumult schreckten uns die «Feinde» hoch und strahlten uns mit ihren grell aufleuchtenden Taschenlampen direkt ins Gesicht. Wir waren Kinder jeden Schulalters, und die Kleinen weinten alle bitterlich. Wir waren alle naß, müde und froren erbärmlich.

Auch ich hatte große Probleme, meine Seele und Psyche waren von den vielen schweren Erlebnissen sehr angeschlagen. Das Wecken in der Nacht war schon immer ein Problem für mich gewesen, und so kam es, daß ich diesen Strapazen nicht gewachsen war und wieder Zuhause eine schwere Angina bekam. Obwohl ich an diesem ersten Schultag nach den Ferien hohes Fieber hatte, schickte mich meine Tante zur Schule, da sie glaubte, ich simuliere nur. Am Abend hatte ich über 40 Grad Fieber. Erst als mein Onkel und meine Tante bemerkten, daß ich im Fieber phantasierte, holten sie einen Arzt. Der Doktor war sehr besorgt, und ich bekam eine hohe Dosierung Antibiotika. Eine ganze Woche lang hatte ich hohes Fieber und konnte erst nach drei Wochen wieder die Schule besuchen.

Mein Körper verkraftete jedoch die hohe Dosierung der Antibiotika nicht. Ich schlich immer kränklich und bleich in die Schule, hatte keine Kraft mehr, fühlte mich elend und permanent unwohl. Irgend etwas belastete meine Gesundheit, meine Haut wurde fahl und weiß, alles kostete mich extreme Mühe, ich war immer müde und ging deshalb abends schon um sechs Uhr ins Bett. Mein Onkel tobte und hatte kein Verständnis dafür, doch ich war so schwach, daß mir sein ständiges Zetern gar nichts mehr ausmachte. Ich hatte nur noch den einen Wunsch, ins Bett zu gehen und zu schlafen.

In meinen Träumen fiel ich immer irgendwo hinunter, versank in Sand oder fiel in eine Grube.
Die Woche über bis Samstagnachmittag arbeitete Onkel Gusti in einer bekannten Eisenbahnfabrik, in der auch Lastenaufzüge gebaut wurden. Er hatte viel Körpergewicht, was ihn jedoch nicht weiter störte, war klein von Statur, hatte blaue Augen und blondes Haar. Onkel Gusti war rundum rund und sah einem Schweinchen ähnlich. Er machte mit uns viele Ausflüge in die Umgebung und stellte uns stolz allen seine Bekannten vor, wodurch ich viele wichtige und bekannte Leute kennenlernte. Jede freie Minute besuchten wir eines der Dörfer, das in der Umgebung seines Geburtsortes lag. Er wußte immer über alles Bescheid, was in der Umgebung geschah, und es gab niemanden, mit dem er nicht per du war. Bis wir alle Bekannten und Freunde besucht hatten, verging ein kurzweiliges, interessantes Jahr.

Mir gefiel es bei Onkel Gusti und Tante Hermine sehr gut, ich fühlte mich angenommen und geliebt. Später bezweifelte ich, ob das überhaupt Liebe war. Ich glaube, für Onkel Gusti war ich eher so etwas wie ein kostbares Gemälde oder ein Gegenstand, den er besitzen wollte. Dieser Gegenstand sollte unverändert sein Eigentum bleiben, und so hatte er große Probleme damit, als sich dieser Besitz verändern wollte und dadurch für ihn an Wert verlor. Ich glaube, wenn ich jünger gewesen wäre und die Beiden an mir noch lange ein Kind gehabt hätten, hätten wir zusammen eine Chance gehabt. Mein Onkel wurde nämlich frühzeitig pensioniert, und weil er sich zu Hause langweilte, verbrachte er seine ganze freie Zeit im Wirtshaus beim Kartenspielen, fing an zu trinken und knüpfte seltsame Bekanntschaften. Binnen weniger Monate veränderte er sich sehr stark, vom Trinken bekam er «Alterszucker», was ihn aber wenig kümmerte. Er trank immer weiter und wurde mit der Zeit ein fremder, böser Mensch.

Mein Zimmer war riesengroß und mit den üblichen Möbelstücken wie Kommode, Bett, Nachttisch, Kleiderschrank und einem kleinen Läufer vor dem Bett ausgestattet. Was fehlte war ein Tisch oder Schreibtisch, wohin ich mich hätte zurückziehen können, um in aller Ruhe meine Hausaufgaben zu erledigen. Nicht einmal zum Lesen durfte ich mich in mein Zimmer zurückziehen. Ich stand unter ständiger Kontrolle, mein Onkel und meine Tante beobachten alles, was ich tat. Als die Zeit kam, mein eigenes Leben zu gestalten, gaben sie mir keinerlei Freiraum oder Entfaltungsmöglichkeit. Sie wollten an mir noch länger ein Kind haben, und es bereitete ihnen Probleme, daß ich erwachsen wurde. So entstanden Konflikte, die mit der Zeit eskalierten und in Dauerstreitigkeiten ausarteten. Wobei die Rollenverteilung so war, daß Onkel Gusti mit mir stritt und ich darunter zu leiden hatte.
Zwar habe ich auch einige sehr schöne Erinnerungen an dieses eine Jahr, doch die Ereignisse, die nun folgten, überschatteten alles. Mein Onkel stellte seine Kontrolle über meine Eigenverantwortung und war von der Situation offensichtlich überfordert. Es machte mich traurig, doch wir waren nicht fähig, unser Zusammenleben besser zu koordinieren.

Mit der Zeit stellte sich heraus, daß Tante Hermine meinen Bruder nicht mochte; sie hatten Jacques einfach in Kauf genommen, weil er mein Bruder war. Mein Bruder hat das zwar nie erfahren, jedoch sicher oft zu spüren bekommen; eigentlich waren sie nur an mir interessiert, sie wollten ihn nicht haben, deshalb wurde er zum Schlafen zu Tante Marie abgeschoben. Natürlich war Jacques immer mit uns zusammen, aber viel zu oft ging mein Onkel nur mit mir weg und ließ Jacques und Tante Hermine zu Hause. So durfte ich auch einmal mit ihm in einem großen Lastwagen mit Anhänger zu einer Mineralquelle fahren, die im Welschland lag, was für mich ein interessantes Erlebnis war und mich mit Stolz erfüllte. Ich wurde meinem Bruder vorgezogen, und ich denke heute, er hat darunter gelitten. Trotzdem sind wir zusammen durch dick und dünn gegangen und verstanden uns immer gut. Mit der Zeit beneidete ich ihn um seine Freiheit, denn er hatte trotz allem das bessere Los gezogen.
Tante Hermine konnte schon wegen kleiner Vergehen ihrem Unmut freien Lauf lassen und meinen Bruder in so beleidigender Weise beschimpfen, daß mein Herz blutete. Sie beschimpfte und hänselte ihn, wo sie nur konnte. Von da an ging alles schief, denn ich verübelte meiner Tante, daß sie Jacques so plagte. Sie glaubte, ich würde mich auf ihre Seite stellen, doch ich liebte Jacques und litt sehr unter der Abneigung der Tante gegenüber meinem Bruder. Mein Onkel versuchte, uns zu bestechen, weiterhin seine kleinen Kinder zu bleiben, indem er uns sein Vermögen versprach. Die Natur war damit nicht einverstanden, auch wenn ich mir noch so viele Mühe gab, ihnen zu gefallen. Ich geriet in einen Strudel und

wurde hin- und hergerissen. Mein Interesse für Jungen war der Grund, weswegen Onkel Gusti in mir plötzlich eine Hure sah, die ihrer Mutter nachschlägt. Als wir unser eigenes Leben leben wollten, veränderte sich sein Verhalten uns gegenüber. Die Enttäuschung machte ihn unberechenbar. Er fühlte sich betrogen, und mit der Zeit eskalierte die Situation völlig.
Bisher kannten wir nur körperliche Schläge; nun lernten wir, was es heißt, psychisch geschlagen zu werden. Wäre «Papi» und seine Fummelei nicht gewesen, hätte es uns wahrscheinlich weniger geschadet, wenn wir bei der Pflegefamilie geblieben wären.
Für Jacques und mich wurde die Pubertät zum reinsten Psychoterror. Wir wurden von meinem Onkel aufgenommen, weil unser Vater der Sohn des ältesten Bruders von Onkel Gusti war. Die Vormundschaft muß über unsere Mutter schlecht gesprochen haben, es schien, als hätte der Onkel selber damit Probleme, daß Mutter mit einem anderen Mann abgehauen war. Er war nicht fähig, auf unsere Gefühle Rücksicht zu nehmen, nannte unsere Mutter nicht nur eine Hure, sondern beschimpfte sie, keine richtige Mutter zu sein, weil sie ihre sechs Kinder im Stich gelassen hatte. Er ließ kein gutes Haar an ihr und sprach über sie, als wäre sie der letzte Dreck auf Erden. Für meinen «armen, bedauernswerten» Vater hatte Onkel Gusti nur freundliche Worte übrig. Es war natürlich nur die Schlechtigkeit meiner Mutter, die schuld am Ehebruch war. Aber daß es die eigene Familie gewesen war, die meinen Vater wegen Kriegsverweigerung ins Gefängnis gebracht hatte und meine Mutter ganz alleine mit zwei Kindern zurückließ, wurde mit keinem Wort erwähnt.

Mutter war froh gewesen, von Vater Vagno Liebe und finanzielle Unterstützung zu bekommen. Heutzutage ist es leicht, sich mit Verhütungsmitteln zu schützen, aber damals war es nicht so einfach, und oft geschah es, daß unerwünschte Schwangerschaften entstanden. Rasch wurde meinem Vater, der ja im Gefängnis saß, klar, daß das Kind nicht seine Frucht sein konnte, und er ließ sich scheiden. Als mein leiblicher Vater das Gefängnis verließ, kümmerte er sich in keinster Weise um Jacques und mich. Er machte sich nicht einmal die Mühe, uns zu besuchen. Bis zu seinem Tode hörten und sahen wir nichts von ihm.

Als Mutter meinen Vater kennenlernte, war er wegen Kriegsverweigerung auf der Flucht vor der Schweizer Justizbehörde. In München lebten und heirateten sie, wo mein Vater als Unterhaltungskünstler die amerikanischen Soldaten musikalisch unterhielt. Er scheute jede Form von Arbeit, was er aber über alles liebte, waren der Schwarzhandel und die Musik. Mit diesem Geschick finanzierte er für sich und meine Mutter den Lebensunterhalt, bis Jacques 1945 in München auf die Welt kam. Da nun der Krieg vorbei war, zogen sie nach Camaiore in Italien zur Familie meiner Mutter, wo ich Ende August 1946 zur Welt kam. Mein Vater war arbeitslos, und durch die Geldsorgen war Mutter gezwungen, in der Schweiz eine Stelle im Service zu suchen. Um eine bessere Arbeitsmöglichkeit für meinen Vater zu finden, planten sie, in die Schweiz zu reisen. Vorübergehend fanden sie Unterschlupf im Haus von Vaters Familie. Doch noch bevor sie eine Wohnung fanden, meldete seine eigene Familie meinen Vater bei den Behörden und schon bald darauf wurde er inhaftiert. Weil meine Mutter ja «nur» eine Ausländerin war, war sie in der Familie unwillkommen; da Jacques und ich Blut von einer «Tschinggin» hatten, warfen sie meine Mutter und uns auf die Straße. In ihrer Not fand sie einen Platz für mich im Kinderheim, und mit Jacques fuhr sie zurück nach Italien.

Obwohl wir sehr unter der Trennung von unserer Mutter litten und ihr Vorwürfe machten, daß sie uns verlassen hatte, fanden wir die Beschimpfungen von Onkel Gusti ungerecht. Es kränkte uns sehr, wie die Tante nun bei jeder Gelegenheit Jacques als «Wichser» und der Onkel mich als Hure beschimpfte. Sie nahmen keine Rücksicht mehr auf unsere Gefühle; ohne weiteres konnte Tante Hermine aus dem Fenster Jacques hinterherrufen, er sei ein Brandstifter und «Wichser». Den Namen «Brandstifter» bekam er, als sie in seiner Schule mit Stoffen über die Echtheit experimentieren lernten und er zu Hause ein Reststück von seinem Sonntagsanzug nahm und anzündete, um den Test durchzuführen. «Wichser» titulierte ihn Tante Hermine, weil sie einen «Sportflecken» auf seinem Laken fand, als er das erste und letzte Mal bei uns geschlafen hatte. Seither wurde er bei jeder Gelegenheit gekränkt, und sie wurde nicht müde, ihn ihren Hohn immer wieder spüren zu lassen. Obwohl Jacques die Beleidigungen bereits kannte, wurde er jedesmal totenblaß. Bei mir war es die «Hure», oder im harmlosesten Fall war ich ein «Jungenmädchen», was mir immer vorgehalten wurde. Ich mußte meinen Blick immer auf den Boden gerichtet halten, wenn wir außer Haus waren.

Das Abwaschen zusammen mit Jacques machte mir Freude, denn wir hatten immer nette Plaudereien oder einen interessanten Gesprächsstoff, über den wir diskutieren konnten. Einmal fragte mich Jacques, welche Jahreszeit ich am liebsten hätte. Ich erklärte ihm, daß ich den Frühling sehr gerne mag, weil die ersten Blumen blühen und sie ihre Köpfchen aus der Erde strecken. Ich beobachte gerne die Bäume und Sträucher, wenn sie erst ganz zaghaft ihre grünen Knospen zeigen und von einem Tag auf den anderen in voller Pracht ihre ganzen Blätter ausstrecken; es fasziniert mich, wenn die Wiesen grün werden und die warmen Sonnenstrahlen die spielenden Kinder und die Spaziergänger aus den Wohnungen locken. Ja, der Frühling gefiel – gefällt – mir sehr gut. Aber der Sommer ist auch eine herrliche Zeit. Da waren die langen Schulferien, man konnte die Schulmappe in eine Ecke stellen und – ach, wie schön wäre es, wieder einmal in den Süden ans Meer zu fahren. Mir gefällt auch, wenn das Korn überall hoch steht und es vom Heuen fein duftet. Gibt es etwas Besseres, als die ersten Beeren und Früchte zu essen oder die Hitze mit einem Eis zu kühlen, wenn die Sonne Körper und Seele erwärmt? Der Herbst gefällt mir aber auch in seiner vollen Farbenpracht. Die Menschen werden ruhiger, überall wird geerntet, das Obst wird gepflückt und von den Kindern aufgelesen. Das Korn wird geschnitten und die Wanderzeit beginnt wieder. Die herrlichen Spaziergänge durch den Wald, wenn die Bäume ihr buntes Blätterwerk tragen und wieder die feinen süßen Trauben gekauft werden können. Ist die Natur nicht ein Wunderwerk? Ja und erst der Winter in seinem weißen glitzernden Kleid, ist das nicht ein feierlicher Anblick? Das Knirschen unter den

Schuhen, wenn wir im Schnee spielten, Schneeballschlachten veranstalteten, Schneehütten und Schneemänner bauten und natürlich das Schlittenfahren, das so viele Herzen zum Lachen bringt. Wie man abends am warmen Kaminfeuer Äpfel und Kastanien braten kann und wie zur Weihnachtszeit Gebäckduft durch das ganze Haus zieht. Da mußte ich meinem Bruder gestehen, daß ich alle Jahreszeiten gleich gerne mag.
Jacques Lieblingsthema war das Militär, er wollte ein Held sein. Hier wollte er beweisen, daß er kein schmächtiges Bürschlein war, wie die Tante ihn immer nannte. Er stellte sich vor, wie er die Menschen im Krieg rettete, wie er sein Land verteidigen würde – er sei kein Hasenfuß wie sein Vater! Sein Selbstwertgefühl bekam einen großen Knacks, als man ihn im Rekrutierungsjahr aufgrund seines zerschlagenen Trommelfells nicht einzog.

Als wir wieder einmal beim Abwaschen waren, Jacques war im fünfzehnten und ich vierzehnten Lebensjahr, kam Onkel Gusti mit einer Zeitung in die Küche und teilte uns mit, unser leiblicher Vater sei gestorben. Er las uns kurz die amtliche Mitteilung vor und ging ohne Kommentar zurück ins Wohnzimmer. Wir standen da wie perplex und glaubten nicht, was wir soeben erfahren hatten. Unser leiblicher Vater war nun auch tot. Die Art, wie uns Onkel Gusti dies soeben mitgeteilt hatte, machte keinen Unterschied zwischen: «Der Rasen muß gemäht werden» oder «Es regnet» oder «Ich muß aufs Klo!» Es war einfach unglaublich, wie mit unseren Gefühlen umgegangen wurde, niemand fand Worte des Trostes, von Liebe oder Verständnis ganz zu schweigen. Obwohl unsere

Mutter noch lebte, waren wir wie Vollwaisen, denn ihr waren die elterlichen Rechte entzogen. Die Nachricht vom Tode unseres Vaters war für uns ein tiefer Schlag. Wie oft hatten wir darüber gesprochen und uns dabei so schön vorgestellt, wie unser Vater uns besuchen würde. Wir hatten geglaubt, unser Vater hätte auch Sehnsucht nach uns und hatten uns das Wiedersehen mit ihm ausgemalt. Es war kaum noch zu verkraften, was alles mit uns geschah. Jacques weigerte sich zu glauben, daß er wirklich tot war, er wünschte sich, Vater sei irgendwo noch am Leben und hielte sich einfach versteckt. Als er älter war, ging er Vaters Grab suchen an dem Ort, wo er gelebt haben soll. Aber er fand kein Grab und keinen Hinweis, wo er geblieben war und wo er gelebt hatte.
Seit dem «Unfall» und dem zerschlagenen Trommelfell war Jacques wirklich in der Entwicklung etwas zurückgeblieben, er sah viel jünger aus, als er tatsächlich war. Ich litt sehr mit Jacques, weil ich merkte, daß der tägliche Weg zu seinem Nachtlager ihm eine Tortur war. Es war sehr traurig, aber alle Bemühungen, ihn doch bei uns schlafen zu lassen, brachten keinen Erfolg, und bald nagte dieser Zustand auch an meiner Seele. Die Pflegefamilie hatte mir keinen seelischen Schaden zufügen können, aber hier wurde ich mit der Zeit immer stiller, und da es auch nichts mehr zum Lachen gab, verschwanden in meinen Wangen die Lachgrübchen.

Die Umstellung von der alten in die neue Schulklasse bereitete mir Probleme. Obwohl ich während der Zeit bei den Pflegeeltern bereits die Sekundarschule besuchte, wurde ich in der neuen Schule in die sechste Klasse zurückversetzt. In dieser Klasse hatten

wir geometrisches Zeichnen, was ich bisher nicht kannte. Wir hatten dafür Französisch gehabt, was hier wiederum erst in der nächsten Klasse gelehrt wurde. In allen Fächern hatte ich nun Mühe, dem neuem Schulstoff zu folgen. Im geometrischen Zeichnen hatte ich keine Ahnung, was von mir verlangt wurde. Obwohl ich nach dem Unterricht nachsitzen mußte, machte der Lehrer keine Anstalten, mir weiterzuhelfen. Alleine versuchte ich nun, mit Zirkel und Winkelmaß mein Bestes zu geben. Dieser Lehrer war anscheinend mehr an meiner Person interessiert als an meiner Arbeit.
Es war wiederum ein Glück für mich, daß ich in Waltraut eine gute Freundin in dieser Klasse hatte; da sie in der Nähe meines Onkels wohnte, ging ich sie jeden Tag vor der Schule abholen. Wir erlebten eine lustige, fröhliche Zeit zusammen bis zu dem Tag, an dem der Lehrer von uns verlangte, Bilder im Wandkasten aufzuhängen. Um die großen Wandgemälde aufhängen zu können, mußten wir uns auf die Zehenspitzen stellen und die Arme hochstrecken. Dieser besagte Lehrer schlich sich leise von hinten an uns heran und griff an unsere Brüste. Nach seinem dritten Versuch in diese Richtung erzählten wir es Onkel Gusti, und die nun folgenden Tage wurden zur reinen Katastrophe. Immer und immer wieder wurden wir verhört, Onkel Gusti benahm sich, als hätte man ihm sein Vermögen weggenommen. Wir mußten uns gefallen lassen, daß man uns beschuldigte, unsere Körper zur Schau gestellt zu haben. Man ließ uns nicht mehr in Ruhe, und Onkel Gusti wollte uns immer und immer wieder verhören, wobei wir wie in einem Gerichtsaal stehend berichten mußten. Waltraut hatte es gut, sie konnte jeweils wieder nach Hause. Aber ich mußte täglich stundenlang diese nie

enden wollenden Tiraden von Onkel Gustav anhören, dabei hatte ich riesige Angst vor seinen Ausbrüchen und seinem vor Wut verzerrten Gesicht. Wie sehr wünschte ich mir, er möge endlich damit aufhören und mich nicht immer mit meiner Mutter vergleichen! Wie schmerzten mich seine Worte, wenn er meinte, ich sei auch eine Hure und es sei meine Schuld, daß der Lehrer auf mich aufmerksam geworden wäre.
Nachdem endlich alles überstanden war, sorgte mein Onkel dafür, daß der Lehrer nur noch die erste bis dritte Klasse unterrichten durfte. Von diesem Zeitpunkt an wurde ich von meinem Onkel nicht mehr aus den Augen gelassen.

Jeden Samstag erwarteten wir nun sehnlichst den Moment, wenn Onkel Gusti das Haus verließ, um in seiner Kneipe Karten zu spielen und mit seinen Kumpanen zu saufen. An diesem Tag gab es immer Butter, Wecken und Hörnchen zum Abendessen, und ich durfte so viel Milch trinken, wie ich wollte. Jeden Samstag kam Onkel Gusti besoffen nach Hause, jeden Samstag machte er uns Angst, wenn er grölend durchs Haus polterte. Betrunken wurde mein Onkel zu einem anderen Menschen, einmal war er lustig, einmal böse, einmal aufdringlich, aber immer unberechenbar. Nie wußten wir im voraus, wie seine Stimmungslage sein würde, und jeden Samstag war Tante Hermine völlig verzweifelt, wenn er das Haus verließ. Je älter ich wurde, desto häufiger übte sie Druck auf mich aus, indem sie von mir verlangte, meinen Onkel von seiner Sauferei abzubringen. Sie schickte mich in die Kneipe, um ihn zu holen. Es interessierte sie nicht, daß ich mich für meinen Onkel

schämte, ich vor ihm Angst hatte und es mir unangenehm war, von seinen Saufkumpanen grölend begrüßt zu werden. Es war mir peinlich, den Anspielungen zuzuhören und die spöttischen Bemerkungen wegzustecken.
Während meiner Lehrzeit machten die Kumpane dem Onkel über mein Aussehen Komplimente. Mein Onkel hatte mich bis dahin als seine Nichte betrachtet, seitdem die Kollegen ihn aber darauf aufmerksam machten, daß ich ein schöner Anblick für einen Mann sei, sah er mich mit anderen Augen an. Er ließ mich spüren, daß ich ihm gefiel. Als er einmal betrunken früher nach Hause kam, küßte er mich auf den Mund, so wie ein Mann eine Frau küßt. Völlig überrumpelt und entsetzt wich ich ihm aus und konnte unter seinen Armen durchschlüpfen. Mit einer Handbürste versuchte ich, den «Kuß» abzuschrubben. Ich scheuerte mir den Mund rot, aber der «Kuß» blieb wie ein Brandmal haften.
Von diesem Zeitpunkt an hatte ich furchtbare Angst vor meinem Onkel. In jeder Nacht hatte ich schlechte Träume. Obwohl ich nicht wußte, wie Sex vor sich ging, schreckte ich jede Nacht in der Angst auf, daß Onkel Gusti über mir liegen würde. Ich fing an, die Zimmertür zu verriegeln, aber er hämmerte wütend Nägel an das Türschloß, bis es sich nicht mehr abschließen ließ, und ich lebte nun in ständiger Angst, daß er mein Zimmer betreten würde. Er verfolgte mich auf Schritt und Tritt, so auch einmal beim Baden. Als ich in der Badewanne saß, beharrte er darauf, das WC zu benützen. Er kam herein, ließ seine Hose herunter und stand breitbeinig da, um zu pinkeln. Voller Scham versuchte ich, mit Armen und Händen meinen Körper zu bedecken und tauchte fast ganz unter Wasser.

Mein Leben wurde mir sehr schwer, und ich fand keinen Gefallen mehr daran. Voller Verzweiflung ging ich zu meiner Vormundin und bat darum, von Onkel und Tante weggeholt zu werden. Sie konnte und wollte meinen Hilferuf nicht verstehen und meinte lediglich: «Was hast du nur? Was willst du mehr? Du bekommst ja alles, was du brauchst. Schau dich doch an, du bekommst Kleider, Essen und hast ein Bett zum Schlafen!» Schweren Herzens mußte ich zurück in ein Leben, das nur noch von Angst geprägt war. Mit der Zeit wurde der Druck immer stärker und wirkte sich in gesundheitlichen Störungen aus. Ich bekam Schwäche- und Schwindelanfälle, immer öfter fiel ich ohnmächtig zu Boden.

Da mein Onkel und meine Tante nun befürchteten, daß ich einen psychischen Schaden hatte, schickten sie mich zum Psychiater. Meine Tante begleitete mich dorthin. Die Unterredung dauerte nicht lange, und ich wurde schon nach kurzer Befragung als «normal» entlassen. Obwohl mir die Worte nicht bewußt waren, meinte ich zu meiner Vormundin, als sie die gute Botschaft verkündete, es wäre vielleicht besser, diejenigen zum Spezialarzt zu schicken, die mich dahin schicken wollten.

Wie ein Wild vor dem Jäger war ich in ständiger Angst, meinem Onkel begegnen zu müssen. Während der Lehrzeit verfolgte er mich überall hin. Um ihm aus dem Weg zu gehen, fuhr ich mit meinem Moped früher zur Arbeit, doch auch das nützte nichts. Ich sah ihn, wie er mich mit seinem Florett verfolgte, tat aber immer, als würde ich ihn nicht sehen. Zu Hause ging ich ihm aus dem Weg

so gut ich konnte, was sehr schwierig wurde, da er ja ständig da war.
Der psychische Streß und das ungesunde Essen trugen dazu bei, daß ich jahrelang Probleme mit meiner Menstruation hatte. Mein Onkel kontrollierte jeden Monat meine Blutungen. Hatte ich auch nur einen Tag Verspätung, gab es immer Szenen. Meine Tante war verpflichtet, ihm mitzuteilen, ob und wann die Blutungen eingetreten sind. Damals kannte man keine Einwegbinden, wir hatten Stoffbinden, die jedes Mal gewaschen werden mußten. So war es ein Leichtes für meine Tante, den Onkel zu informieren, wenn ich wieder Verspätung hatte. Mit unglaublicher Brutalität beschimpfte er mich als «Hure» und meinte jedesmal, ob ich einen «Goof im Ranzen» hätte. Ich mußte Senf- und Pfefferbäder machen und Abend für Abend meine Füße in dem Sud baden, in der Hoffnung, daß sich die Blutung dadurch einstellen würde.
Da ich jeden Monat solch große Angst hatte, daß nun ein «Goof in meinem Ranzen» wäre, verspätete sich die Periode mit jedem Mal noch mehr. Nicht aufgeklärt, wie ich war, glaubte ich, Gott könne zur Bestrafung Kinder entstehen lassen und fürchtete mich jeden Monat, schwanger zu sein. Meine Menstruation wurde immer seltener und blieb mit der Zeit völlig aus. Für meinen Onkel war nun klar, daß ich einen «Goof im Ranzen» hatte, und er schickte mich zur Untersuchung. Die Ärztin wollte wissen, ob ich Geschlechtsverkehr gehabt hätte; fragend schaute ich sie an, denn ich verstand nicht, was sie meinte. «Ob ich mit einem Mann zusammen gewesen wäre?» Als sie meinen irritierten Gesichtsausdruck sah, fragte sie nicht weiter, sondern führte die Untersuchung durch. Eigentlich

wollte sie - aber schon nach wenigen Sekunden meinte sie, ich könne mich wieder anziehen. Nun verstand sie wohl, daß ich von nichts eine Ahnung hatte, schon gar nicht von Sexualität. Sie klärte mich auf, daß es einen Partner brauche, um ein Kind zu bekommen. Natürlich hatte ich keine Ahnung, um was es ging und fragte mich nur, warum mein Onkel am nächsten Tag aus dem Fenster zum Nachbar rief: «Meine Alma ist halt noch keusch!»
Hatte die Ärztin überhaupt das Recht, meinen Onkel zu informieren, daß ich noch keusch war? Heute finde ich es so erniedrigend, wie man mit mir umgegangen ist, wie man mir meine Würde nahm! Viele Jahre litt ich an dem, was ich erleben und erdulden mußte.

Es scheint mir, daß meine Genesung nur schubweise vorangeht, denn es sind bereits wieder ein paar Wochen vergangen, in denen ich nicht schreiben konnte. Ich habe eine schwere Zeit hinter mir. Mir geht es weder körperlich noch seelisch gut. Das Korrigieren des Körpers ist sehr schmerzhaft, unendlich zeitraubend und eine Sache der Geduld. Leider fehlt mir letztere. Ich möchte endlich so weit genesen sein, daß ich selber einkaufen und spazierengehen kann.
Letzte Woche hat sich eine leichte Depression eingeschlichen. Ich bin glücklich, stark genug zu sein, um diese in den Griff zu kriegen. Es ist mir wichtig, nicht depressiv zu werden. Dieses schreckliche Gefühl musste ich bisher, einmal vor mehr als dreißig Jahren erleben, weil ich in meiner damaligen ersten Ehe todunglücklich war. Damals war ich so stark depressiv, daß ich die Wohnung nicht mehr verlassen konnte. Mir war elend, ich fühlte mich krank, und

kein Arzt konnte mir helfen. Wenn ich abends schlafen wollte, öffnete sich der Boden und ich fiel in ein schwarzes Loch. Ich war nicht einmal mehr fähig, irgend etwas im Haushalt zu erledigen, obwohl ich zwei Kinder hatte. Einmal mußte das Einkaufen sogar mein kleiner Sohn Rolf, besorgen, der erst knapp vierjährig war. Am liebsten hätte ich mich in Luft aufgelöst. Mein Zustand wurde so schlimm, daß ich nur noch wie eine Marionette reagierte. Noch heute bin ich froh, daß ich die Kraft fand, dieser Hölle zu entfliehen.

Es sind nun schon sieben Jahre her, daß ich die Wohnung nicht verlassen kann. Erst seit einem halben Jahr habe ich das Glück, ab und zu in Begleitung aus dem Haus gehen zu können. Wenn es meiner Tochter Angela möglich ist, nimmt sie sich Zeit, hilft mir mich anzuziehen, was ich leider noch nicht selbständig kann, und wir gehen einkaufen oder machen einen Stadtbummel. Wichtig ist uns die Fahrt mit Bahn oder Bus, auch wenn es noch so anstrengend ist. Bei der Hinfahrt sitze ich in einem Sessel. Das Schlimmste bei der Heimfahrt ist, daß mein Körper so auseinandergedehnt ist, daß ich Platz für anderthalb Personen brauche. Trotzdem ist es für mich wie eine Reise in die Ferien, auch wenn mich starke Schmerzen plagen. Der fortgeschrittene Heilungsprozeß erlaubt mir, diese Strapazen auf mich zu nehmen, weil sich nun der Körper jede Nacht weiter erholt und korrigiert.

Ein weiterer Erfolg ist, wieder für mich selber kochen zu können. Ich bin so froh, daß Marco nicht mehr jeden Tag nach Hause kommen muß, um mir das Mittagessen zu kochen. Was meine Kinder alles für mich getan haben! Jeden Morgen sind sie früh aufgestan-

den, um Zeitungen auszutragen, damit sie ihre persönlichen Auslagen selber bezahlen konnten. Ich stehe in ihrer Schuld für all die Jahre, wo sie für mich da waren. Ich bin sehr stolz auf sie und wünsche ihnen, sie mögen für alle ihre Bemühungen einmal belohnt werden. Vor allem für die schwere Zeit, in der ich so schwach war, daß ich meinen Urin nicht mehr halten konnte. Angela und Marco mußten jeden zweiten Tag meine Wäsche zu waschen, einkaufen gehen und alle Post und schriftliche Arbeiten erledigen. Ich bin auch den Hausbewohnern für ihr Verständnis dankbar; wir durften jederzeit die Waschküche benutzen, und sie haben oft ihre Waschtage für uns verschoben.

Ach, wie bin ich heute froh, wieder die Wäsche für die ganze Familie machen zu können, auch wenn es mich oft die letzte Kraft kostet. Ich freue mich darüber, den Hauhalt wieder erledigen zu können. Da Marco seit einem Jahr eine eigene Wohnung hat, muß Tino für mich einkaufen gehen. Das Staubsaugen erledigt Angela seit Jahren neben ihrer anspruchsvollen Lehre, die nun auch bald zu Ende gehen wird. Leider muß ich von Angela hören, daß ihr Gewerbeschullehrer ihr keine gute Abschlußprüfung zutraut. Ich finde, das hat sie neben den zusätzlichen familiären Belastungen nicht verdient.

Wegen der kommenden Lehrabschlußprüfung hat Angela mehrere Wochen keine Zeit, um mit mir spazierenzugehen. Darum sitze ich hier, fühle mich eingeengt, bin ungeduldig und habe eben diese leichte Depression. Alle Menschen, die ihre Wohnung nicht verlassen können, haben mein tiefstes Mitgefühl. Erneut wird mir bewußt, daß ich trotz allem ein Glückskind bin. Immer wieder erlebe ich, daß sich alles zum Guten wendet, daß alles Erlebte einen Sinn hat. Durch meine Krankheit konnte ich meine alten Verhaltensmuster ändern, Dank meiner langen Regenerationszeit konnte ich meine wahren Bedürfnisse wieder erkennen. Durch den ständigen Wechsel meiner Aufenthaltsorte in der Kindheit mußte ich mich immer mehr der jeweiligen Situation anpassen, verlor meine eigenen Gefühle, Wünsche, Ansichten und Ideen; ich wurde Sklavin meiner Umwelt. Zum ersten Mal nach vielen Jahren spüre ich wieder Leben, eigenes Leben. Das Sein ist herrlich und wunderschön, trotz aller Schwierigkeiten. Wichtig vor allem – was ich aber schon immer getan habe – ist, niemals aufgeben! Kämpfen, kämpfen und nochmals kämpfen, denn es hat sich für mich noch immer alles zum Guten gewendet. Also werde ich mich wieder mit Geduld wappnen und mich auf das Kommende freuen.

Gerne denke ich an meine Ärztin zurück, die mir Höhensonne verordnete, denn das tat mir gut. Die Periode stellte sich mit der Zeit wieder ein – aber nur deshalb, weil ich spürte, dass sie es gut mit mir meinte und mich wie einen vollwertigen Menschen behandelte. Sie half mir, zwanzig Kilogramm abzuspecken, und schon bald wurde mein Rücken wieder gerade und meine Selbstsicherheit kehrte zurück.
Als ich achtzehn Jahre alt war, wurde ich mutiger und wagte es, mein Leben in eine bessere Richtung zu lenken. Mein Onkel hatte keine Macht mehr über mich, aber meine Angst vor ihm blieb. Er versuchte, mir den Samariterkurs, den ich besuchen wollte, zu verbieten. Kurz entschlossen ging ich zu meiner Vormundin, die mein-

te, das wäre eine gute Sache, und ich meldete mich zum Samariterkurs an. Trotz der Proteste meines Onkels trat ich in den Verein ein. Hier erlebte ich eine wunderschöne Zeit, lernte einen hübschen Burschen kennen und wäre glücklich geworden, wenn es meinem Onkel nicht doch noch gelungen wäre, meine Zukunft zu zerstören.

Mein Wunsch war, Handarbeitslehrerin zu werden. Ich hatte immer die besten Noten, auch war ich mit den Arbeiten so schnell, daß ich neben den üblichen Handarbeiten noch viele weitere erledigen konnte. Ich strickte ganze Baby-Garnituren in hellblau, die ich bei Gelegenheit verschenkte. Ich nähte mir zusätzliche Röcke und Blusen, und als kein Geld für Material mehr vorhanden waren, durfte ich während der Handarbeitsstunde Bücher vorlesen. Das gefiel mir natürlich auch, ich war sehr lesebegabt und konnte die Geschichten mit großer Spannung vortragen. Es war deshalb in unserem Klassenzimmer immer ganz ruhig, und die Arbeiten wurden besser als sonst. Niemand wollte mehr Fehler machen, um ja die spannenden Geschichten nicht zu unterbrechen. Eines Tages aber ergab es sich, daß alle Mädchen vorne bei der Lehrerin standen; sie war völlig verzweifelt und bat mich, ihr dabei zu helfen, die Fehler zu korrigieren. Ich freute mich sehr über diese Auszeichnung und war glücklich, ein Talent zu haben, das mein Selbstwertgefühl stärkte.
Für mich und alle war klar, daß ich diesen Weg des Studiums gehen würde, nur mein Onkel war damit nicht einverstanden. Er meinte, die Ausbildung wäre viel zu teuer und Mädchen brauchten keine

Ausbildung, da sie sowieso bald heiraten würden. Er zerstörte mir auch diesen Traum! In mir zerbrach etwas, was für mich wie ein Strohhalm in die Zukunft war. Meine ganze Lebenskraft, die ich noch hatte, lag in diesen Fähigkeiten, die ich mir als Beruf zunutze machen wollte. Es war etwas, woran ich glauben konnte und was mein Selbstwertgefühl erhöhte. Aber nach dem Nein meines Onkels erlosch mein Wille – ich ließ mich in der Sekundarschule durchfallen und besuchte die Realschule. Was sollte ich nun lernen? Gleichgültig ging ich dem täglichem Leben nach und hatte nur noch den einen Wunsch, bald zwanzig Jahre alt zu werden, damit ich von zu Hause ausziehen konnte.
Onkel Gusti hatte sich sehr verändert. Er hatte eine negative Einstellung, überall sah er nur noch Schlechtes und schimpfte über die Ausländer, über die «Tschingge», die nun in der Schweiz lebten. Er beschuldigte seine eigene Familie, Erbschleicher zu sein, und sein Zittern, wenn er Geld in den Händen hielt, wurde immer stärker. Niemand war es in seinen Augen wert, Anerkennung zu finden. Es wunderte mich nicht, daß Tante Hermine dauernd Kopfschmerzen hatte und süchtig nach Tabletten war. Obwohl sie sehr reich waren, trug meine Tante alte, abgewetzte Kleider und Schuhe. Ihr Wintermantel war schon mehr als zehn Jahre alt und so dünn, daß sie darin fror. Sie beklagte sich dauernd bei mir, wie geizig ihr Mann sei. Meine Tante war froh, nicht mehr so alleine zu sein, denn schon mit vierzig Jahren mußte sie auf Onkel Gustavs Befehl hin aufhören zu arbeiten. Wir verstanden uns sehr gut, und sie vertraute mir viele Geheimnisse an.

Was mir an meiner Tante gefiel, waren die weisen Sprüche, die sie kannte. Sie stammte aus dem Bernbiet und war mit vielen Bauernweisheiten aufgewachsen. Obwohl es von ihrer und auch des Onkels Seite viele Verwandte gab, wurde das Familienleben leider nicht gepflegt. Onkel Gusti glaubte immer, die Verwandten seien nur aufs Geld aus, und so verbot er auch seiner Frau, ihre eigenen Verwandten zu besuchen. Man mußte den Onkel kennen und mit ihm zusammenleben, um zu verstehen, warum man eines Tages keinen eigenen Willen mehr hatte.

Meine Tante war ihm völlig hörig, aber ich mit meinem anfänglich ungebrochenen Elan schaffte es, der Tante zu helfen, sie von ihrer Tablettensucht zu befreien. Eines Tages war sie soweit, keine Kopfschmerzen mehr zu haben. Bis dahin war es aber ein weiter Weg. Sie schickte mich jeden Tag in die Apotheke, eine bestimmte Sorte Tabletten zu holen. Erstaunlich war, wie man mir ohne weiteres jeden Tag mehrere Schachteln gab. Tag für Tag und mit viel Geduld half ich meiner Tante, die Menge zu reduzieren; mit der Zeit brachte ich ihr eine andere Sorte als Ersatz, die sie endlich von der Sucht befreite. Ich verhalf ihr zu neuen Kleidern, auch wenn wir das Geld aus dem Sekretär klauen mußten. Der Onkel in seiner Geldgier hatte nicht mal gemerkt, daß Geld aus seinem Beutel verschwunden war. Mit viel Geschick klauten wir ihm den Schlüssel aus seiner Hosentasche, und Tante Hermine nahm so viel Geld, um sich einen neuen Wintermantel und warme Stiefel kaufen zu können. Meine Tante und ich waren Verbündete, und sie mochte mich aufrichtig.

Tante Hermine konnte unglaublich gut backen. Am Fasching stand sie immer tagelang in der Küche und buk in einer schwarzen

Gußpfanne im Öl schwimmende Leckereien. Onkel Gusti war ein großer Anhänger des Faschings, hier konnte er so richtig «die Sau rauslassen». Er verkleidete sich immer mit Kleidern von Tante Hermine; das wäre ja noch nicht so schlimm gewesen, aber über den Kleidern trug er immer ein altes Korsett von ihr. Er war die ganze Zeit betrunken, und ich empfand Ekel vor ihm. Vielleicht spürte er, daß die Liebe, die ich einst für ihn empfand, sich langsam in Abscheu wandelte.

Da ich meinen Traum, Handarbeitslehrerin zu werden, aufgeben mußte, ging meine Tante mit mir zur Berufsberatung. In meinen Augen war das jedoch keine Beratung. Die Beraterin machte einen Test, ob ich mir Gesichter gut merken konnte. Als das der Fall war, meinte sie zur Tante, ich würde mich als Verkäuferin eignen – das war alles. Der Onkel erlaubte mir, eine Lehre als Lebensmittelverkäuferin zu machen, was mir aber gleichgültig war. Den Job als Verkäuferin bekam ich sofort, und ich muß gestehen, der Umgang mit anderen Menschen tat mir gut. Da ich mich rasch und zufriedenstellend einlebte, durfte ich im Sommer den Früchte- und Gemüsestand leiten, was mir sehr gefiel.

Obwohl ich schon achtzehn Jahre alt war, durfte ich nicht ein einziges Mal mit meiner Freundin ins Kino. Jede freie Minute mußte ich zu Hause verbringen und nach der Arbeit pünktlich anwesend sein. Damit ich nicht «in Versuchung kam», mußte ich meinen Zahltag abgeben. Lediglich etwas Taschengeld für Fahrtspesen durfte ich behalten.

Als ich noch nicht ganz neunzehn Jahre alt war, bekam ich ein Moped, damit überlistete ich ihn manchmal. Wenn er mir mit sei-

nem Florett folgte, gelang es mir hin und wieder, in einer Straßenbiegung, wo er mich nicht sehen konnte, in eine Seitenstraße abzubiegen. Auch als Werner in einem anderem Dorf Bier ausfuhr, schaffte ich es, ihn zu besuchen, ohne daß Onkel Gusti dahinterkam. Werner lernte ich im Laden kennen, er war Ausfahrer der Brauerei, die zweimal in der Woche eine Lieferung Gerstensaft brachte. Damit ich aber das Haus verlassen konnte, besuchte ich einmal im Monat den Samariterverein und einmal in der Woche einen Französischkurs. Fremdsprachen gefielen mir sehr, und so hatte ich immer Gelegenheit, mir ein wenig Freiraum zu schaffen.
Ich wollte mit Werner gerne einmal ins Kino gehen, was Onkel Gustav aber nicht erlaubte. So richtete ich es mir ein, Werner jede Woche in einem anderen Dorf zu treffen. Mit der Zeit wurde ich so spitzfindig, daß es mir immer besser gelang, Onkel Gusti abzuhängen. Ich hatte meine Freude an diesem bißchen Privatleben, wenn es auch jeweils nur sehr kurz war. Onkel Gusti wollte mir verbieten, Kontakt mit Werner zu haben; so erwachte in mir der Trotz, und das Verlangen Werner zu treffen, wurde immer stärker.
Ich mußte Onkel Gusti um Erlaubnis fragen, ob Werner und ich zusammen baden gehen durften. Es gab ein heilloses Theater, aber ich ließ nicht locker und so erlaubte er mir, daß wir an einem Sonntag von 14 bis 17 Uhr baden gehen durften. Das Baden in dieser schönen Badeanstalt machte Spaß, denn dort hatte ich mit dreizehn Jahren schwimmen gelernt. Wir schafften es nicht, pünktlich nach Hause zu kommen, und Onkel Gusti und Tante Hermine erwarteten uns bereits mit grimmigen Mienen. Werner mußte die Wohnung sofort verlassen. Was ich nun über mich ergehen lassen

mußte, war so der Gipfel der Frechheit, daß ich nach Jahren endlich anfing zu rebellieren. Es war nicht zu fassen, und ich kann diese Schmach, die ich erleben mußte, noch immer nicht begreifen: Kontrollierte doch dieser «liebe Onkel» die Innenseite meiner Badehose, ob vielleicht Spuren von Liebeserlebnissen zu finden waren! Es war absolut das Schändlichste, was er mir nach all den Jahren noch antun konnte. Wieder fand ein Verhör statt, weil er einfach nicht glauben wollte, daß wir baden gewesen waren. Er unterstellte uns, wir hätten uns irgendwo im Gras sexuell vergnügt. Den ganzen Abend wurde ich beschimpft und erniedrigt, so daß ich endgültig die Nase voll hatte und nun alles daran setzte, dieses verhaßte Haus so schnell wie möglich zu verlassen.

Onkel Joseph, der Bruder von Onkel Gusti und Tante Marie, war gestorben. Da wir durch Vaters Tod direkte Nachkommen waren, fiel sein Erbanteil vom Nachlaß an Jacques und mich. Mit diesem Geld wollte ich meine Fahrstunden bezahlen. Es wäre eine Möglichkeit gewesen, von zu Hause wegzukommen. Mir war von vornherein schon klar, daß ich die Erlaubnis vom Onkel nicht bekommen würde. Ich rebellierte nun bei jeder Gelegenheit, besuchte jedes Wochenende Werner und hörte überhaupt nicht mehr auf Onkel Gusti. Da er keine Macht mehr über mich hatte, suchte er Unterstützung bei der Vormundschaftsbehörde.

All die Jahre, in denen wir so gelitten hatten, bekamen wir keine Hilfe von der Vormundschaft, aber jetzt, wo ich wie besessen von Onkel Gustav weg wollte, mußte ich dauernd ins Gemeindehaus, wo man mir gute Ratschläge erteilten wollte. Je mehr sie auf mich einschwatzten, keinen Fehler zu begehen, um so mehr rebellierte ich. Was ich wollte, war ihnen völlig egal; ich wollte einfach ein normales Mädchen sein und einmal ins Kino gehen. Ich wollte mir ein Auto kaufen, und ich hätte sogar Ausflüge mit Onkel und Tante gemacht. Ich wollte nur befreit sein von Onkel Gustav und mein eigenes Leben führen.

Auf einmal wollten mir alle vorschreiben, was ich zu tun hätte; aber statt dessen zwangen sie mich indirekt, einen Weg zu gehen, den ich gar nicht wollte. Statt mir zu helfen, machten sie die Situation für mich noch unerträglicher! Erstaunlicherweise war mir Tante Hermine plötzlich zum Feind geworden; sie war froh, daß ich in Ungnade gefallen war, denn nun wurde sie wieder Alleinerbin. Onkel Gustav hatte wieder nur das eine Thema, uns zu enterben – es war mir egal! Ich hatte noch nie Interesse an seinem Geld gehabt, es ging mir immer gegen den Strich, daß er seine Frau hatte enterben wollen. Onkel Gusti und Tante Hermine machten in meiner Nähe jetzt nur noch böse Mienen. Sie konnten es nicht lassen und stichelten in meiner Gegenwart, wo sie nur konnten. Die Sticheleien taten weh, aber ich ließ mir nichts anmerken.

Werner und ich gingen viel am Fluß spazieren und spielten oft Karten mit seiner Familie. Wir wollten auch unsere Körper entdecken, was sicher normal war. Leider war Werner so wenig aufgeklärt wie ich, und so wurde ich schon kurz danach schwanger. Mein Onkel warf mich daraufhin aus seinem Haus. Er meinte nur, es sei eingetroffen, was er immer befürchtet hatte, ich sei genau wie meine Mutter nur eine Hure.

5. KAPITEL

Ehe und Mutter

So hatte ich mir meine Freiheit zwar nicht vorgestellt, doch ich freute mich auf das Baby. Es kam eine völlig fremde Situation auf mich zu; ich hatte nur gelernt, zu gehorchen und mich anzupassen, wie sollte ich nun fähig sein, einen eigenen Haushalt zu führen? Von Werner bekam ich keine Unterstützung, für ihn veränderte sich außer der Adresse nicht viel. Ich hatte weder als Kind noch als Jugendliche Zeit, mich weiterzuentwickeln, so blieb ich im Inneren bei etwa acht Jahren stehen. Wie sollte ich mit diesem Stand einer Familie Halt und Geborgenheit geben?
Drei Monate nach meinem neunzehnten Geburtstag heirateten wir an einem kalten, nassen Silvestertag. Die Hochzeit wurde für mich kein fröhliches Fest; ich fror erbärmlich in meinem dünnen weißen Kleid. Das geborgte Kleid war vom vielen Waschen ganz brüchig und platzte aus allen Nähten. Endlich ging dieser Tag zu Ende, und ich war froh, dieses Kleid, das kaum meinen schwangeren Bauch bedeckte, ausziehen zu können.
Wir wohnten in der Altstadt in einer Zwei-Zimmer-Wohnung. Die ganze Einrichtung und die Babyausstattung mußte ich von meiner Erbschaft bezahlen. Es war schon merkwürdig; für meine Freiheit bekam ich das Geld nicht, aber für die Heirat durfte ich mein ganzes Vermögen hergeben! Heute frage ich mich, warum ich die ganze Aussteuer bezahlen mußte? Warum steuerte Werner nicht

auch seinen Anteil bei, wo er doch Sohn reicher Eltern war? Was wäre gewesen, wenn ich kein Geld gehabt hätte?
Werner gab seiner Mutter alle vierzehn Tage den Zahltag ab und behielt für sich ein gutes Taschengeld. Nach unserer Hochzeit bekam ich von seiner Mutter die letzte Lohntüte, und damit sollte ich die ganze Monatsmiete und alle Kosten bezahlen. Ich saß frisch verheiratet in der neuen leeren Wohnung und fühlte mich sehr einsam.
Da ich nichts mit meiner Zeit anzufangen wußte, strickte ich den ganzen Tag Babykleider. Die Mutter von Werner strickte auch eine Babygarnitur, und ich freute mich, daß sie die Farbe hellblau wählte; ich war mir ganz sicher, einem Sohn das Leben zu schenken. Plötzlich bekam ich hohes Fieber, mein ganzer Rücken schmerzte und voller Sorge erwartete ich den Arzt. Er stellte eine Entzündung des Nierenbeckens fest und gab mir eine Schachtel mit Medikamenten. Davon sollte ich nun täglich zwei Tabletten in Wasser aufgelöst einnehmen.
Werner brachte mir das Glas mit den aufgelösten Tabletten ans Bett, und nach dem Trinken fing ich gleich an, stark zu schwitzen. Ich schlief tief und fest bis zum nächsten Morgen. Das Fieber war weg, und ich wollte, wie mir der Arzt verordnet hatte, weiter meine Tabletten einnehmen. Ich fand die Schachtel mit den Medikamenten nicht, dachte mir aber nichts dabei. Als Werner abends kam, fragte ich ihn, wo die Medikamente seien. Er antwortete ganz überrascht, die Schachtel sei doch leer, da ich bereits alle Tabletten eingenommen hätte! Erst glaubte ich, mich verhört zu haben, aber es war wirklich so: Er hatte alle Tabletten, die in der Packung

waren, in ein Glas geschüttet und mir zu trinken gegeben!
Das Geld reichte natürlich hinten und vorne nicht, und ich mußte mir eine Arbeit suchen. Ein Kleidergeschäft aus der Nachbarschaft gab mir alle Arbeiten, die von Hand genäht werden mußten. Ich verdiente recht gut damit und nähte bis zum Tag der Geburt von Rolf.
Als am Tag der Geburt meines ersten Sohnes, am 14. Juni 1966, morgens um etwa sechs Uhr die Fruchtblase platzte, meinte Werner: «Oh toll, heute brauche ich nicht zur Arbeit zu gehen!», meldete sich im Geschäft für den ganzen Tag ab und legte sich wieder schlafen. Obwohl sich bereits die ersten Wehen einstellten, mußte ich noch die Wäsche, die bereits gewaschen war, vom ersten in den vierten Stock hinauftragen und auf dem Dachboden an die Leine hängen.
Um zehn Uhr waren die Wehen so stark, daß ich Werner wecken mußte und die Hebamme kommen ließ. Werner brachte die Kleider, die ich nicht mehr fertignähen konnte, ins Geschäft zurück. Die Hebamme kontrollierte meinen Zustand und meinte, sie habe noch genug Zeit, eine andere Gebärende zu besuchen. Zur Mittagszeit kam sie wieder, und da die Wehen jetzt immer schön in Abständen kamen, blieb sie, und wir freuten uns, als rasch und problemlos um 15.08 Uhr mein erster Sohn Rolf die Welt mit einem kräftigen Schrei auf sich aufmerksam machte. Der Arzt kam vorbei, machte bei mir die Kontrolle und mußte nur wenige Stiche beim Scheidenausgang nähen. Werner freute sich, einen Sohn zu haben; gleich nach der Geburt ging er mit seinem Freund weg, und sie feierten bis in die Morgenstunden.

Als die Hebamme Rolf gewaschen und gewickelt hatte, mußte sie schnell wieder weg, weil es für die andere gebärende Mutter nun auch Zeit wurde. So war ich ganz alleine mit meinem Säugling und hatte großen Hunger, aber niemand war da, der mir etwas zum Essen brachte. Erst wußte ich gar nicht, was ich nun machen sollte, aber es blieb mir ja nichts anderes übrig als aufzustehen und für mich und das Kind zu sorgen. So ging mein Leben weiter; ich hatte die familiären Verpflichtungen und Werner weiter sein Junggesellendasein.
Die Natur meinte es gut mit mir, denn ich hatte viel eigene Milch. Das half, daß ich nicht gleich wieder arbeiten gehen mußte, denn ich konnte die überschüssige Milch einem Krankenhaus schicken und bekam Geld dafür. Die Hebamme kam zweimal pro Woche zur Mütterberatung und erzählte mir, das Kind, das am selben Tag wie Rolf geboren worden war, habe Beschwerden mit der Verdauung. Sie glaubte, meine Muttermilch könne die Störungen beheben. Ich war glücklich, dem Kind helfen zu können. Mit der Zeit mußte die Milch dünner geworden sein; das Krankenhaus wollte kein Geld mehr dafür bezahlen, weil ich angeblich die Milch mit Wasser verdünnt hätte. Das war natürlich Quatsch, war für mich aber ein Hinweis, daß ich Rolf zusätzliche Babynahrung geben mußte.
Die Babygarnitur, die Werners Mutter gestrickt hatte, war zu meiner großen Enttäuschung nicht für Rolf, sondern für ein anders Baby bestimmt. Zudem war ich sehr gekränkt, daß mein Sohn Rolf von seiner Großmutter nichts bekam.
Entweder konnte ich mit Geld nicht haushalten, oder der Lohn von Werner war zu gering – ich mußte mir bald wieder eine Arbeit

suchen. Ich wollte eine Anstellung, wohin ich Rolf mitnehmen konnte. Die Putzstelle in einer Militärkaserne war hierfür die einzige Möglichkeit. Mit Rolf ging ich sechs mal in der Woche den weiten Weg, um die Büros zu putzen. Diese Arbeit gefiel mir überhaupt nicht, weil der Putzfrust von der Pflegefamilie noch immer gegenwärtig war. Werner verbrachte unter anderem seine Freizeit auf der Müllhalde, wo er Kupfer suchte, das er verkaufen konnte. Eines Tages brachte er eine dort gefundene Pistole nach Hause, die er behalten wollte. Da ich wahnsinnige Angst vor der Pistole hatte, wartete ich voller Ungeduld, bis er endlich das Haus verließ, nahm die Pistole und warf sie in den strömenden Strudel eines Flusses. Hier konnte sie niemandem schaden, die Stelle war so tief, daß kein Einstieg möglich war.

Durch Zufall fand Werner einen gutbezahlten Job als Maler, der Anfangslohn war gleich doppelt so hoch wie bisher, nur mußten wir den Wohnort wechseln. Wir fanden eine geeignete Drei-Zimmer-Wohnung, Bedingung war aber, die Stelle als Hauswart zu übernehmen. Es war ein langgezogenes, im Winkel gebautes Haus, das an einem steilen Hang stand. Die vielen Ein-Zimmer-Wohnungen waren hauptsächlich von Hostessen und Piloten gemietet, es gab viel Putzarbeit und das große, steile Areal mußte gepflegt und gemäht werden. Es wurde zu meiner Aufgabe, diese Arbeiten zu erledigen.

Als ich nach sechs Monaten Stillzeit ständig müde war, riet mir mein Frauenarzt, mit dem Stillen aufzuhören. Zwar verschwand die Müdigkeit dadurch nicht, ich wurde aber sofort mit unserem zwei-

ten Sohn Daniel schwanger. Die ganzen neun Monate über hatte ich Probleme mit der Schwangerschaft. Nur mühsam bewegte ich mich durchs Haus und reinigte die Treppen, die vielen Fenster und die langen Korridore, die zu den Haustüren führten. Am meisten Kummer bereiteten mir die Hänge, die ich trotz Schwangerschaft selber mähen mußte. Sie waren unglaublich steil, und die Mähmaschine war schwer zu halten. Sie zerrte mich immer den Hang hinunter, und nur unter großer Anstrengung schaffte ich es, jeweils wieder hochzukriechen. Werner kam immer spät nach Hause und konnte mir bei dieser Schwerstarbeit nicht helfen.
In den ersten Monaten der Schwangerschaft konnten wir noch zusammen ins Kino gehen. Das Kino war nur wenige Minuten von unserem Wohnort entfernt, und sobald ein neuer Film angekündigt wurde, waren wir zur Stelle. Mit der Zeit wurde mein Körper immer schwächer, und ich hatte keine Kraft und keine Lust mehr hinzugehen. Andauernd hatte ich nun Ohrenschmerzen und ein starkes Rauschen im Kopf. Die Untersuchungen beim Arzt brachten nichts, aber die Beschwerden in den Ohren wurden immer stärker. Ein lästiges Surren im Kopf und in den Ohren kam dazu, und ich hatte das Gefühl, weniger zu hören. Das Spülen der Ohren durch den Arzt brachte auch nichts, und ich mußte mich an diesen Zustand gewöhnen. Es war wieder wie nach der Angina – mich zu fühlen, als hätte ich eine Dauergrippe.

Eines Tages kam meine Vormundin zu Besuch, und so konnte ich ihr endlich einmal erzählen, was Jacques und ich alles durchgemacht hatten. Sie war über das, was sie hörte, sehr erschüt-

tert und wir weinten gemeinsam. Wir hatten ab da eine neue Beziehung, und sie wollte gerne die Patin von dem Kind unter meinem Herzen werden.
Während der ganzen Schwangerschaft meines Sohnes Daniel war ich müde, hatte Herzbeschwerden und fror erbärmlich. Am Tage der Geburt mußte ich die Treppen reinigen und den Rasen mähen. Es gab Mieter, die sich aufregten, weil Werner mir in meinem Zustand die Arbeit nicht abnahm. Am Abend, als die Presswehen eintraten, war ich so geschwächt, daß die Hebamme mir «Muttergift» spritzen mußte. Sogar während der den Presswehen kamen Hausbewohner in mein Schlafzimmer und wollten meine Dienste als Hauswartin. Werner zeigte sich unfähig, die Leute rauszuschicken. Da die Hebamme nur aufschaute und auch nicht reagierte, mußte ich sie wegschicken.
Die Wehen waren zu schwach, und die Hebamme mußte nochmals spritzen. Dank «Muttergift» schaffte ich es endlich, und so kam mein Sohn Daniel fünfzehn Monate nach Rolf auf die Welt. Daniel war bläulich angelaufen und winzig klein, er erholte sich aber rasch und wurde dank meiner Milch kräftig. Seine Haut wurde mit der Zeit rosa, und er hatte nur noch vereinzelt blaue Flecken. Daniel wuchs sehr rasch und war ein lieber, fröhlicher Junge, der immer zum Lachen aufgelegt war.
Als mein Sohn seinen ersten Schrei ausstieß, konnte ich ihn kaum hören, denn ich lag noch völlig entkräftet im Bett. Eine schwarze Wolke hatte sich vor meine Augen geschoben, und ich nahm nichts mehr von meiner Umwelt wahr. Aus weiter Ferne hörte ich ganz schwach Stimmen, die immer näher kamen und die ich fast nicht

verstehen konnte, weil ein starkes Rauschen im meinem Körper war. Mir war, als wäre ich gar nicht anwesend. Mein Körper lag schwer auf der Matratze, und ich konnte nur ganz flach atmen. Am liebsten hätte ich die Stimmen weggescheucht. Ich wollte mich nur ausruhen, weder etwas sehen noch hören. Mit der Zeit wurden die Stimmen lauter, und nun hörte ich, wie Werner sagte, daß ich einen Sohn geboren hatte. Langsam verschwand das Rauschen in meinem Kopf, und ich konnte die Umgebung wieder – wenn auch wie durch einen Schleier – wahrnehmen. Der Zustand nach der Geburt war für mich ein schreckliches Erlebnis; die ganze Schwangerschaft und die Geburt überstiegen meine Kräfte. Ich konnte mich nur langsam erholen, mußte aber bereits nach fünf Tagen die Arbeiten im Haushalt und als Hauswartin wieder aufnehmen.

Langsam kam ich wieder zu Kräften, und ich hatte große Freude an meinen beiden Söhnen, die ich sehr liebte. Wir gingen oft spazieren, und Werner war ein liebevoller Vater. Es gab viele Wanderwege in der Umgebung, aber die zum Flughafen waren uns am liebsten. Werner fand einen Platz, wo wir stundenlang verweilen und die an- und abfliegenden Flugzeuge beobachten konnten. Eigentlich wäre alles wunderbar gewesen, denn die Zeit verging und ich hatte alle Hände voll zu tun. Aber leider kam wieder die Zeit, wo ich Lust auf Sex hatte und wo die Frustrationen wieder anfingen. Ohne zu übertreiben, kann ich sagen, daß ich bei jedem Geschlechtsverkehr schwanger wurde. Werner liebte es nicht, Sex zu machen, und ich hatte trotz der beiden Kinder noch nie einen Orgasmus gehabt. Heute denke ich dauernd: Hätte ich doch damals

gewußt, daß ...! Aber leider wußte ich gar nichts, auch nicht, daß man sich selber helfen kann. Eigentlich tut soviel Naivität weh, aber damals waren solche Themen tabu, und was ich von Werner bekam, war der reinste Frust. Mein Körper litt, ich war ständig gereizt und wußte nicht weshalb.
Hinzu kamen erneut finanzielle Sorgen, weiß der Kuckuck warum. Da ich bereits wieder Kontakt zu meinem Stiefvater Vagno hatte, bat ich ihn, uns Geld zu borgen. Warum eigentlich wieder ich? Werner hatte eine reiche Mutter, warum hat er nicht auch einmal seinen Beitrag geleistet und sie um Geld gebeten? Vater Vagno war bereit, uns zu helfen; Bedingung war aber, daß wir Serena, meine Halbschwester, als Mitbewohnerin aufnahmen. Es blieb uns nichts anderes übrig, als auf diesen Handel einzugehen. Daß ich damit völlig überfordert war, muß ich wohl nicht extra betonen. Ich war fix und fertig, und ein Weltuntergang wäre für mich eine gute Lösung gewesen.
Aber leider kam für mich keine Erlösung, sondern meine ganze verflossene Familie ging bei uns ein und aus, als würden sie hier wohnen. Natürlich bedienten sie sich auch ohne zu fragen mit unserem Essen, was mir zu schaffen machte. Sie waren völlig anderer Natur, man spürte, dass sie eine schöne Jugend hatten. Sie waren frei und offen, lustig, fröhlich und unbeschwert und ihr Selbstbewußtsein hatte ein anderes Niveau. Es war für mich schön, mit Vater Vagno wieder Kontakt zu haben und er besuchte mich oft, aber leider mußte er sich ein zweites Mal zurückziehen, weil seine Lebensgefährtin Rita eifersüchtig auf unsere Zusammenkünfte war. Unsere Wege trennten sich wieder, und nach einem Jahr bat

ich ihn, für Serena einen anderen Aufenthaltsort zu suchen, weil ich mit ihrer Anwesenheit nicht klarkam. Ich verstand nicht, warum sie nicht bei ihm, Rita und ihrem Sohn Alex wohnen konnte.

Vom 29. Juni bis 2. Juli 1999, nach vier Monaten hartem Lernen und nichts als Lernen macht Angela ihren Lehrabschluß. Es ist für sie eine harte Nervensache, und von ganzem Herzen hoffe ich, daß sie die Prüfungen besteht und den Fähigkeitsausweis als Projektleiterin erhält. Am letzten Schultag kam sie enttäuscht nach Hause und konnte nicht verstehen, daß der Lehrer ihr schon wieder zusetzte, die Prüfungen nicht zu bestehen, obwohl sie gute Noten im Zeugnis hatte. Hat ein Lehrer das Recht, seinen Schülern mit Psychoterror zu schaden? Ist es nicht auch sein Verdienst und liegt es nicht auch in seinem Interesse, daß seine Schüler bestehen? Diese Lehre forderte viel von Angela, es sind eine Menge Fächer, für die gelernt werden mußte. Und ich weiß, die vier Jahre Lehrzeit waren für sie noch härter durch die Belastungen, die sie wegen mir hatte.

Bei mir geht es weiterhin in langsamen Schritten vorwärts. Zwar für mein Empfinden viel zu langsam, trotzdem ist sichtbar, daß der Körper Fortschritte macht, ich habe zu meiner großen Freude keine Herzbeschwerden mehr. Es hat sich herausgestellt, daß das Schilddrüsenhormonpräparat sehr schädlich für mein Herz und den Blutdruck war; ich kann nun wieder schmerzfrei schlafen. Ich glaube, wenn ich nicht ein so starkes Herz hätte, würde ich heute nicht mehr leben. Obwohl der Blutdruck während meiner Krankheit ins Abnorme stieg und der Puls seit Jahren raste, hat sich kein

Arzt je die Mühe gemacht, die Ursache dafür zu suchen. Unverständlich, nicht wahr? Für mich ist es offensichtlich, daß diese Anzeichen vom Hormonpräparat stammten. Der Schmerz und das Weinen bringen mir keine Linderung, weil ich es einfach nicht verstehen und begreifen kann: Sind dies nicht die einfachsten medizinischen Grundregeln, daß solche Symptome eine Ursache haben? Wie kann man als studierter Mediziner meine Beschwerden als «psychisch bedingt» abtun? Ich kann es nicht glauben und nicht verkraften. Was mußte ich alles durchmachen und erdulden! Wie oft habe ich überlegt, ob ich mein Leben in Würde beenden soll! Wie muß ich heute noch leiden, und was alles mußte ich mir von den Ärzten gefallen lassen! Was habe ich wegen meinen Kindern geweint, weil sie aus Verzweiflung und Hilflosigkeit mir dauernd Vorwürfe machten! Sie schrien mich an, weil auch sie überfordert waren und mich nicht mehr ertrugen. Es war sehr schwer für mich, wenn mich meine Kinder wegen meiner Krankheit oft kritisierten – als ob ich mir die Krankheit eingebildet hätte! Ich litt sehr darunter, daß sie mir dauernd vorhielten, wie eingeschränkt ihr Leben wegen mir war. Oft konnte ich vor Kummer und Sorgen nicht schlafen. All dieses Leid mußten wir ertragen, weil die Ärzte mich und meine Beschwerden nicht ernst nahmen!

Heute, sieben Monate später, geht es mir gesundheitlich besser. Ich kann schon stundenlang schreiben und vor allem wieder einige Worte lesen. Viele Jahre konnte ich keine Brille tragen, weil ich sie nicht mehr vertrug; ich konnte beinahe nichts mehr sehen. Und auch heute ist dies nicht viel besser, deshalb bin ich froh, daß ich gut «blind» schreiben kann. Am Anfang, als es meiner Gesundheit zunehmend schlechter ging, hatte ich Angst, blind zu werden. Mit der Zeit sah ich nur noch Umrisse und Farben. Wie oft bin ich am Fenster gestanden und habe vergeblich versucht, die Umgebung zu erkennen. Wie habe ich gelitten, weil ich die Vögel nur noch hören konnte statt sie zu sehen. Meinen Augen ging es sehr schlecht; nicht nur, daß sie immer schmerzten, sie brannten und tränten dauernd. Ich sah nur noch schwarze Kreise und gelbe Blitze, die Sonne und die Helligkeit blendeten mich, so daß ich im Halbdunkeln liegen oder sitzen mußte. Mit der Zeit konnte ich den Schnee nicht mehr ertragen und mußte die Farben Weiß und Schwarz meiden. Lesen oder fernsehen konnte ich überhaupt nicht mehr, und so verbrachte ich viele Jahre nur mit meinen Gedanken. Als ich anfing, wieder etwas zu sehen, mußte ich bereits nach kurzer Zeit die Augen schließen. Erst nach und nach war ich wieder fähig, meine Augen zu benutzen. Heute kann ich wieder lesen, brauche aber eine starke Brille und die Schrift muß riesengroß sein.

Meine Gesundheit macht Fortschritte. Ich kann wieder zwischen fünf und sieben Stunden pro Tag schreiben. Doch meine Finger machen leider noch nicht ganz mit. Das Zehn-Finger-System scheint wie vergessen, zum Glück ist es mir möglich, langsam mit fünf Fingern zu schreiben. Ich genieße es, diese Zeilen zu schreiben und so all mein Leid zu verarbeiten. Ich fühle mich befreiter und erleichtert, seit ich schreibe. Es war mir nie bewußt, daß meine Vergangenheit noch so unverarbeitet in mir vorhanden war. Es ist aber auch schmerzhaft, in Gedanken nochmals erleben zu müssen, was wir alles durchmachen mussten.

Wenn ich mich zurückerinnere, war es vielleicht damals ein Fehler gewesen, mich von Serena zu trennen. Vielleicht war ich zu ungeduldig? Ich weiß es nicht. Schade war, daß es dadurch eine Trennung von meinen Geschwistern gab und ich erneut alleine war. Ich hatte zwar wieder etwas mehr Freiheit, mit der ich aber damals nichts anzufangen wußte. Jacques war seit Monaten in Israel in einem Kibbuz, wo es ihm gefiel und er sich wohlfühlte. Auch während des «Sechstage-Kriegs» blieb er in Israel und hatte nicht vor, das Land zu verlassen, wie er mir am Telefon mitteilte.
Dieser Sommer war sehr schön und warm, und so ging ich jeden Tag mit meinen beiden Söhnen ins Freibad. Es wurde für uns eine wunderbare Zeit; wir planschten zusammen im Wasser, spielten im Sandkasten und vergnügten uns wie drei Kinder.
Mein Körper aber war erwachsen und hatte starke Bedürfnisse. Ich begann, andere Männer anzuschauen und zu flirten. Eine frühere Bekannte, die ich hier wieder traf, lebte wie ein Schmetterling und flog von Blüte zu Blüte. Durch sie bekam ich die Möglichkeit zu erfahren, warum mein Körper so litt. Nun wußte ich, daß ich sexuell unbefriedigt war.
Es wäre dennoch weiterhin eine schöne Zeit geblieben, wenn ich nicht wiederum eine Arbeit hätte suchen müssen. Jetzt wußte ich, daß die finanziellen Nöte von Werner ausgingen. Jeden Tag aß er sein Mittagessen im Restaurant und nahm für sich sehr viel Taschengeld in Anspruch. Ich war es leid, schon wieder dafür sorgen zu müssen, wie wir zu Geld kamen. In mir setzte sich der Gedanke fest, daß es mir besser ginge, wenn ich alleine mit den Jungen wäre.

Ich machte nun Hausbesuche für eine Nahrungskette und wurde prozentual an der verkauften Ware bezahlt. Es war für mich schwierig, mit zwei Kindern dieser Arbeit nachzugehen. Zudem liebte ich es nicht, an den Haustüren zu betteln, damit mir etwas abgekauft wurde. Ich hörte damit nach ein paar Monaten wieder auf und versuchte es mit einer Arbeit in einem Café. Mein Babysitter war eine nette Frau, aber die Trennung von den Jungen machte mir so zu schaffen, daß ich auch diesen Job nach drei Tagen wieder aufgab.

Werner und ich lebten uns immer mehr auseinander, und deshalb wollte ich mich von ihm trennen. Wir beschlossen, die Stelle als Hauswart zu kündigen, berücksichtigten aber dabei nicht, daß wir unsere Wohnung dem neuen Hauswart geben mußten. So standen wir praktisch von einem Tag auf den anderen auf der Straße. Unser Glück war, daß in letzter Sekunde eine Ein-Zimmer-Wohnung frei wurde. Nur mit Mühe konnten wir all unser Hab und Gut in dieser kleinen Wohnung aufeinanderstapeln.
Der Chef von Werner war sehr nett und half uns, eine neue Wohnung zu bekommen. Hier hatten die Kinder einen schönen Kinderspielplatz, und ich strickte in der Freizeit Pullover für die ganze Familie. Unsere Ehe wurde aber nicht besser, denn Werner zeigte mehr Interesse an seinen Kakteen, die er zu Hunderten züchtete, als an uns. Die einzige Verbindung zu ihm war, daß ich jeweils bis zum Morgengrauen auf ihn wartete. Er lebte immer noch sein eigenes Leben, außer wenn er mit uns spazierenging. Das einzige, was ich den ganzen Tag hatte, waren die zwei Jungen und ein Sandka-

sten. Das Freibad war im nächsten Dorf, und so gingen wir nicht mehr jeden Tag baden.
Nie hatte ich gelernt, mit meiner Zeit etwas anzufangen. Ich hatte keine Hobbys außer Stricken und Lesen, was mir fehlte, war geistige Nahrung. Damals war ich jedoch noch nicht so weit, das zu wissen. Ich wurde immer einsamer und langweilte mich sehr, war frustriert und unbefriedigt. Mit der Zeit bekam ich Herzschmerzen, zudem hormonelle Störungen und vertrug die Antibabypille nicht mehr. Heute glaube ich, daß ich bereits damals unter einem Vitamin- und Mineralstoffmangel gelitten habe. Auch das Absetzen der Antibabypille brachte mir keine Besserung. Ich fühlte mich so elend wie noch nie zuvor und bekam eine Depression.
Wie so oft im Leben, wenn der Druck kaum mehr auszuhalten war, bekam ich Kräfte, die für mich positive Veränderungen brachten. Ich wußte plötzlich, daß es nur eine Lösung gab, und das war die Trennung von Werner. Ich suchte zunächst für die Kinder, die inzwischen drei und vier Jahre waren, einen guten Kindergarten und anschließend für mich eine Arbeit. Schon bald fand ich einen geeigneten Arbeitsplatz und mußte mir ein Zimmer suchen. Meine persönlichen Wertsachen, vor allem meine Bücher und das Fotoalbum der Kinder, mußte ich in Harassen bei Werner im Keller stehen lassen. Was gäbe ich heute darum, wenn ich jetzt nochmals meine Bücher lesen oder die Fotos sehen könnte! Doch leider bekam ich meine Sachen nie mehr zurück.
Die Scheidung von Werner ging kurz und schmerzlos über die Bühne, und ich fühlte mich endlich frei. Es war ein gutes Gefühl, als ich das Gerichtsgebäude verließ. Ich hoffte, nun endlich ganz

nach meinen eigenen Sinne leben zu können. Doch verflixt nochmal, es wollte einfach nicht klappen mit dem Kinderhütedienst, den ich gefunden hatte. Der Hort wurde von einer Frau geleitet, die Wohnung war so toll für Kinder eingerichtet, daß ich nicht verstehen konnte, warum ich die Kinder wieder wegnehmen mußte. Schon bald hatte ich das Glück, ein nettes Ehepaar zu finden, das selber keine Kinder bekommen konnte. Sie wohnten nur zehn Minuten entfernt von meinem Arbeitsort, wo ich eine Anstellung als Filialleiterin gefunden hatte. Dieses Ehepaar zeigte großes Interesse an Rolf und Daniel und versicherte mir immer wieder, daß sie nicht beabsichtigten, meine Kinder wieder wegzugeben; so schien alles in bester Ordnung. War es Schicksal? Das Ehepaar bekam Kinder zur Adoption, und ich mußte schon wieder einen neuen Platz suchen. Rolf vertrug die dauernden Trennungen nicht und wurde krank, so daß er die Hilfe einer Polyklinik benötigte. Der behandelnde Arzt meinte, seine Beschwerden seien psychischer Natur. Für Rolf wäre es besser, wenn er in eine Familie käme, die ihn adoptiere. Entsetzt antwortete ich ihm, das käme für mich nie in Frage; ich würde meine Kinder zu sehr lieben, um sie weggeben zu können. Er meinte, wenn ich sie lieben würde, täte ich gut daran, ihnen so zu helfen. Obwohl ich so etwas nie machen wollte, hörte ich immer wieder die Worte des Arztes und es ließ mir keine Ruhe mehr.

Ich fand für die Kinder einen Ort, wo sie auch schlafen konnten und ihre Spielgefährten hatten. Trotzdem litt Rolf sehr und wurde immer für einen Tag krank, wenn ich ihn zurückbrachte. Als die Leiterin mir ohne einen Grund anzugeben mitteilte, daß ich im neu-

en Jahr einen anderen Platz suchen müßte, war ich verzweifelt und bekam es plötzlich mit der Angst zu tun. Werden meine Kinder das gleiche Schicksal wie ich erleiden müssen? Panik ergriff mich. Ich glaubte, daß sie – genau wie ich damals – gezwungen wären, immer wieder den Ort wechseln zu müssen. Dieses Leid wollte ich meinen Söhnen ersparen. So reifte in mir der Entschluß, für sie eine Familie zu suchen, wo sie in Ruhe, Frieden und Glück leben konnten. Der Gedanke, mich von meinen Söhnen trennen zu müssen, verursachte in mir unendlichen Schmerz.
Als ich beschlossen hatte, mich von Werner scheiden zu lassen, wußte ich nicht, daß ich schon wieder schwanger war. Ich war schon mehr als einen Monat von Werner getrennt, da blieb mein Zyklus aus. Es war für mich keine Frage, dieses Kind wollte ich nicht austragen! Ich hatte nicht die Kraft, und außerdem hat auch ein Kind ein Anrecht auf optimale Lebensbedingungen. So ging ich den staatlich vorgeschriebenen Weg: Erst zum Psychiater, und mit dem Dokument, das ich von diesem bekam, zu einem Arzt, der mir den Embryo auskratzte. Das Ganze kostete mich tausend Franken. Ich war froh und erleichtert, mich so entschieden zu haben. Bis heute glaube ich, daß dieser Weg der beste war. Es war mein Leben und mein Körper; nie würde ich mir von irgend jemandem, auch vom Papst nicht, vorschreiben lassen, was für mich das Richtige ist. Es scheint mir grotesk, wenn Männer in Abtreibungsfragen bestimmen wollen. Was verstehen die Männer schon von den Nöten einer Frau? Wie können Männer einerseits Kriege führen, Frauen und Kinder töten, und andererseits über eine Frau bestimmen wollen und ihr sogar vorschreiben, was sie tun und lassen darf!

Auch wenn ich mich nach der Abtreibung schwach fühlte, war ich glücklich und erleichtert, es hinter mich gebracht zu haben. Ironischerweise war es ein Mann, der mir den Embryo auskratzte. Er war brutal; ohne Mitgefühl schabte er innerhalb kurzer Zeit die Gebärmutter aus und schickte mich, kaum fertig, wieder nach Hause. Völlig benommen verließ ich die Praxis und wunderte mich, als mir sofort schwindlig wurde. Mit der Straßenbahn und dem Zug fuhr ich nach Hause und ging am nächsten Tag wieder arbeiten.

Da die Patin von Daniel als Fürsorgerin bei der Gemeinde arbeitete, hatte sie die besten Möglichkeiten, einen geeigneten Platz für meine Söhne zu finden, und so besprach ich mit ihr mein Vorhaben. Sie unterstützte mich und versprach mir, einen guten Platz für meine Söhne zu finden. Da Werner sofort bereit war, seine Unterschrift für eine Adoptionsfreigabe zu leisten, stand Rolf und Daniel nichts mehr im Wege. Die Patin von Daniel meinte, es sei kein Problem, eine passende Familie zu finden, da sie bereits jemanden kennen würde. Schweren Herzens lag es nun an mir, die Unterschrift zur Adoption zu geben. Ich glaubte, für meine beiden Söhne damit das Beste zu tun. Trotzdem war es mir nach dieser Entscheidung nicht mehr möglich weiterzuleben. Wie in Trance erledigte ich meine Pflichten als Filialleiterin. Ohne daß ich es merkte, unterlief mir ein folgenschwerer Fehler, der mich fast meinen Arbeitsplatz kostete. Ich mußte im Personalbüro erklären, was vorgefallen war. Ohne Interesse und monoton berichtete ich es der Personalchefin. Da die Personalchefin mich seit der Lehrzeit kannte, machte sie mich darauf aufmerksam, daß mit mir etwas nicht stimme; meine Persönlichkeit habe sich stark verändert. Sie ließ mir keine Ruhe und wollte wissen, was mit mir los war. So erzählte ich ihr von meinen privaten Sorgen, und sie sorgte dafür, daß ich weiterhin als Filialleiterin arbeiten konnte.

Voller Schmerz holte ich zum letzen Mal meine beiden Söhne ab und verbrachte mit ihnen einen wunderschönen Tag. Gegen Abend fing Rolf zu weinen an, weil er wußte, daß wir uns bald wieder trennen mußten. Er hörte damit auch nicht auf, als das schmiedeeiserne Gartentor zufiel. Nun konnte ich mich nicht mehr zurückhalten und fing ebenfalls zu weinen an. Der fröhliche Daniel wurde auch traurig, er setzte sich zu Rolf auf den Rasen und wir weinten bitterlich zusammen. Es war, als spürten sie, daß sie mich an diesem Tage zum letzten Mal sehen würden. Da ich wußte, daß es nun immer schlimmer werden würde, gab ich mir einen Ruck, winkte meinen Söhnen ein letztes Mal zu und bewegte meine bleischweren Beine bis zum Bahnhof. Für mich ging eine Welt unter, und ich weinte auf dem ganzen Heimweg. Wie ich meine Arbeit als Filialleiterin noch erledigte, kann ich nicht sagen.

Nach Feierabend ging ich den weiten Weg über einen Friedhof zur nächsten Nachtapotheke und holte mir verschiedene Medikamente. Das ganze Geld, das ich bei mir hatte, gab ich dem Apothekergehilfen, weil ich wußte, daß ich es nicht mehr brauchte. Ich habe keine Ahnung, wie ich wieder nach Hause kam. Das einzige, was ich noch genau weiß, war, daß ich duschen und meine Binde hätte wechseln müssen; aber da mir alles egal war, ließ ich es bleiben. Bevor ich die vielen Tabletten schluckte, schrieb ich einen Abschiedsbrief für meine beiden Jungen. Ich schrieb ihnen, daß ich sie über alles in der Welt liebe und mein Leben ohne sie keinen Sinn mehr habe. Ohne meine Söhne konnte ich nicht leben, ich wußte nicht, für wen oder was mein Leben noch einen Sinn hatte. Da mir bekannt war, daß Tabletten mit Alkohol besser wirken, schluckte ich sie damit hinunter. Die Menge, die ich mir vorgenommen hatte, machte mir mit der Zeit Mühe, und voller Widerwillen zwang ich mich, den Rest der Tabletten einzunehmen. Es war ein komisches Gefühl, sich hinzulegen mit dem Bewußtsein, nun zu sterben. Der Gedanke, wie der Tod wohl sein würde, drängte sich mir auf. Ich schob ihn aber beiseite, denn ich wollte meine letzten Gedanken meinen beiden Söhnen widmen. So legte ich mich hin und wartete ab, was nun kommen würde.

Nachdem ich wieder erwacht war, schlief ich sofort erneut ein, ohne dabei einen bestimmten Gedanken gehabt zu haben. Ich erwachte zum zweiten Mal und spürte gleich, daß ich in einem Käfig lag, schlief aber unmittelbar wieder ein. Erneut wurde ich für einige Minuten wach, und meine Gedanken konnten bereits Sätze bilden. Ich hatte nur einen Wunsch: diesen Käfig zu verlassen. Mit dem einen Fuß versuchte ich, in einer Ecke freizukommen. Es war sehr anstrengend, und ich wurde wiederum vom Schlaf übermannt. Es war mir, als hätte ich geschrien, und ich hörte eine böse Stimme ständig meinen Namen rufen. Diese Stimme sprach voller Verachtung auf mich ein und rief mich zur Ordnung. Sie kritisierte, daß ich die ganze Zeit über schreien und keine Rücksicht auf andere Patienten nehmen würde. Natürlich hatte ich keine Ahnung, was sie wollte und verstand nicht, was sie überhaupt meinte; ich war nur müde und wollte schlafen. Trotzdem nahm ich wahr, wie man mich in einen geschlossenen Raum schob. Die Ruhe tat mir gut. Ich fing zwischen den immer kürzer werdenden Schlafzyklen an, mir Gedanken zu machen. Mit der Zeit wurde mein Bewußtsein wieder ganz klar, und ich stellte fest, daß ich in einem Gitterbett lag. Langsam war ich fähig, wieder klar zu denken, und mit einem Schlag wurde mir bewußt: Du bist ja noch am Leben! Es war mir nicht möglich, die Zusammenhänge zu verstehen, und so fragte ich die Schwester, wie es dazu kam, daß ich im Krankenhaus und nicht auf dem Friedhof lag. Die Schwester, die mich betreute, wurde freundlicher und meinte, sie sei erstaunt, in mir eine so nette Person vorzufinden. Das Gitter wurde entfernt, und ich wurde zu einer älteren Patientin in ein Zweierzimmer geschoben. Sie erzählte mir, es sei für die Patienten schlimm gewesen, da sie wegen mir nicht mehr hätten schlafen können. Offenbar hatte ich lange Zeit aus Leibeskräften geschrien.

Für mich war klar, daß ich meinem Leben sofort wieder ein Ende setzen würde. Das machte ich den Leuten im Krankenhaus deutlich, weshalb man mich in eine psychiatrische Klinik einweisen wollte. Eine Therapeutin versuchte, mir mit Psychotherapie Angst einzujagen; was ihr jedoch nicht gelang, da ich schon schlimmerem Terror ausgesetzt gewesen war. Ich durchschaute sie und verstand, was sie versuchte mir zu sagen. Aber es war mir absolut egal, was mit mir geschah, und sie konnte mir mit ihren Drohungen keine Angst machen. War ich all die Jahre bis dahin naiv gewesen, hatte mich dieses Erlebnis wachgerüttelt. Hatte ich endlich den Durchblick?

Ernst, ein Arbeitskollege, der im selben Haus wie ich wohnte, kam zu Besuch und erzählte mir, was geschehen war. Er berichtete, wie er abends nach Hause gekommen war und erst wie üblich an meinem Zimmer vorbeigehen wollte. Doch diesmal blieb er spontan vor meiner Zimmertür stehen und klopfte an. Als ich mich nicht meldete, öffnete er die Türe und sah mich im Bett liegen. Zunächst glaubte er, ich würde schlafen und wollte die Tür wieder schließen. Ein unerklärliches Gefühl habe ihn jedoch daran gehindert, und er holte vorsichtshalber die Ambulanz. Der Polizei, erklärte er, sein Gefühl habe ihn gewarnt, hier könne etwas nicht stimmen. Ernst hat mir damals mit seiner Intuition das Leben gerettet, ihm habe ich es zu verdanken, daß ich heute noch lebe.
Die Polizei untersuchte, warum ich mir das Leben nehmen wollte. Die Beamten recherchierten und konnten genau feststellen, wie ich meinen Tag verbracht hatte. Sie fanden heraus, daß ich über den Friedhof zur Apotheke gegangen war, um mir die Tabletten zu holen. Der Apothekergehilfe konnte sich gut an mich erinnern, weil ich ihm ein so hohes Trinkgeld gegeben hatte.
Nun drohte mir diese mir überhaupt nicht sympathische Therapeutin im Krankenhaus immer wieder mit der Einweisung in eine psychiatrische Klinik. Ich antwortete lediglich, wenn sie es für nötig halte, mich in eine Anstalt einzuweisen, sei ich damit einverstanden. Es waren wohl die richtigen Worte, denn nun durfte ich auf einmal nach Hause. Ernst mußte ich versprechen, am Leben zu bleiben, und so bürgte er für mich im Krankenhaus und ich wurde nach Hause entlassen.

Ernst und ich blieben eine Zeitlang zusammen. Mit Jacques, der inzwischen von Israel wieder nach Hause gekommen war, teilten wir eine große Wohnung in Zürich.
Eines Abends bekam ich starke Blutungen. Voller Erstaunen betrachtete ich die Menge und fragte mich, woher sie kam. Als am anderen Morgen die Liegestelle im Bett voller Blut war, bekam ich ein mulmiges Gefühl. Ich ging zum Frauenarzt, und nach der Untersuchung wurde ich in das Krankenhaus überwiesen. Da ich den Weg ja bereits kannte, konnte ich mich auf meinen Körper konzentrieren und mich fragen, was er mir wohl sagen wollte. Ich war erstaunt, daß ich überhaupt keine Angst hatte, weder davor, was mit mir nicht in Ordnung war, noch vor dem, was mich wohl erwarten würde. Im Krankenhaus wurde ich nochmals untersucht, und der Arzt meinte, im Unterleib sei etwas nicht in Ordnung; erst die Öffnung des Bauches könne Klarheit schaffen. Irgendwie war es mir egal; seit der Adoptionsfreigabe war ich für Gefühle taub. Ich ließ alles über mich ergehen und beobachtete die Vorbereitungen für die Operation.
Ein grausamer Schmerz zwang mich zum Denken. Es war völlig dunkel, und ich glaubte, in der Hölle zu sein. Der Schmerz im Bauch wollte nicht aufhören; es war, als würde man mit einem Messer an mir herumschnippeln, und ich dachte, wenn dies der Tod ist, dann möchte ich lieber wieder leben. Ich glaubte laut zu sagen: «Wenn nur dieser grausame Schmerz endlich aufhören würde!» Irgendwie fiel ich noch weiter in die Dunkelheit und wußte nicht, wie lange es dauerte, bis ich wieder denken konnte. Der Schmerz hatte etwas nachgelassen, und die Dunkelheit war etwas

heller geworden. Nun hörte ich aus weiter Ferne Stimmen, und jemand, der in meiner Nähe sein mußte, gab Anweisungen. Es sprachen nun einige Personen, und ich spürte, wie ich mit einem Ruck aufgehoben und auf ein anderes Bett gelegt wurde. Dieser Ruck brachte mich zum Husten, und ich hörte wieder, wie diese sympathische Stimme sagte: «Ich glaube, sie kommt zu sich.» Dann hörte ich etwas von Absaugen. Es wurde heller, und ich konnte Umrisse erkennen. Menschen in grünen Kitteln standen um mich herum und kamen mir vor wie emsige Bienen. Eine große Erleichterung überkam mich, als ich merkte, daß ich nicht in der Hölle war und das die wahnsinnigen Schmerzen nachgelassen hatten. Die Natur meinte es gut mit mir: Es war nichts Bösartiges gewesen, sondern eine nußgroße Zyste am Eileiter, die entfernt werden mußte.

Nach einigen Monaten trennten sich die Wege von Ernst und mir wieder, weil er Vater wurde und heiratete. Jacques hatte Glück und fand für sich eine geeignete Wohnung; ich mußte vorübergehend in ein Zimmer ziehen. Das Leben in der Berufswelt gefiel mir, denn ich fand bei einer Großbank eine gute Gelegenheit, mich weiterzubilden. Als EDV-Sachbearbeiterin arbeitete ich in der Salär-Zentrale und erlebte eine schöne Zeit. Die nette Zwei-Zimmer-Wohnung, die ich in der Nähe gefunden hatte, lag auf einem kleinen Berg an sonniger Lage. Umgeben von Rebstöcken und Obstplantagen, hatte ich wieder das Glück, daß eine Seite des Hauses unbewohnt war. Wenn mein Herzschmerz zu groß wurde, legte ich mir eine Platte von Tschaikowski auf und ließ sie in voll-

er Lautstärke laufen. Ich schrie zusammen mit der Musik aus voller Brust meinen ganzen Schmerz aus dem offenen Fenster. Es wunderte mich, daß ich deswegen nie von irgendwelchen Nachbarn Beschwerden erhielt und ich war von ganzem Herzen froh und dankbar, so tolerante Menschen in meiner Nähe zu wissen.
Als ich im Oktober 1972 die schöne Wohnung bekam, war ich froh, als mein Bruder Vagno mir helfen wollte, sie einzurichten. Wir verstanden uns prächtig, und er beschrieb mir, wie wir die Wohnung in ein gemütliches Zuhause verwandeln werden. Er baute mir eine verschiedenfarbige Beleuchtung ein und half mir, günstige Möbelstücke zu finden, die ich dann beizte und frisch anmalte. Mein Bruder Jacques, der ja Schreiner war, brachte mir Bretter für ein Büchergestell, das ich heute noch habe.
Vagno war frisch verliebt; er hatte das Mädchen durch ein lustiges Zeitungsinserat kennengelernt. Mit «Adam sucht Rippe» wollte er eine Frau mit der gleichen Wellenlänge finden. In der Tat hatte sich ein hübsches, aufgeschlossenes Mädchen gemeldet, das ihm sofort gefiel. Er mietete sich einen Sportwagen, um sie von einem Kurs abzuholen. Vagno war sehr aufgeregt, denn an diesem Abend würde sie ihm sagen, ob sie seine Freundin werden wollte. Wir verabredeten uns für den folgenden Abend, damit ich ihm das Geld zurückgeben konnte, das er für die Beleuchtung ausgegeben hatte.
Am nächsten Morgen rief Serena an und wollte wissen, wann ich Vagno zum letzten Mal gesehen hatte. Da ich ihn praktisch jeden Tag sah, wunderte ich mich über diese Frage. Statt mir endlich zu sagen, was sie wollte, fing sie an, mich über Vagno auszufragen. Ich bekam ein ungutes Gefühl und wurde ganz nervös. Schließlich

fuhr ich sie an, mir endlich zu sagen, was los sei. Jetzt erst teilte sie mir mit, daß Vagno gestern abend tödlich verunglückt war. Er war bei einem Überholmanöver in die Leitplanken der Autobahn gerast.

Vagno war ein lieber Kerl gewesen. Ich mochte seine unkomplizierte Art. Er war der Welt gegenüber sehr aufgeschlossen und ein Kritiker, wenn es um die Belange der Umwelt ging. Seine Einstellung zum Leben gefiel mir, ich konnte viel von ihm lernen. Er führte mich in die Welt der Musik ein und half mir, die klassische Musik zu verstehen. Vagno hatte eine tolle Lebensphilosophie und ich liebte es, ihm zuzuhören. Durch ihn lernte ich die geistigen Werte des Lebens kennen; er erzählte mir von Wiedergeburt, von der geistigen Welt und von Seelen – eine Welt, von der ich damals noch keine Ahnung hatte. Vor allem aber liebte ich ihn, weil er meinen Bruder Jacques mochte und mich rief, als Jacques in Not war. Vagno war ein toller Bruder, wir verstanden uns gut. Er war der einzige von meinen Halbgeschwistern, der nichts von mir erwartete und mich akzeptierte, wie ich war. Er war da, als ich im Krankenhaus lag, weil meine Mandeln entfernt werden mußten und als dabei der Blutdruck so schnell sank, daß man um mein Leben bangte. Er spürte immer, wenn ich Hilfe brauchte, und stand mir bei, als es mir nach der Adoptionsfreigabe meiner beiden Jungen Rolf und Daniel so schlecht ging.
Noch nie im Leben hatte ich mit jemandem eine so offene Beziehung wie zu ihm. Nur drei Monate vor seinem Tod, im September, waren wir noch gemeinsam in Italien, um nach siebzehn Jahren unsere Mutter wiederzusehen. Wir trafen sie in einem Hotel in

Viareggio, wo sie arbeitete. Wir litten gemeinsam, als sie uns voller Entsetzen wegschickte, damit uns niemand sehen konnte. Auf der ganzen Hinfahrt war ich so aufgeregt gewesen, daß ich den weiten Weg von Zürich nach Viareggio ohne Halt durchgefahren war. Endlich würde ich meine Mutter wiedersehen! Sie war von Australien zurückgekehrt und arbeitete in Italien als Hotelfachfrau. Vagno wartete dort auf mich, denn er war schon einige Tage früher mit der Bahn gefahren. Er durfte im Zimmer von Mutter übernachten, und ich hatte ein Bett bei Tante Maria. Noch am selben Abend wollte ich Mutter im Hotel treffen, und ich glaubte, sie würde sich freuen, mich nach all den Jahren wiederzusehen. Vagno hatte mich zwar bereits vorgewarnt, daß ich nicht zu viel erwarten dürfe; als ich Mutter jedoch sah, hatte ich das bereits völlig vergessen. Voller Freude eilte ich auf meine Mutter zu; sie aber zischte mich nur an, ruhig zu sein und sie nicht Mutter zu nennen. Niemand durfte erfahren, daß wir ihre Kinder waren, weil sie sich im Paß zehn Jahre jünger gemacht hatte. Es war natürlich enttäuschend, so begrüßt zu werden. Eigentlich hatte ich gehofft, sie würde mich voller Freude in die Arme nehmen, was aber nie geschehen sollte.
Es freute mich trotzdem, daß wir endlich einmal Zeit fanden und sie mir ihre Geschichte erzählen konnte. Hier erfuhr ich voller Staunen, daß ich noch einen Halbbruder hatte, der zwei Jahre nach mir zur Welt gekommen war. Meine Mutter und Vater Vagno hatten diesen Sohn Luca nach Bologna in eine Pflegefamilie gegeben. Also hatte Mutter, solange sie mit meinem Vater verheiratet war, noch zwei Söhne mit seinem Namen geboren. Auch wenn meine Mutter und ich heute keinen Kontakt mehr haben, verstehe ich, daß sie in

ihrer Situation so und nicht anders handeln konnte. Für das, was sie mir erzählte, bin ich froh, auch wenn ich ihr nicht verzeihen kann, daß sie immer nur dann Zeit findet, wenn jemand in der Familie stirbt. Ich hatte unter der Trennung von Mutter sehr gelitten und mir in den siebzehn Jahren etwas vorgemacht, indem ich eine Sehnsucht entwickelt hatte, die außerhalb jeglicher Norm lag. Es war nun, als wäre ich befreit von einer Gefühlsgefangenschaft, die ich mir selber erschaffen hatte. Ich brauchte aber noch einige Jahre, bis ich ein tolerantes, faires Gefühl für meine Mutter entwickeln konnte. Mit dem, was wie mir damals erzählte, hat sie mir geholfen, mein Leben unabhängig von ihr zu gestalten. Ich schätze meine Mutter für das, was sie mir anvertraute, auch wenn es in meinem Herzen schmerzt. Die Fotos, die ich von ihr erhielt. sind mir sehr wertvoll. Und durch ihre Erzählungen konnte ich die Zusammenhänge, was damals in meiner Jugend passiert war, besser verstehen. Von meiner Familie in der Schweiz wurde nämlich immer ein großes Geheimnis um die Inhaftierung meines Vaters gemacht. Ich aber bin froh, daß mein Vater keinen Menschen töten konnte, den Krieg ablehnte und aus diesen Gründen seinen Dienst verweigern mußte.

Vagno und ich hatten die Enttäuschung über das Verhalten meiner Mutter bei unserem Wiedersehen zusammen durchgestanden und gemeinsam versucht, die Trennung von der Mutter in der Kindheit zu verstehen. Mit Vagno ist ein guter Freund und Bruder von mir gegangen. Noch nie konnte ich mit jemandem so gut sprechen wie mit ihm. Wir verstanden uns wie Ying und Yang. Für das Geld, das ich Vagno schuldete, kaufte ich ihm einen schönen Kranz. An seiner Beerdigung traf ich zum ersten Mal wieder alle Verwandten von Vater Vagno, die ich als Kind als «meine Familie» kennenlernen durfte. An der schönen Weihnacht in diesem Jahr waren alle Onkel und Tanten anwesend, die ich nun fast zwanzig Jahre nicht mehr gesehen hatte. Nach der Beerdigung wollten sie mich einladen, mit ihnen zu kommen, da sie meinten, ich gehöre schließlich auch zur Familie. Es war mir nicht möglich, diese Einladung anzunehmen, denn ich fühlte mich von ihnen als Kind im Stich gelassen. Ausgerechnet jetzt, wo ich meinen Freund und Bruder verloren hatte, wollten sie ihre Bekanntschaft mit mir auffrischen. Traurig und trotzig schüttelte ich den Kopf und ging an den aufmerksamen Blicken vorbei. Mutter kam auch zur Beerdigung, und ich hatte keine guten Gedanken für sie. Jetzt, zum Tode ihres Lieblingssohnes, erschien sie; doch als er sie gebraucht hätte, wollte sie nichts von ihm wissen. Bis heute fand ich nicht die Kraft, das Grab von Vagno zu besuchen. *«Ruhe in Frieden, mein lieber Bruder Vagno!»*

Viele Tage weinte ich still vor mich hin, auch an meinem Arbeitsplatz. Mein Chef und ein Mitarbeiter waren gute Freunde von mir und ließen mich verständnisvoll gewähren. Es ist schön, daß ich immer wieder liebe, tolerante Menschen kennenlernte. Wir hatten auch außerhalb des Büros ein freundschaftliches Verhältnis. Mein Chef besaß ein Boot auf dem See, auf das er uns einlud; von meinem Kollegen und seiner Frau wurden wir zu einem guten Abendessen eingeladen. Ich revanchierte mich und weihte mit einer Gegeneinladung meine neue Wohnung ein.

Es wurde für mich eine schöne Zeit bei der Bank, auch wenn mir mein Bruder Vagno sehr fehlte und der Schmerz groß war. Ich hatte nun niemanden mehr, mit dem ich so gute Gespräche führen konnte. Vagno und ich hatten viel über Mutter und ihr Verhalten gesprochen. Weil in diesem Jahr Familienzusammenkunft war, kam auch noch eine Schwester aus Rom angereist, die Jacques gut kannte, weil er schon bei ihr in den Ferien war. Hier hatten wir das Glück, einmal die ganze große Familie kennenzulernen. Wir wußten nämlich nicht, daß wir in Amerika noch Verwandte haben. In diesem September waren wir nun auch dabei, und wie immer, wenn viele Onkel und Tanten anwesend waren, fühlte ich mich wohl. Wir machten in der Gegend eine Menge Besuche und Ausflüge. Wir sahen viele Sehenswürdigkeiten in der Toscana, schöne Gemälde, Bauten und Anlagen. Nonno, der mein Pate war, war glücklich, daß einmal alle seine Kinder zusammen waren, und gab einen guten Fremdenführer ab. Es erinnerte mich an die Zeit, als ich als Kind hier in den Ferien weilte und er mir seine Heimat zeigte. Mit Zia Maria und ihren drei Söhnen gingen wir oft im Meer baden, wir hatten zusammen viel Spaß und verstanden uns prächtig. Von Tante Maria bekam ich Fotos von meiner Familie, auch von Vater, den ich bis dahin noch nie gesehen hatte, und von Jacques und mir als Baby. Es freute mich, daß ich nun ein schönes Familienalbum von meiner Vergangenheit habe. Die Verwandten aus Amerika luden Vagno und mich in die Staaten ein. Sollte ich wieder ganz gesund werden, werde ich diese Einladungen annehmen, nach Amerika reisen und alle besuchen. Als Amerikaner sind sie lockere, lustige, freiere Leute, und es war schön, mit ihnen zusam-

men zu sein. Auch unsere Mutter kam noch am letzten Tag, einem Sonntag, vorbei, und obwohl sie für uns wie immer keine Zeit hatte, wurde es ein schöner Tag, an dem viel gelacht und geredet wurde.
In Italien fühlte ich mich wunderbar. Ich hatte das Gefühl, zu Hause zu sein. Ich hätte sofort auswandern können, denn mir wurde gleich ein Job angeboten. Gerne wäre ich in Italien geblieben, doch die Vernunft und die Ungewißheit, das Richtige zu tun, erlaubten mir nicht zu bleiben. So fuhr ich wieder zurück zu meiner Arbeit in die Schweiz.

Endlich, endlich sind die drei Tage der schriftlichen Lehrabschlußprüfung von Angela vorbei, und nun heißt es abwarten, Ruhe bewahren, und auf ein befriedigendes Endresultat hoffen. Mein Gefühl sagt mir, daß sie bestehen wird. Nun bin ich gespannt, ob ich mich darauf verlassen kann.
Ich bin ungeduldig, weil meine Heilung so viel Zeit braucht. Wenn das so weitergeht, bin ich in einem Jahr noch immer an das Haus gebunden. Es dauert wirklich lange, bis alle geschwollenen Lymphknoten verschwinden. Vor allem an den Armen habe ich noch viele große Knoten, doch zum Glück längst nicht mehr so zahlreich wie in den letzten Jahren. Dabei fällt mir wieder ein, wie ich vor vielen Jahren den Arzt darauf aufmerksam machte, als sich an der linken Hand kleine und am rechten Arm große Knoten bildeten. Ich werde wütend, wenn ich daran denke, wie er mich von oben herab belächelte, meine Person und meine Aussage in Frage stellte und meine Psyche behandelte.

Ich mußte erleben, wie meine Lymphknoten nach der Einnahme des Hormonpräparates immer mehr anschwollen, wie sich am ganzen Körper immer mehr Knoten bildeten, wie meine Blutwerte immer schlechter wurden. Seit der Blasenoperation hatte ich immer Fieber, und mein Gesundheitszustand verschlechterte sich zusehends. Während den schlimmsten zwei Jahren – zwischen 1994 und 1996 – veränderte sich mein Hautkostüm extrem, und der Körper fiel völlig auseinander. Im Genick bildete sich eine Blase, so groß wie ein halber Fußball. Meine Arme schwollen dick an, vor allem an der rechten Seite. Ich konnte nicht mehr essen, hatte dauernd Durchfall und immer Kopfschmerzen. Vom Arzt mußte ich mir sagen lassen, das alles sei normal. Da ich mit seiner Diagnose nicht einverstanden war, schickte er mich zum Psychiater. Für mich war es empörend, daß dieser Arzt meinte, mein Aussehen sei normal. Meine Lymphgefäße waren dick geschwollen, und überall hatte ich gefüllte Wassersäcke. Ich sah aus wie eine Frau, die damals im deutschen Fernsehen vorgestellt wurde – sie litt unter Elephantiasis. Nun kam doch dieser Arzt und behauptete, mein Aussehen sei normal! Glaubte er eigentlich, ich sei blöd? Um zu beweisen, daß er mit seiner Diagnose falsch lag, ging ich tatsächlich zu einem Psychiater und war nicht erstaunt, als ich ohne Behandlung wieder entlassen wurde. Die Ärztin forderte mich auf, den behandelnden Arzt zu fragen, warum er meinte, daß dieser Zustand von meinem Körper normal wäre.

Voller Verzweiflung suchte ich damals einen Arzt nach dem anderen auf in der Hoffnung, man könne mir helfen. Aber sobald ich von den Hormonen erzählte und daß ich die mir verschriebene Dosierung des Medikaments selber reduzierte, wurde ich unfreundlich behandelt und abgewiesen. Ich mußte erleben, wie Ärzte lieber einem Patienten schaden, als einen Kollegen in Frage zu stellen. Ich glaube heute, es war meine Rettung, als ich aus Verzweiflung die Dosierung des Hormonpräparates reduzierte. Es erstaunte mich auch nicht, wie der behandelnde Arzt ohne Kommentar meine Handlung stillschweigend billigte. Aber nie wäre mir in den Sinn gekommen, daß das ganze Medikament überflüssig war. Schließlich muß man ja einem Arzt vertrauen, oder hat man eine andere Wahl? Immer wieder machte ich die Erfahrung, daß man als Patient keine Informationen bekommt! Ein Arzt nimmt sich das Recht, über den Patienten zu bestimmen. Ich fühlte mich nie ernst genommen. Warum verfügt ein Arzt einfach über die Laborwerte eines Patienten? In all den Jahren hat kein Arzt meine Werte, die ja von mir stammen und somit meines Erachtens mir gehören, mit mir besprochen oder sie mir erklärt. In meinen Augen stimmt das Verhältnis nicht. Mir scheint, Arzt und Patient müßten Partner sein. Nach meinen Erfahrungen glaube ich auch, daß der Arzt nicht einfach ohne eine Erklärung einem Kranken und schon gar nicht einem Gesunden ein Medikament verschreiben darf. Meine Erlebnisse zeigen, wie gefährlich es sein kann, blind vertrauend ein Medikament zu schlucken. Mir drängt sich die Frage auf, wie ich als Patient überhaupt handeln soll? Was hätte ich anders – besser machen können? Darum lebe ich heute nach dem Grundsatz: «Vertrauen ist gut - Kontrolle ist besser!»

Einige Wochen nach Vagnos Tod, als ich bereits schlief, läutete das Telefon, das neben meinem Bett stand. Noch völlig verschlafen hörte ich meinen Halbbruder Giorgio, der mir erzählte, er habe keine Bleibe mehr. Hätte ich ihn wohl eingeladen, bei mir zu wohnen, wenn ich wach gewesen wäre? Diese Frage kann ich nicht beantworten. Im Halbschlaf bot ich ihm das jedenfalls an. Ich war erstaunt, als Giorgio am nächsten Tag vor der Tür stand und meine Wohnung in Beschlag nehmen wollte. So erfuhr ich von ihm, daß ich ihn dazu eingeladen hatte. Da mein Wohnzimmer meistens unbenutzt blieb, erlaubte ich ihm, sich bei mir einzunisten, bis er etwas anderes gefunden habe. Anscheinend gefiel es ihm bei mir, denn er blieb drei Jahre. Durch seine Anwesenheit eröffnete sich für mich eine neue Welt, er war Student und liebte es, das Leben von der Sonnenseite zu nehmen. Ich lernte durch ihn, freier und großzügiger zu denken und das Leben nicht mehr so «tierisch streng» zu betrachten. Es gefiel mir, seine Mitstudenten kennenzulernen, weil interessante Typen darunter waren. Es gab aber auch Seiten, die mir an Giorgio mißfielen. Als er mich zu meinem eigenen Essen einlud, war ich zwar empört, sagte aber keinen Ton. Er lebte nach dem Motto, was dein ist, ist auch mein. Er benutzte mit einer Selbstverständlichkeit meine ganze Einrichtung, auch wenn sie dabei kaputtging. Als ich nach drei Jahren heiratete und er deswegen ausziehen mußte, fand ich in meinem Frust den Mut, eine Liste zu schreiben mit allen Gegenständen, die er mir erneuern sollte. Wiederum konnte ich dazulernen: Er nahm unbekümmert die Liste und ersetzte mir kommentarlos alles Aufgeschriebene.

Solange Giorgio bei mir wohnte, war Serena auch immer in der Nähe. Mit ihrer Lebenseinstellung konnte ich nichts anfangen, ich empfand sie als Schaumschlägerin. Dennoch fuhren wir zusammen eine Woche nach Italien, die ich als sehr denkwürdig in Erinnerung behielt. Bereits die ganze zweite Nacht mußte ich im Auto auf Serena warten, weil sie sich mit einem Unbekannten amüsierte. Befremdend fand ich auch, wie sie nach vielen Jahren ausgerechnet dann mich besuchen kam, als ich unförmig und schwer krank in meinem Bett lag. Es kam mir vor, als wäre ich ein Ausstellungsstück, das sie unbedingt ansehen wollte. In der Tat habe ich sie seither nicht mehr gesehen, nicht einmal, als sie ihren Bruder Alex nebenan besuchte.
In meinem Beruf schaffte ich es, mich weiterzubilden und wurde EDV- und Kredit-Sachbearbeiterin. Mit dieser Arbeit hatte ich ein Gebiet gefunden, das meinem Naturell entsprach und das mich ausfüllte. Ich hätte gerne bis an mein Lebensende im Büro gearbeitet, aber das Schicksal wollte es anders. Da ich die Antibabypille nicht vertrug, ließ ich mir einen Ring in die Gebärmutter einpflanzen und mein Körper reagierte leider auf diesen Fremdkörper mit Entzündungen. Ich bekam eines Tages bei der Arbeit solche Bauchschmerzen, daß ich einen Arzt aufsuchen mußte. Er entfernte sofort den Ring, weil bereits ein Eiterherd entstanden war. Nach dem Eingriff stand ich abwartend da und schaute den Arzt an: Brauchte ich noch eine Salbe oder ein Medikament? Der Arzt, der Notizen in mein Krankenblatt machte, schaute nun auf und fragte mich süffisant, ob ich erwarte, daß er noch seinen Finger hineinstecke. Empört warf ich ihm einen bösen Blick zu und verließ auf

der Stelle seine Praxis. Ich kehrte geschockt an meinen Arbeitsplatz zurück und fragte mich einmal mehr, ob manche Männer nicht ganz zurechnungsfähig sind. Ich hatte in meinem Beruf mit vielen Männern zu tun, bis hinauf in die oberste Etage. Was ich sehr schätzte, waren Männer, mit denen ich nette Bekanntschaften hatte und gute Gespräche führen konnte. Vor diesen Männern hatte ich große Achtung. Es gab aber auch Männer, die meines Erachtens Probleme mit Frauen oder mit ihrer eigenen Weiblichkeit hatten. Mit der Zeit wußte ich natürlich, daß ich eine sehr weibliche Ausstrahlung hatte und Männer darauf reagierten. Manchmal gaben mir die Männer jedoch schwer zu denken.
Der Frauenarzt, bei dem ich seit meiner ersten Entzündung in Behandlung war, meinte, ich könne wegen der durchgemachten Entzündung der Eileiter keine Kinder mehr kriegen. Mir war das recht, ich nahm diese Mitteilung gelassen auf, denn ich wollte lieber beruflich weiterkommen und wenn möglich die Karriereleiter hochsteigen.

Als ich im Januar 1974 mit einer Gruppe Leute, die ich beim Ski fahren kennengelernt hatte, ein Wochenende in den Bergen verbrachte, konnten wir bei Verwandten eines Teilnehmers übernachten. Wir mußten uns alle zu zweit ein Zimmer teilen. Bis auf zwei Personen – Renzo und mich – waren alles Paare. Renzo war ein lustiger, aufgeschlossener Typ der immer ausgefallene Ideen hatte. So tranken wir beispielsweise an Silvester statt Champagner Milch, nur weil er es vorschlug. Er tat meinem wunden Herzen gut, denn er konnte mit seinen Sprüchen meinen Schmerz etwas ablenken. In der Nacht, als wir uns das Zimmer teilen mußten, wollte er mit mir schlafen, was mir eigentlich egal war – es hätte auch ein anderer sein können. Vielleicht würde mich dies etwas von meinem Kummer abbringen, was dann leider nicht der Fall war. Es wurde mir unangenehm, und endlich merkte ich, daß er vorher noch nie mit einer Frau geschlafen hatte. Er war so ungeschickt mit seinem Körper, daß er mich fast erdrückte, und ich war froh, als er endlich fertig war. Es ärgerte mich, daß er nicht ehrlich zu mir war. Wir waren immer mit der ganzen Clique zusammen, und mit der Zeit fand ich Renzo nett. Mein Arbeitsplatz war in der Nähe seines Elternhauses, und ich nahm seine Einladung an, einmal nach der Nachtschicht bei ihm zu frühstücken. Seine Eltern waren in den Ferien, und deshalb konnte ich bei ihm um vier Uhr morgens klingeln, ohne jemanden zu wecken. Als ich vor seinem Wohnblock stand, mußte ich lachen, denn ich wußte ja nicht einmal seinen Nachnamen. Da er mich, wie ich meinte, erwartete, schaute ich auf die Namensschilder, ob mir ein Name bekannt vorkam. Es war aber keiner dabei, und ich wollte bereits gehen, als mir ein Name auffiel. Nun erinnerte ich mich, wie er einmal erzählt hatte, daß seine Familie aus dem Tessin kam und wie er seinen Namen auf Deutsch übersetzte. Ich klingelte und wartete gespannt, ob er sich melden würde. Renzo hatte geschlafen, freute sich aber, mich zu sehen, und sagte, daß er gezweifelt habe, ob ich mich je melden würde. Während wir frühstückten, unterhielten wir uns angeregt. Völlig entspannt saßen wir dann auf seinem Bett, als seine Eltern unverhofft nach Hause kamen. Sein Vater, der zuerst die Wohnung betrat, war ebenso überrascht wie ich, reagierte aber sofort, indem er ganz unbefangen ein Gespräch anfing. Renzos Mutter war sehr freundlich und ebenfalls ganz ungezwungen. Ich fühlte mich augenblicklich wohl bei ihnen, und das war mit ein Grund, weshalb ich mit Renzo zusammenblieb. Ich lernte ihn schätzen und fühlte mich von der ganzen Familie angenommen. Ich mochte Renzo immer lieber und verliebte mich schließlich in ihn.

Mit Renzos Eltern erlebte ich eine Zeit, die ich zu den schönsten Erinnerungen im meinem Leben zähle. Ich wurde voll in die Familie integriert, und ich schätzte es sehr, endlich auch eine Familie zu haben. Fast jedes Wochenende sahen wir uns, und ich faßte von ganzem Herzen Zuneigung zu seinen Eltern. Seine Mutter gefiel mir gut, sie war eine schwarzhaarige Schönheit und hatte Rasse; sein Vater war sehr belesen. Was mich so beeindruckte, war die Liebe, die die Eltern zueinander hatten. Sie waren Wohnwagenfreaks, und wir durften sie besuchen, so oft wir wollten; ich war immer willkommen. Wir kamen gut miteinander aus, und ich konnte mein Leid vordergründig vergessen. Ich fand eine neue Heimat und eine neue Familie, und dafür liebte ich sie sehr.

Renzo wurde mit jedem Monat attraktiver. Es stellte sich heraus, daß dieser Mann noch ein Junge gewesen war. Es war für mich ein Schock gewesen zu erfahren, daß er erst neunzehn Jahre alt war; auch daß er mich angelogen hatte, als ich ihn fragte, wie alt er sei, fand ich nicht in Ordnung. Er hatte sich ein paar Jahre älter gemacht, was man ihm ohne weiteres glauben konnte. Ich wollte aber trotzdem in dieser Familie bleiben, denn noch nie hatte ich mich so wohl gefühlt. Schon bald lernte ich auch seinen Bruder kennen, der in Deutschland verheiratet war. Nach der Arbeit fuhr

ich seine Mutter und Renzo nach Köln, und wir verbrachten dort ein paar Tage. Renzo war locker, unbeschwert und immer gut aufgelegt. Außerdem war er intelligent und interessierte sich für viele Wissensgebiete. Es tat meiner Seele gut, in dieser Familie zu sein.
Ich merkte schon bald, daß ich schwanger war. Mein Arzt glaubte mir nicht und wollte erst gar keinen Test machen. Schon zwei Wochen später stand ich wieder in der Praxis und sagte mit Bestimmtheit, ich würde meinen Körper kennen und wisse, daß ich schwanger sei. Um mich zu beruhigen, war er nun bereit, einen Schwangerschaftstest zu machen und staunte nicht schlecht, als der Test positiv war. Der Arzt war sehr überrascht und entschuldigte sich bei mir. Da meine seelische und körperliche Verfassung sehr schwach war, meinte er, es wäre besser, wenn ich das Kind nicht austragen würde; er befürchtete, es könnten Komplikationen eintreten. Ich erwirkte zwei Wochen Bedenkzeit, wußte aber eigentlich bereits, daß ich das Kind behalten wollte, denn meine Seele reagierte sehr positiv auf dieses Kind. Als ich dem Arzt meinen Entschluß mitteilte, fand er dafür Anerkennung, machte mich aber noch einmal darauf aufmerksam, daß ich das Kind auch verlieren könnte.
Die Freude in meiner neuen Familie war groß, als sie von dem Baby erfuhren. Eigentlich hätten sie ja das Recht gehabt, mir Vorwürfe zu machen, da ich doch neun Jahre älter als Renzo war. Aber nein, sie waren sogar bereit, mich aufzunehmen, als ich liegen mußte, damit ich unser Kind so lange wie möglich in meinem Bauch tragen konnte.

Sechs Wochen vor dem Geburtstermin ging ich frühzeitig zu Bett, weil ich mich unwohl fühlte. Als ich um 22 Uhr kurz aufstand, platzte die Fruchtblase, und Renzos Eltern fuhren mich sofort in die Klinik. Da ich sieben Jahre keine Geburt mehr gehabt hatte, waren die Eröffnungswehen viel stärker, als ich sie kannte. Renzo wollte bei der Geburt dabei sein und schlief bei mir im Zimmer. Als die Wehen in kürzeren Abständen kamen, rief man meinen Frauenarzt, der fast schon zu spät kam. Während ich bereits in den Preßwehen lag, unterhielt sich die Schwester noch lachend mit dem Arzt. Renzo, der neben meinem Bett stand, sah meine Not, rief aber weder den Arzt noch die Schwester. Ich krächzte, er solle endlich den Arzt rufen, denn ich mußte das Kind zurückhalten, damit es nicht auf den Fußboden fiel – es war zum Verzweifeln! Für mich wurde es immer unerträglicher, die Wehen und das Kind zurückzuhalten. Trotz mehrfacher Aufforderung, doch endlich den Arzt zu rufen, stand Renzo wie angewurzelt daneben und schaute nur zu. Mit aller Kraft versuchte ich, mich aufzurichten, um den Arzt zu rufen, sah dann jedoch, daß er endlich auf dem Weg ins Zimmer war. Noch während der Arzt die Handschuhe anzog, betrat er das Geburtszimmer und überblickte die Lage sofort. Rasch kam er zur Liege, und ich konnte ihm voller Erleichterung das Kind in seine Hände fallen lassen. Genau wie Rolf kam auch Marco nach exakt neun Stunden zur Welt. Marco war ein süßer kleiner Junge, der von den Schwestern sehr geliebt wurde. Für mich kam eine harte Zeit, denn ich wurde früher als mein Sohn entlassen. Da Marco sechs Wochen zu früh zur Welt kam, wollte man ihn noch etwas länger in der Klinik behalten. Er brauchte aber jede vierte Stunde Milch,

und so mußte ich Tag und Nacht erst die Milch zu Hause abpumpen, dann zwanzig Minuten in die Klinik fahren, die Milch abgeben und wieder zurückfahren.
Nach zehn Tagen durften wir Marco nach Hause holen. Es kamen neue Probleme auf uns zu. Renzo war noch keine zwanzig Jahre alt, hatte seinen Militärdienst noch nicht geleistet und mußte seine Lehrzeit als Automechaniker noch beenden. Damit ich nicht wieder die gleichen Probleme wie bei den ersten zwei Kindern hatte, suchte ich mir eine Stelle als Haushalthilfe, wohin ich Marco mitnehmen konnte. Da ich wußte, daß es nur vorübergehend war, ertrug ich die Putzarbeit in diesem Männerhaushalt. Ich arbeitete für einen Vater mit zwei Söhnen in einer schönen Villa, in welcher ich auch wohnen konnte. Der Hausputz und die tägliche Kocherei machten viel Arbeit. Wenn Renzo frei hatte, besuchte er uns, er durfte in meinem Zimmer schlafen. Marco war ein lieber, zufriedener Junge, der viel an der frischen Luft in der Natur schlief. Er wurde von den drei Herren richtig verwöhnt und lachte immer.
Ich war froh, als Renzo seine Lehre beendete und wir zusammen in eine hübsche Wohnung ziehen konnten. Die Einmischung der Jugendbehörde, die glaubte, uns vorschreiben zu müssen, wie wir die Wohnung gestalten sollten, störte mich sehr. Die Jugendbehörde machte mir sogar den Vorschlag auch dieses Kind zur Adoption freizugeben. Es wunderte niemanden, daß ich auf die Behörden nicht gut zu sprechen war – immer wollten sie mir vorschreiben, was ich zu tun und zu lassen hätte! Es war für mich eine neue, schöne Erfahrung, Hilfe zu bekommen, denn ich erzählte meiner neuen Familie davon. Mein Schwiegervater ergriff kurzerhand die

Initiative und sprach mit dem Jugendamt, es war herrlich. Nun hatte ich Ruhe, und wir konnten unser junges Glück genießen.
Als Renzo zwanzig Jahre alt war, heirateten wir, und es wurde ein wunderschönes Fest. Marco, der nun sechs Monate alt war, konnte nicht warten, bis wir das Standesamt betraten. Kaum war die Tür offen, kroch er hinein und war als erster beim Beamten, wir amüsierten uns köstlich. Nach der Trauung fuhren wir an einen schönen Schweizer See, wo wir in einem gediegenen Hotel dinierten und feierten. Als Hochzeitsgeschenk flüsterte ich Renzo ins Ohr, daß ich bereits wieder ein Kind von ihm unter dem Herzen trug. Wir feierten ausgelassen und übermütig und merkten nicht, wie die Zeit im Fluge verging. Mein Schwiegervater, den ich sehr liebte, bezahlte die ganze Rechnung.

Schon nach rund siebzehn Monaten kam mein vierter Sohn Tino in einer neuen, schön gelegenen Klinik zur Welt. Diese Schwangerschaft verlief ohne Probleme. Als das Fruchtwasser reif war, mußte der Arzt die Geburt einleiten, weil Tino für mich zu schwer wurde. Mein Schwiegervater hatte mich in die Klinik gefahren. Zu Hause informierte er Renzo, der im Geschäft war, daß ich bereits in der Klinik sei. Renzo beeilte sich und kam sofort in die Klinik. Nach dem Einlauf meinte ich zur Schwester, ich hätte bereits Preßwehen. Die Schwester glaubte mir nicht und sagte, ich solle auf die Toilette gehen. Da bereits die nächste Preßwehe kam, beeilte ich mich auf dem WC und rief wieder die Schwester, die aber lediglich meinte, sie wisse besser Bescheid, wann eine Frau soweit sei. Trotz meines Protests ließ sie sich nicht überzeugen, und ich wurde wütend.

Mit Mühe erreichte ich die Liege, und nun endlich sah sie meine Preßwehen und reagierte blitzschnell. Ich hörte, wie eine Schwester Renzo einen Kittel übergab und sie zu ihm sagte, er solle ihn schnell anziehen. Als er an meine Liege kam, war sein Sohn bereits geboren. Tino war sehr groß und hatte lange, kohlschwarze Haare, die alle zu Berge standen. Ich war überglücklich; es schien mir, als hätte ich Ersatz für meine verlorenen Söhne erhalten.
Unser Glück war groß, und wir hatten ein schönes Leben. Genau so stellte ich mir ein Familienleben vor! Renzo war ein lieber, aufmerksamer Vater und Ehemann. Für mich erfüllte sich ein Traum, von dem ich nie gewagt hatte zu träumen. In der neuen großen Wohnung, die wir nun hatten, lebten wir uns schnell ein und wir hatten viele Freunde. Jeden Tag spielten wir im Hof mit der ganzen Siedlung Ball. Es waren Kinder jeden Alters, die mit uns zusammen sein wollten. Für mich war die Welt wieder in Ordnung. Ich sah sehr jung aus und war glücklich. Unser Glück fand den Höhepunkt, als ich wieder schwanger wurde. Ich war mir sicher, daß dies mein letztes Kind sein würde – es war Intuition. Ich wußte, dieses Kind wurde von meiner Seele erwartet. Schlimm war, daß Tino an einem Virus erkrankte und von einem Tag auf den anderen immer Durchfall hatte. Er war ein schöner, lieber, zufriedener Junge, der mit seinen großen dunklen Augen treuherzig schauen konnte. Er konnte sich gut selber beschäftigen und machte mir viel Freude. Es gefiel mir, daß er anhänglich war und in seiner Art ganz anders als Marco. Marco liebte es sehr, immer im Mittelpunkt zu stehen, und war manchmal anstrengend. Tino hingegen war zufrieden, wenn er seine Spielsachen hatte und damit spielen konnte. Er

war glücklich, wenn er bei mir sein konnte und ich ihm Lieder vorsang. Aber dieser Virus nagte an Tino. Er wurde ganz dünn und blaß. Der Arzt meinte, falls er noch mehr abnehmen würde, müsse er ihn in ein Krankenhaus einweisen lassen. Tino war zu sensibel, um das auch noch zu verkraften. Damals wußte ich noch nicht, daß Tino fast blind war und einen Gehörschaden hatte. Ich beschwor Tino zu essen, so konnte er zu Hause bleiben. Zukünftig hat er dafür immer etwas zu viel gegessen.
Wir hatten das Glück, ein schönes Haus in einer grünen, familienfreundlichen Siedlung zu finden. Die vielen Reihenhäuser gehörten der Stadt Zürich. Die Miete war unglaublich günstig, weil wir selber heizen mußten. Wir brauchten allerdings eine Kaution von 2`000 Franken. Da ich mein komplettes Erspartes wiederum für die Einrichtung ausgegeben hatte, mußten wir die Bankkonten der Jungen plündern. Wir beschlossen aber, ihnen das Geld so schnell wie möglich zurückzuzahlen. Am Umzugstag war Renzo beim Militär, so mußte ich alles alleine bewerkstelligen. Ich fuhr mit einem Kombi die Strecke von etwa dreißig Minuten einige Male am Tag und schleppte den ganzen Hausrat in das neue Reihenhaus.
Marco bekam Probleme mit der Umstellung und weinte zwei Tage ununterbrochen. Ich verzweifelte fast, die Schwangerschaft und der Umzug machten mich müde, und ich bat ihn, doch in seinem Zimmer weiterzuheulen. Das war eine gute Idee! Es gefiel ihm nicht, alleine zu sein, und schon nach wenigen Minuten kam er wieder herunter und ging hinaus zum Spielen. Er fand schnell einen Freund im selben Alter aus dem gleichen Reihenhaus. Sie gingen jeden Tag auf Entdeckungstour, manchmal auch in die neue Gar-

tenanlage, die frisch gebaut wurde. Hier standen tiefe Wassertröge, die unvorsichtigerweise nicht abgedeckt wurden. Ein Trog war halb gefüllt mit Wasser, und so hatten die beiden Jungen den idealen Spielort gefunden. Einige Tage später kam Roger, Marcos neuer Freund, aufgelöst zu mir gelaufen. Vor Aufregung stotterte er noch mehr als sonst und zeigte immer auf den Garten. Ich begriff sofort und schrie Renzo, der zum Glück zu Hause war, zu, daß Marco sicher etwas passiert sei. Renzo reagierte wie aus einer Kanone geschossen, rannte in den Garten und konnte Marco gerade noch aus dem Wassertrog retten. Marco erzählte mir später einmal, daß er seither jede Nacht träumte, er sei im Wasser ertrunken. Als wir ihm von seinem Erlebnis erzählten, verschwanden der Traum und die Angst vor dem Wasser.
Der Arzt, der Tino behandelte, kam ihn auch in der Siedlung besuchen, obwohl er durch die halbe Stadt fahren mußte. Ich war sehr froh darüber, denn er war ein guter Arzt. Jeden Tag ging ich mit Tino zu einer Schaukel, setzte ihn auf meinen Schoß, und so schaukelten wir stundenlang. Ich dachte, dieses Schaukeln täte ihm gut. Wenn ich als Kind in Nöten war, setzte ich mich auch immer auf die Schaukel und konnte meinen Kummer von der Seele schaukeln. Bald fing Tino wieder an zu essen, und der Durchfall verschwand langsam. Als wir glaubten, die Krankheit durchgestanden zu haben, bekam er aber eine Mittelohrentzündung. Sein Stöhnen schmerzte mein Herz; er war nicht der Typ, der gleich jammerte, deshalb mußten die Schmerzen schlimm gewesen sein. Es war für mich schrecklich, wenn die Kinder leiden mußten, gerne hätte ich ihnen den Schmerz abgenommen.

Als Tino wieder gesund war, fiel mir auf, daß er beim Einschenken daneben leerte. Als ich ihn darauf aufmerksam machte, war er erstaunt und meinte, er habe doch ins Glas getroffen. Ein Besuch beim Augenarzt bestätigte, daß Tino fast blind war, und so mußte er zweimal pro Woche in die Sehschule. Als Tino seine erste Brille bekam, wollte er nicht von meiner Seite weichen; die Brillengläser waren so stark, daß er drei Tage erbrechen mußte. Er meinte, es wäre schön, mich nun sehen zu können, und ich sei eine schöne Mami. Er erzählte mir, er habe vorher nur verschwommene Konturen gesehen hätte und alles habe mehr im Dunkeln gelegen. Jeden Tag stand ich nun mit Tino am Fenster und beschrieb ihm die Natur. Ich fragte ihn immer: «Siehst du es, Tino?» Ich beschrieb ihm ein Blatt, bis er es sehen konnte. Tino sah mit der Zeit immer besser. Der Arzt in der Sehschule war sehr geduldig, immer und immer wieder zeigte er Tino dieselben Bilder. So wurden seine Augen trainiert, und eines Tages konnte er sogar lesen. Die Brille, die er heute trägt, ist zwar stark, aber wenn er ein Schreibblatt dicht vor seinen Augen hält, kann er ohne Brille lesen.

Wir hatten in dieser grünen Siedlung eine schöne Zeit, und die zwei Jungen waren unbeschwert und glücklich. Sie konnten sich gut entwickeln, denn hier konnten sie ihre Talente entdecken. Wir hatten mit den Großeltern der Kinder regen Kontakt und besuchten uns gegenseitig. Meine Schwangerschaft mit Angela verlief ohne Beschwerden, und als am Morgen des 10. Juli 1977 die Fruchtblase platzte, brachte mich Renzo in die Klinik. Wir wohnten zwar immer in Zürich, aber jeweils in einem anderen Stadtteil, so ergab es sich, daß jedes Kind in einer anderen Klinik geboren wurde. Renzo blieb bei mir bis zwölf Uhr, dann wollte er essen gehen. Spontan wollte ich ihn zurückhalten, denn die Wehen kamen bereits in kurzen Abständen. Da er dies ja auch wußte, dachte ich, es wäre wahrscheinlich besser für ihn, nicht dabeizusein. Wie er nun ging, war ich ganz alleine im Gebärsaal und bekam mit der Zeit Panik. Bei der fünften Geburt war ich nicht mehr so unbeschwert wie bei der ersten, und meine Erfahrungen trugen nicht dazu bei, Ruhe zu bewahren. Mein Atem wurde immer schneller, und ich bekam Angst. Es wunderte mich, daß keine Schwester vorbeikam, leider gab es auch keine Klingel, mit der ich mich hätte bemerkbar machen können. Es war unverzeihlich von der Klinik, eine Gebärende so lange alleine liegen zu lassen. Auch die Entschuldigung später, daß Ferienzeit und deshalb weniger Personal vorhanden gewesen sei, konnte mich nicht trösten. Mein Puls wurde immer schneller, und ich hechelte wie wahnsinnig. Es war klar, daß ich mich verkrampfte. Als ich schon blau angelaufen war, kam endlich die Ärztin und war erschrocken, mich alleine vorzufinden. Die Lernschwester, die noch nie bei einer Geburt dabei war, hatte Angst und das Zimmer früh verlassen. Die Ärztin stülpte mir einen Beutel über den Kopf, und so mußte ich versuchen, meinen Atem zu beruhigen. Es wurde eine schmerzhafte, trockene Geburt, und ich war völlig erschöpft, als Angela um 12.48 Uhr zur Welt kam. Als ich ihren Schrei hörte, dachte ich: Endlich ist dieses Kind da, auf das ich so lange gewartet habe; ich wußte schon, daß es eine Tochter war, bevor die Ärztin es mir sagte. Kreidebleich lag ich in meinem Bett mit Angela im Arm, als Renzo und die Schwiegereltern

mich besuchten. Renzo bekam Angst, als er mich so bleich vorfand und ich vor lauter Erschöpfung nicht sprechen konnte.
Wie immer, so erholte ich mich auch diesmal gut, wir konnten die Klinik schon bald wieder verlassen. Als ich zu Hause mit unserer Tochter ankam, staunten die Nachbarn, denn man hatte mir meine Schwangerschaft nicht angesehen. Unsere Söhne begrüßten mich stürmisch und herzlich. Als sie Angela in ihrem orangefarbenen Hosendreß sahen, den ich selbst gestrickt hatte, hatten sie nur noch Augen für sie. Es war schön, wieder zu Hause zu sein und so liebevoll empfangen zu werden. Renzo schaute mich voller Liebe an und war stolz auf seine Tochter, die so allerliebst aussah. Angela sah aus wie eine Puppe und wurde von ihren Brüdern vor Liebe fast erdrückt. Marco schmuste Angela richtig ab, und zu dritt wollten sie im kleinen «Moseskorb» schlafen. Es war ein rührender Anblick, wie die zwei Jungen abwechselnd Angela mit Küssen bedeckten. Man spürte ihre Freude, eine Schwester bekommen zu haben. So blieb es auch später noch, zu dritt unternahmen sie viele Abenteuer und Streiche und hielten durch dick und dünn zusammen.
Nach der Geburt von Angela ließ ich mich gleich unterbinden. Meine Funktion als Gebärende hatte sich erfüllt, und mein Körper veränderte sich positiv. Mit jedem Kind war ich schöner und schlanker geworden. Als ich nach der Geburt von Angela aus der Klinik entlassen wurde, hatte ich bei einer Größe von 164 Zentimetern 59 Kilogramm Körpergewicht. Wieder hatte ich genügend Milch, und wie nach der Geburt von Tino war ich froh, daß Marco und nun auch Tino den Rest tranken. Da mein Körper von den Geburten

ruhen konnte, meldeten sich mein Geist und die alten schmerzhaften Gefühle. Ich wußte auch nicht, wie ich mich zu verhalten hatte, wenn Konfrontationen mit den Kindern, die nun älter waren, auf mich zukamen. Ich hatte es nie gelernt! Wenn ich alleine war, setzte ich mich hin und ließ meinen Geist ruhen. Es gab jedesmal ein wunderschönes, goldenes Licht, in welches ich mich fließen ließ. Es gab mir immer Kraft und Mut, richtig zu handeln, wenn ich meine Kinder einfach nur beobachtete. Wenn etwas zu kritisieren war, erklärte ich, wie es vielleicht besser gemacht werden konnte. Es schien mir, dies sei der richtige Weg, denn ich hatte nie Beanstandungen von der Schule erhalten. Meine Kinder wurden von jedermann geliebt und respektiert. Für mich war es nicht so einfach. In meiner Brust wurde der Druck immer größer, und ich fühlte mich unwohl. Ich las viele Bücher, unter anderen auch über Psychologie, und mir wurde bewußt, daß ich gar nicht wußte, wer ich eigentlich war. Ich war ein Produkt der Umwelt und hatte nur gelernt, zu fühlen und zu denken, was andere wollten. Aber was meine eigenen Gefühle waren, mußte ich erst erforschen, aber wie? Weil es der Zufall wollte oder weil die Zeit reif dazu war, bekam ich Kontakt mit einer Gruppe, die auch im Aufbruch war. Unter der Führung eines guten Lehrers lernte ich, wie man seine Gefühle einfach annehmen muß, was erst sehr schwierig für mich war. Es waren zu viele Gefühle, die angenommen werden wollten, ich hatte ein richtiges Chaos in meinem Inneren. Es wurde so schlimm, daß ich meinte, es vorher besser gehabt zu haben, denn für mich war dieser Irrgarten von Gefühlen der reinste Terror. Am liebsten hätte ich meine Gefühle nur rausgeschrien und weiter geschrien.

Aber immer nur schreien brachte nichts, und ich mußte lernen, meine Gefühle richtig zuzuordnen. Nun wurde es mir möglich, die Gefühle, die am stärksten drängten, zuerst zu betrachten. Dieses Gefühl nahm ich wieder mit in mein goldenes Licht und ließ es einfach wirken. Die Emotionen wurden dabei immer stärker, bis ich dachte, es nicht mehr aushalten zu können, aber ich erlaubte dem Gefühl zu sein. Nach wenigen Sekunden wurde der Druck schwächer und verschwand; ich konnte erlöst weinen. Nach dem Weinen fühlte ich mich wie gereinigt, und es war mir, als wäre mir nun leichter. Damit war es aber noch nicht getan, denn ich mußte ja etwas verändern. Also überlegte ich mir, was und wie ich es lieber hätte. Die Vorstellungen wurden klar, und ich sagte mir: «Ich will es so haben!» Beispielsweise statt Schmerz, was will ich lieber? Ich will lieber Freude. Nun sagte ich mir drei Tage immer und immer wieder, ich will Freude haben. Oder bei Trauer: Was will ich? Ich will fröhlich sein! Also sagte ich drei Tage lang, ich will fröhlich sein. Konnte ich aber ein Gefühl nicht zuordnen und es quälte mich, so sagte ich auch wieder drei Tage: «Meine Gefühle sind positiv!» So veränderte sich meine Gefühlswelt immer mehr, und ich wurde eine frohe, lustige Natur, die immer zu einem Scherz aufgelegt war. Sobald ich merkte, daß meine Gefühle wieder in den alten Trott fallen wollten, wiederholte ich drei Tage die positive Formel. Mit der Zeit fühlte sich mein Geist frei, und ich war lebenslustig und hungrig nach geistigem Stoff. Um mich und meine Anlagen besser verstehen zu können, interessierte ich mich für die Astrologie. Hier konnte ich nun meinen Lebensweg verfolgen und war von der Präzision so beeindruckt, daß ich Schulen und Kurse besuchte. Sobald die Zeit es erlaubte, besuchte ich verschiedene Seminare und eignete mir viel Wissen an. Die geistige Nahrung tat mir gut, und ich besuchte noch verschiedene andere Kurse zu anderen Themenbereichen, die mir später in meiner Krankheit halfen, mich nicht unterkriegen zu lassen.

Es war eine schöne Aufgabe, die Kinder wachsen zu sehen und ihnen beizustehen, wenn sie Hilfe brauchten. Wir machten immer alles zusammen, Spielen, Haushalt, Kochen, Backen, Nähen und Stricken. Die Kinder zeigten an allem Interesse und freuten sich, wenn sie für ihre Omi einen Topflappen oder einen Kleiderbügel umstricken konnten. Marco war ein ganz gewitzter Junge, der auch viel Unsinn im Kopf hatte. So kam er einmal auf die Idee, auf dem Dachboden, der aus Holz war, ein Feuer zu machen. Es ist Renzo zu verdanken, daß die Kinder noch am Leben sind, und dafür werde ich ihm mein ganzes Leben dankbar sein. Als die Kinder auf dem Dachboden spielten, standen wir durch Zufall an der offenen Türe und sprachen miteinander. Als wir weitergehen wollten, mußte Renzo die Türe ein wenig beiseite schieben. Genau diese Bewegung rettete den Kindern das Leben, er sah eine kleine Rauchwolke, die zwischen den Kindern aufstieg. Er reagierte mit unglaublicher Geschwindigkeit, sprang auf den Dachboden und konnte das Feuer in letzter Sekunde löschen. Wieder war das Glück mit uns, und wieder war durch Zufall Renzo zu Hause.

Wir waren eine glückliche Familie und wären es geblieben, wenn Renzo nicht seine Berufung gefunden hätte. Wir mußten den ersten

Rang abgeben, und für ihn wurde das Berufsleben zur Priorität. Seine Talente als Automechaniker waren beschränkt, und ich half ihm, in die EDV einzusteigen, was mich mein Eheglück und die Kinder ihren Vater kostete. Er hatte für seine Kinder keine Geduld mehr, und man merkte, sie wurden ihm zuviel. Als Kleinkinder fand er seine Kinder reizend, aber je älter sie wurden, desto mehr verlor er die Nerven. Renzo fand bei einer Behörde eine Anstellung mit EDV-Weiterbildung. Er wurde von diesem Metier regelrecht angefressen, sein ganzes Interesse galt nun nur seinem Beruf und dem Sportverein. Wenn er abends nach Hause kam, war er manchmal so gereizt, daß er uns anschrie. Er verlangte von mir, daß die Kinder bereits um 18 Uhr im Bett sein sollten. Da ich das nicht verstand und es für mich nicht in Frage kam, hatten wir nun des öfteren Streit. Sobald wir zusammen Essen gingen, war er wieder der alte und wir konnten uns gut unterhalten. Aber zu fünft war er überfordert, und er schien auch kein Interesse mehr an seinen Kindern zu haben. Die Kinder litten sehr unter den Streitigkeiten, und ich hatte das Gefühl, Renzos zu früh unterbrochene Jugend löste diese Unzufriedenheit aus. Es wurde immer unerträglicher, und ich fragte ihn, ob er lieber für sich alleine wohnen wolle. Es war sehr schmerzhaft, als er ein paar Tage später bereits ein Zimmer fand und uns verließ; da wußte ich, daß ich ihn gehen lassen mußte. Wenn er uns noch geliebt hätte, wäre er geblieben. So mußte ich mir einen Job suchen und verschiedene Funktionen übernehmen. Renzo verließ seine Kinder, als Angela, das jüngste, noch nicht einmal zwei Jahre alt war. Marco, sein ältester Sohn, war fünf Jahre alt und Tino, sein Zweitgeborener, keine drei Jahre. Meinem Mann

waren seine Arbeit und Karriere wichtiger als das Wohlergehen seiner drei Kinder. Als er sich nach dem Wegzug nicht mehr meldete, überlegte ich lange, wie ich es anstellen könnte, daß die Kinder wieder Kontakt zu ihrem Vater bekämen. Zum Glück spielte Renzo in einem Sportverein Korbball und später Faustball. Ich trat dem Verein als passives Mitglied bei, und als Fanclub des Turnvereins St. Joseph zogen wir von Spiel zu Spiel, um die Mannschaft anzufeuern. Den Kindern gefiel das Leben auf dem Sportplatz, und sie liebten es, in der ganzen Schweiz wie auch im Ausland dabeizusein, wenn ihr Vater bei einem Turnier Faustball spielte. Im Laufe der Zeit übernahm ich im Verein den Posten der technischen Leiterin, und ab da blieb den Kindern ihr Vater wenigstens an den Wochenenden erhalten.
Als Renzo uns verließ, war es meine Pflicht, mich auch um das Finanzielle zu kümmern. Erst versuchte ich, mit einem Babysitter die Situation zu lösen. Es wäre für mich ideal gewesen, den ich liebte meinen Beruf als EDV- und Kreditsachbearbeiterin. Ich fand auch gleich wieder einen Job bei der Bank und hatte ein gutes Einkommen, also wären wir zumindest finanziell gesichert gewesen. Leider fand sich nicht die ideale Babysitterin, und ich mußte die Kinder in einen Hort bringen. Die ersten Monate schien dies die richtige Lösung zu sein. Aber dann bekamen meine zwei Jüngsten Probleme, weil sie lieber mit mir zusammen sein wollten. Also mußte ich eine neue Möglichkeit finden. Ich kündigte den Job bei der Bank und versuchte es zu Hause mit Schreibarbeit. Die Arbeit war jedoch so schlecht bezahlt, daß ich zwölf Stunden an der Schreibmaschine sitzen mußte, um auf mein Gehalt zu kommen.

Tino beklagte sich, ich hätte keine Zeit mehr für sie, und da hatte er recht. Aber was tun? Voller Verzweiflung setzte ich mich auf einen Stuhl, dabei fiel mir die Zeitung hinunter und blieb mit dem Stellenanzeiger nach oben liegen. Wenn das nicht ein Fingerzeig oder ein glücklicher Zufall war! Auf jeden Fall entdeckte ich sofort einen Job, beim ersten Telefonanruf klappte es auf Anhieb. Der Job wurde für dreizehn Jahre meine Arbeitsstelle, unsere finanziellen Sorgen waren mit einem Schlag gelöst. Ich fand bei einem großen Zeitungsverlag einen Arbeitsplatz im Zustelldienst als Zeitungsausträgerin. Die Bedingung war, in der Nacht zu arbeiten, was für mich aber perfekt paßte, so konnte ich tagsüber bei den Kindern sein. Es war vor allem für Tino gut, denn wir mußten jede Woche zwei mal zum Augenarzt gehen, wo er die Sehschule besuchte.
Schon am nächsten Morgen wurde ich im Alter von 33 Jahren vom Chef persönlich angelernt. Er war ein gut aussehender, etwa 40jähriger Mann, und er gefiel mir auf den ersten Blick. Er war vor vielen Jahren aus Ostdeutschland in die Schweiz gekommen und hatte einen lustigen Dialekt. Er sprach die ersten zwei Stunden nur vom Segeln und seinem Garten, so daß ich mich nicht richtig auf die Arbeit konzentrieren konnte. Am nächsten Tag mußte ich die Route selbst bedienen. Ich wußte nicht einmal mehr die Hälfte der Strecke und mußte die Abonnenten richtiggehend suchen. Mir war aber sofort klar, daß mein Chef und ich uns gut verstehen und ein gutes Arbeitsklima haben würden. Genau so war es dann auch. Es machte mir Freude, ihm zu helfen, wenn er in Not war. Jede Route war so eingeteilt, daß der Austräger in zwei Stunden etwa 120 bis 180 Zeitungsexemplare zu verteilen hatte. Ein Disponent hatte

etwa 120 Austrägerinnen und Austräger unter sich, die er in bestimmten Regionen koordinieren mußte. Jede Nacht gab es Ausfälle wegen Krankheit, Militär, Ferien und ähnlichem. Natürlich gab es auch kurzfristige Ausfälle, zum Beispiel, wenn ein Austräger aus x-beliebigen Gründen, sei es Verschlafen, Faulheit oder anderes, die Zeitungen am Morgen stehen ließ. Da ich Abwechslung liebte, wollte ich individuell eingesetzt werden. So übernahm ich jede Nacht und zusätzlich am Morgen Routen, in denen der Zusteller ausgefallen war. Mein Arbeitspensum belief sich bis auf vier Routen, die ich von der rechten Seite des Zürichsee bis zu den angrenzenden Agglomerationen bediente. Bei jeder Witterung, ob Sommer oder Winter, bei Regen oder Schnee fuhr ich jede Nacht, sechs mal in der Woche mehr als 120 Kilometer und suchte die Abonnenten. Der schwierigste Teil war, erst die Routen und Abonnenten zu finden. Es kostete mich viel Kraft und Nerven, bis ich alle 120 Gebiete auswendig kannte. Strapaziös waren die Nächte, in denen alles im Nebel lag, dann mußte ich mit einer handlichen kleinen Taschenlampe bis an die Häuser gehen und die Hauswand nach der Hausnummer absuchen. War es eine schwierige Route, so zum Beispiel in einem Gebiet von achtzehn Kilometern mit 120 Abonnenten, konnte es geschehen, daß ich manchmal bis zu vier Stunden brauchte, bis jeder seine Zeitung hatte. Dazu kam noch der Zeitdruck, denn die Zeitungen mußten bis 6.30 Uhr in den Briefkästen stecken. Es blieb mir nichts anderes übrig, als jede Nacht zu rennen, damit ich alle Anforderungen erfüllen konnte. In den Jahren lernte ich viele neue Austräger an, der Personalwechsel war groß. Nebenbei schrieb ich die neuen Routenhefte. Wenn ich die

Routen kannte, zeigte ich dem Austräger jeweils an zwei Morgen, wo die Abonnenten zu bedienen waren. Oft war dies purer Streß, vor allem dann, wenn ich selber viel Arbeit vor mir hatte. Die Ferienzeiten waren am schlimmsten, einmal mußte ich drei Wochen lang sieben Routen bedienen, die ausgerechnet am weitesten entfernt waren. In diesen drei Wochen mußte ich auch noch an zwei Morgen einen Austräger anlernen. So kam es, daß ich bis zehn Uhr brauchte, bis die letzten ihre Zeitungen hatten, und es gab viele Reklamationen. Ich wechselte jede Nacht die Routen, damit nicht immer derselbe Kunde seine Zeitung zu spät erhielt.
In den weit entfernten Agglomerationen wurden immer mehr neue Ortschaften durch die Austräger beliefert. So nutzte ich den Tag und stellte eine neue Route zusammen. Waren die Kinder wegen schulfrei zu Hause, durften sie mit, und wenn sie Lust hatten, halfen sie mir, die Hausnummern zu finden. Wichtig war, daß die kürzeste und schnellste Strecke gefunden wurde, damit der Austräger effizient arbeiten konnte. Zweimal in der Nacht bediente ich die Routen selber, damit ich den neuen Austräger anlernen konnte.
Die Arbeit gefiel mir sehr gut, nur wurde zum Problem, daß ich stets zuwenig schlafen konnte. Im Sommer, wenn die Windverhältnisse tagsüber gut waren, gingen mein Chef und ich surfen oder im Winter Ski fahren. Es waren schöne Jahre bei der «Zeitung», und wir hatten ein gutes Arbeitsklima. Die Arbeit bei der Zeitung machte mir Spaß, obwohl ich mich schämte, nun eine Zeitungsausträgerin zu sein. Ich genoß die Arbeit an der frischen Luft sehr, denn ich liebte das Morgenerwachen. Ich wußte immer an den Zeichen der Natur, wie spät es war.

Was mir weniger gefiel, war die kurze Schlafenszeit, die ich hatte. Bis ich so richtig eingeschlafen war, mußte ich bereits wieder aufstehen. Da ich doch dringend auch ein paar Stunden Schlaf gebraucht hätte, versuchte ich, um 18 Uhr ins Bett zu gehen. Die Kinder durften bis 20 Uhr im Freien spielen und sollten dann nach Hause kommen. Es war mir klar, daß das nie funktionieren konnte, trotzdem mußte ich es jeden Tag wieder versuchen. Um 20 Uhr stand ich wieder auf und brachte die Kinder ins Bett. Sie durften im Zimmer noch etwas spielen, wenn sie Lust hatten, was auch immer gut klappte. Um 23 Uhr mußte ich bereits wieder aufstehen, damit ich vor 24 Uhr die Zeitungen in der Druckerei holen konnte. War ich mit allen Routen fertig, konnte ich nach Hause, um den Kindern das Frühstück zu machen. Für mich wäre es besser gewesen, wenn ein Tag mindestens 30 Stunden gehabt hätte, dann wäre es mir auch möglich gewesen, mehr zu schlafen.

Den Kindern und mir gefiel es sehr, in dieser grünen, autofreien Siedlung zu leben. Hier konnten sich die Kinder so richtig austoben und auf Bäume klettern. Die Bäume waren ein zweites Zuhause für Angela. Sie sprang förmlich von Baum zu Baum wie ein Affe. Wenn sie nicht gerade auf einem Baum war, spielte sie mit ihren Barbies, die sie jede einzelne bekam, sobald an Weihnachten die Werbung im Fernsehen dafür lief. Angela war ein hübsches blondes Mädchen, das mit ihren blauen Augen jedermanns Herz erweichen konnte, doch sie war robust und immer auf Achse. Sie stand ihren Brüdern in nichts nach und war immer dabei, wenn irgendwo gekämpft wurde. Wenn ich wissen wollte, wo sie war, suchte ich immer erst auf den Bäumen. Sie hatte im Nachbarhaus eine Freundin, die gerne mit ihr zusammen war, und so hörte man die zwei, wie sie sich oben lautstark unterhielten, sangen, Geschichten erfanden und versuchten, die Welt zu regieren. Einmal fiel Angela von einem hohen Ast hinunter, hatte aber das Glück, daß sie mit dem Schuh in der Krone hängenblieb. Hier hing sie nun und schrie wie am Spieß! So schnell ich konnte rannte ich durch das ganze Haus nach unten, und als ich ins Freie trat, sah ich sie, den Schuh eingeklemmt, an einem hohen Baum hängen. Um sie von dort zu befreien, hätte ich fliegen müssen, aber schon plumpste sie auf die Erde und stand von selbst wieder auf. Da ihr nichts wehtat, hoffte ich, daß sie keinen Schaden genommen hatte. Am nächsten Tag ist doch dieses Prachtmädel wieder auf einen Baum geklettert, nichts konnte sie aus der Fassung bringen. Die Jungen mußte man nie suchen, man hörte immer schon von weitem, wo sie waren; für sie gab es immer Feinde, die bekämpft werden mußten. Oder sie waren im Nachbarhaus bei der Patin und dem Paten von Angela. Hier spielten sie schon in jungen Jahren Schach, oder sie kämpften mit den vier erwachsenen Söhnen.

In dieser Siedlung konnte ich zum ersten Mal Wurzeln schlagen, ich fühlte mich dort sehr wohl. Wir hatten ein sehr aktives Leben, und da ich viel verdiente, gingen wir jedes Jahr zwei mal in die Ferien. Im Winter lehrte ich die Söhne Ski fahren (Angela war noch zu klein), und im Sommer waren wir mit Renzo in den Bergen beim Wandern oder wir gingen ans Meer. Die Wochenenden waren immer ausgefüllt, entweder waren wir mit Renzo auf dem Sportplatz oder beim Surfen, was mein leidenschaftliches Hobby war.

Brauchte ich einmal Stille, legte ich mich in eine Wiese oder bei schlechtem Wetter aufs Bett und las stundenlang ein Buch – ich hörte erst auf zu lesen, wenn es zu Ende war. Ich nahm so oft es meine Zeit erlaubte an einem Workshop oder einem esoterischen Kurs teil, um meinen neugierigen Geist zu füttern. Wir hatten ein wunderschönes Leben, aber die Müdigkeit wurde immer stärker und ich mit den Jahren immer gereizter. Samstagabend war der einzige freie Abend, den ich hatte. Meistens war ich aber so müde, daß ich schon früh zu Bett ging. Manchmal jedoch ging ich mit Renzo in ein Restaurant zum Essen, und es wurde immer ein gemütlicher Abend. Wir pflegten auch weiterhin unser Liebesleben. Renzos Eltern freuten sich, daß wir zwar getrennt wohnten, aber die Wochenenden zusammen verbrachten.

6. KAPITEL

Eine Operation mit Folgen

Drei Jahre später sagte mir Renzo eines Tages, daß es ihn beim Geschlechtsakt schmerzen würde. Meine Blase hatte sich gesenkt und verursachte an seiner Vorhaut Schmerzen. Ein Kontrollbesuch beim Arzt bestätigte eine Senkung des Gebärmutterhalses und der Blase. Ich nahm gerne einen kleinen operativen Eingriff in Kauf, weil ich hoffte, wieder einmal ausschlafen zu können. Es wurde nichts aus dem Schlaf, aber dieser Eingriff zum schlimmsten Erlebnis an meinem Körper.

Der Frauenarzt war groß und sehr beleibt. Er war mir auf Anhieb unsympathisch, doch ich war viel zu müde um vorsichtig zu sein. Gegen meinen Willen ließ ich mich von ihm in die Klinik einweisen, denn ich dachte, daß bei einem so kleinen Eingriff nichts passieren könne. Wie gesagt, ich war einfach nur müde, wollte wieder einmal schlafen und auf meine innere Stimme wollte ich erst gar nicht mehr hören. Am 2. Dezember 1982, dem Operationstag, wunderte ich mich, daß ich eine Vollnarkose bekam, aber da ich keine Kenntnisse hatte, wußte ich nicht, ob für eine Blase «nach oben nähen» eine Vollnarkose nötig war.
Als ich wieder erwachte, wunderte ich mich nicht, einen Katheter zu haben. Es leuchtete mir ein, das die entstandene Naht erst verheilen mußte und ich solange das WC nicht benutzen konnte. Am

nächsten Morgen jedoch entfernte mir der Pfleger den Katheter, obwohl er keine Befugnis dazu hatte. Mein Urin fand keinen Ausgang mehr und fing an zu drücken. Ich hätte auch dringend stuhlen müssen, was ich nach der Operation noch nicht konnte. Mit jeder Stunde wurde es schmerzhafter, es drückte von hinten und von vorne. Die Wege zum WC schwächten mich sehr und brachten doch nichts. Nach Stunden der Qual riet mir der Krankenpfleger, eiskalt zu duschen. Er erzählte mir, daß beim Militär ein Soldat, wenn er in einen kalten Brunnen geworfen werde, sofort urinieren würde. Am Nachmittag kam meine Schwiegermutter zu Besuch. Ich war geschwächt, und weil ich die Schmerzen kaum mehr aushalten konnte stützte sie mich, als wir zur Dusche gingen. Gebückt vom Schmerz im Unterleib, nackt und hilflos stand ich unter dem kalten Wasser, und sie hielt mich, damit ich nicht stürzte. Von der Kälte ging es mir augenblicklich schlechter, und Urin konnte ich keinen lösen. Es wurde ein trauriger Gang zurück ins Bett, und wir waren beide deprimiert. Mit jeder Stunde wurde mein Bauch größer und die Schmerzen immer unerträglicher. Ich flehte den Pfleger an, den Urin mit einem Katheter abzulassen. Er meinte, er habe vom Arzt keine Order dazu erhalten und es sei ihm somit verboten. Er wurde von einer Schwester abgelöst, die nur meinte, ich solle mich nicht so anstellen. Es wurde immer schlimmer, mein Bauch war so groß, daß ich befürchtete, er könnte platzen.

Es wurde Abend, und endlich kam der Arzt zur Visite. Er beorderte mich ins Nebenzimmer, und hier gab er zu, daß er wohl versäumt habe, den Pfleger zu informieren, daß der Katheter nicht hätte entfernt werden dürfen. Die Schmerzen jedoch, die ich im Unter-

leib spürte, seien psychischer Natur. Er meinte, im Unterleib sei nur Haut, und Haut verursache keine Schmerzen. So verordnete er mir Psychopharmaka! Mir war klar, daß ich dieses Medikament nicht nehmen wollte; ich liebe es, einen klaren Verstand zu haben. Auch beeinträchtigen Psychopharmaka die Gefühle, was ich auf keinen Fall zulassen wollte. Die Schwester aber sagte mir, daß sie so lange bei mir bleiben müsse und erst Feierabend machen dürfe, wenn ich die Kapseln geschluckt hätte. Damit sie ihren Dienst beenden konnte, schluckte ich die Pillen hinunter, aber schon wenige Minuten später mußte ich erbrechen wie noch nie in meinem Leben.
Am nächsten Tag konnte ich immer noch nicht Wasser lösen und litt entsetzlich. Mit der Zeit fing der Rücken so an zu schmerzen, daß ich ganz benommen wurde und von meiner Umwelt nur noch Schatten sah. Was mir aber bis heute noch lebhaft in Erinnerung bleibt ist das Gefühl, wie mein Bauch bis in den Rücken plötzlich wie mit einem Messer durchschnitten wurde. Mir war nach diesem bestialischem Schmerz, als ob ich keinen Unterleib mehr hätte. Der Pfleger kam, und ich versprach ich ihm hundert Franken, wenn er mich katheterisieren würde. Man sah sofort, wie ihn das Geld gierig machte, und nun war er bereit, mir zu helfen. Er mußte das Glas zwei mal leeren von der Menge Urin, die endlich raus konnte. Erleichtert und ganz entspannt konnte ich mich ausruhen, hatte aber große Schmerzen im Unterbauch und Rücken. Das Geld, das ich dem Pfleger gab, ließ er sofort in seiner Tasche verschwinden, und ich hoffte, er würde mir auch weiterhin helfen. Am nächsten Tag wurde ich aber enttäuscht, weil er, ohne etwas zu sagen, nicht mehr zur Arbeit erschien.

Meine Schwiegermutter kam nun jeden Tag und half mir, in die Dusche zu gehen. Wir hatten herausgefunden, daß ich zwar nicht mit kaltem, aber mit warmem Wasser ein paar Tropfen urinieren konnte. Es ist nicht zu fassen, aber acht, fast neun Tage mußte ich höllische Qualen erleiden, weil nun auch noch die rechte Niere und das rechte Bein schmerzten. Es war mir trotz allen Wollens einfach nicht möglich, mehr Wasser zu lösen. Der Arzt mußte endlich gemerkt haben, daß er nichts erzwingen konnte und daß es mir immer schlechter ging; er setzte endlich den Dauerkatheter wieder ein. Der Schaden war aber bereits zu groß, als daß eine Besserung eingetreten wäre. Die Schmerzen im Unterleib, im Rücken und in der rechten Seite wollten nicht mehr verschwinden. Erschöpft, entkräftet und voller Angst vor dem Arzt ruhte ich mich die paar Tage aus, bis er mir wieder den Katheter entfernte. Der Arzt kam jeden Tag zur Kontrolle und drohte, ich dürfe erst nach Hause, wenn ich wieder normal Wasser lösen könne. Er kontrollierte jeden Tag den Resturin, war er zu hoch, mußte ich noch länger in der Klinik bleiben. Da ich wieder nach Hause zu meiner Familie wollte, hörte ich auf zu trinken, und nach drei Wochen schaffte ich es endlich, einen ihn zufriedenstellenden Resturin zu haben.

Nach dem Klinikaufenthalt mußte ich gleich wieder arbeiten gehen. Zu meiner Müdigkeit kam nun ständiges Unwohlsein hinzu; irgend etwas stimmte nicht mehr mit meinem Körper, es war mir, als wäre er beschädigt. Auch bekam ich Fieber, leichtes zunächst, das aber mit der Zeit immer stärker wurde. Nach einer Woche mußte ich nochmals zu diesem Arzt in die Praxis. Es war klar, daß ich einige

Tage vorher nichts getrunken hatte, damit er nichts zu meckern hatte. Was er an mir als erstes kritisierte waren drei Kilogramm Übergewicht. Erstaunlich, dies von jemandem zu hören, der selber mehr als dreißig Kilogramm zuviel hatte! Mit dem Resturin war er zufrieden, aber bei der Verabschiedung sagte er etwas, was ich nicht verstehen konnte. Er meinte zu mir: «Wenn Sie glauben, daß Sie mit dem Schneiden nun keine Probleme mehr hätten, täuschen Sie sich.» Froh, von ihm wegzukommen, glaubte ich, daß er mich mit jemandem verwechseln würde und achtete nicht weiter darauf. Erst als meine Menstruation ausblieb, kam mir dieser Satz wieder in den Sinn. Da ich eine Senkung des Gebärmutterhalses gehabt hatte, glaubte ich nun, daß mir der Arzt den Gebärmutterhals entfernt haben mußte. Zur nächsten Kontrolluntersuchung ging ich in eine Frauenklinik, damit ich diesem Arzt nicht mehr begegnen mußte. Hier bestätigte man mir, daß ich keinen Gebärmutterhals mehr hatte und im Unterleib alles entzündet war. Es war für mich ein schlimmer Verlust, meine Periode nicht mehr zu haben, denn ich vermißte sie sehr. Bis heute kann ich diese einschneidenden Erlebnisse nicht akzeptieren, wobei ich meine Monatsregel vermisse; aber ich bin glücklich, wenigstens meinen Eisprung noch zu spüren. Seit der Operation fühlte ich mich vergewaltigt und beschmutzt und hatte gesundheitliche Störungen. Ich war nicht mehr dieselbe und spürte, daß etwas mit meinem Körper nicht mehr in Ordnung war. Mit dem Urinieren hatte ich fortan immer Probleme, weil ich nur noch unter Schmerzen kleine Mengen lösen konnte. Meiner Gesundheit ging es mit jedem Tag schlechter. Das Fieber stieg stetig, trotzdem mußte ich weiterhin arbeiten gehen,

um meine Familie ernähren zu können.
Drei Wochen nach der Operation hatte ich hohes Fieber. Mein Hausarzt konnte sich nicht erklären, woher es kam und tippte auf eine Grippe. Ich hatte aber keine Symptome einer Grippe – ich wußte, das Fieber war eine Reaktion auf die Operation. Es wurde so schlimm, daß ich nicht mehr arbeiten konnte. Mein Chef meinte aber, er könne mir keine Krankenzeit mehr bezahlen, da ich von der Klinik her meine Kapazitäten bereits erschöpft habe. Mir blieb nichts anderes übrig, als die Arbeit wieder aufzunehmen. Da ich ja nicht wußte, daß ich eine Operation gehabt hatte, wunderte ich mich, daß es mir von diesem – wie ich meinte – «kleinen Eingriff» so schlecht ging.
Mehr als einen Monat pendelte das Fieber zwischen 38,7 und 40,3 Grad. Langsam senkte es sich bis 38,2 Grad und blieb dort konstant stehen. Es war schlimm, in diesem Zustand meiner Arbeit nachzukommen. Mein Körper war unendlich schwer und müde. Ich war froh, als sich das Fieber nach einem Jahr wieder auf 37,8 Grad senkte. Das ganze Jahr über war ich heiser, konnte nicht mehr singen und mit der Zeit nur noch flüstern. Das war hauptsächlich für mich, aber auch für die Kinder schwer, denn wir waren es gewohnt, jeden Tag zu singen.
Seit der Operation hatte ich Beschwerden mit dem Bindegewebe. Die Fersen schmerzten mich so sehr, daß ich Mühe beim Gehen hatte, und im Rücken spürte ich ein Ziehen. Ich konnte mich weniger bewegen, es war, als wäre ich in einer Mangel. Es wunderte mich, daß ich plötzlich immer so rauhe Hände hatte und daß ich sie eincremen mußte. Es war ärgerlich und störte mich sehr, weil

ich an dünnen Stoffen hängenblieb. Meine Haut war immer zart und geschmeidig gewesen, sie strömte einen feinen Duft von Pfirsich aus und war mein ganzer Stolz gewesen. Nun beobachtete ich, wie sich an der Handoberfläche kleine Risse bildeten, die auf die Arme übergingen. Es war eine Veränderung in meinem Körper, das spürte ich genau. Jeden Tag, wenn nun der Wecker läutete, bekam ich Probleme. Erst reagierte ich mit Schweißausbrüchen im Rücken, dann kamen kalte Schweißperlen auf der Stirn dazu. Wieder einige Wochen später bekam ich bei jedem Läuten Schüttelfrost. Die Problemzone lag im Bauch und im Rücken, denn ich konnte mir kaum mehr meine Turnschuhe anziehen. Irgend etwas stimmte mit meinem Unterleib nicht, andauernd war ich Reizen ausgesetzt, weil die Haut und das Gewebe so gespannt waren.
Mit der Zeit bekam ich einen starken Sexualtrieb, der nicht mehr normal war, er wurde immer stärker. Trotz Erleichterung verschwand das Verlangen nicht, und die Befriedigung schmerzte mich. Der Drang wurde lästig, und ich dachte an Sexualtäter: Ich hätte mich auch am liebsten über die Männer hergemacht und sie vernascht. Da mein Körper eskalierte, mußte ich meinen Verstand dazu benutzen, meine Triebe zu steuern. Nach etwa einem halben Jahr verschwand dies glücklicherweise wieder, aber nur, weil eine erneute Verschlechterung eintrat. Nun plagten mich starke Schmerzen im Kreuz. Meine Beine zuckten im Krampf zusammen, und trotz der Einnahme von Magnesium gab es keine Besserung. Innerhalb kurzer Zeit verlor ich zehn Kilo Gewicht, das danach langsam, aber stetig anstieg. Im Mund machten mir meine Schleimhäute zu schaffen, weil sie nun ebenfalls gestrafft waren, ich hatte Mühe zu

schlucken. Kleine, gefüllte Blasen kamen noch dazu und störten mich, weil ich sie dauernd mit der Zunge abtastete.
Um das Gewicht wieder unter Kontrolle zu bringen, machte ich in einem Kurhaus eine Fastenkur. In der zweiten Woche bekam ich eine Verkrampfung in der Brust. Meine Arme wurden ganz steif, und ich konnte sie nicht mehr bewegen. Zusammengekrampft preßte ich sie an meinen Körper und konnte keinen Schritt mehr weitergehen. Meine Stirn fühlte sich eiskalt an, und es bildeten sich Schweißtropfen. Ich zitterte am ganzen Körper und schaffte es erst nach längerer Zeit und unter größter Anstrengung, das WC zu erreichen. Die Rückenschmerzen waren so intensiv, daß ich kaum atmen konnte. Der Arzt im Haus gab mir Spritzen gegen die Schmerzen und meinte, die Verkrampfung in der Brust hätte keine Bedeutung. Heute weiß ich, daß es schädigend ist, eine Fastenkur zu machen, ohne Vitaminpräparate einzunehmen.
Nach den vier Wochen hatte ich zwar neun Kilogramm weniger, aber auch Schaden genommen. Ich hatte immer einen ausgetrockneten Hals und unbändigen Durst und mußte dauernd trinken. Zuerst waren es fünf Liter, später acht Liter am Tag. Dennoch konnte ich den Durst nicht löschen, ich glaubte zu verdursten. Heute kenne ich das Gefühl und weiß, daß meine Lymphgefäße gestaut waren. Meine Nerven schienen nun ungeschützt. Ich vertrug keinen Lärm mehr und war sehr gereizt. Bei jeder Kleinigkeit verlor ich die Nerven und schrie die Kinder an. Weil ich wieder an Gewicht zugenommen hatte, machte ich unter ärztlicher Aufsicht eine Nulldiät. Dabei trank man ein bouillonähnliches Getränk, das mit Aminosäuren angereichert war. Um den Kalziumbedarf zu

decken, mußte man am Abend zwei kleine Naturjoghurts essen. Auch jetzt nahm ich wieder ab, aber ich hatte dabei ebenfalls gesundheitliche Probleme. Nach den Fastenkuren konnte ich noch so sehr Diät halten oder weniger essen, ich fing trotzdem an, wieder langsam zuzunehmen. Mit viel Disziplin schaffte ich es, nach sechzehn Kilogramm Zunahme das Körpergewicht bei 72 Kilogramm zu halten, und war überglücklich, als das Zunehmen endlich aufhörte und das Gewicht stabil blieb. Hatte die Entfernung der Gebärmutter mit meinem Gewicht etwas zu tun?

Die Kinder und ich hatten in dieser freundlichen Siedlung ein schönes Leben. Ich fand Erfüllung in jeder Hinsicht, und ein Tag wie der andere war lebenswert. Wir hatten in der ganzen Region viele Freunde, und durch den Sportverein lernten wir viele Menschen kennen. Die Kinder mit ihren Persönlichkeiten waren sehr beliebt. Sie hatten alle Voraussetzungen, eine intakte, gesunde Jugend zu erhalten. Es gefiel ihnen überall, wo sie sich aufhielten, jeder Ort wurde zu ihrem Spielplatz. Egal ob Wasser, Sand, Wiesen oder Berge, sie waren immer in ihrem Element. Schon als Kleinkinder lernten sie Klettern und waren bei jeder Bergwanderung dabei. In ihrem Schlafzimmer baute Renzo auf dem Kleiderschrank eine «Müsliburg» mit einer Rutschbahn. Mit dem Zwerghäschen, das Tino an Ostern zu seinem dritten Geburtstag bekam, veranstalteten sie Rutschpartien oder warfen es wie einen Ball auf das Bett. Die Häsin liebte die Kinder sehr und war beim Autofahren ganz lieb. Wir fuhren im Kombi, in dem es richtig eng wurde, oft ins Wallis und mieteten eine Ferienwohnung. Hier konnten wir unsere Kana-

rienvögel, Hamster, die Katze und den Hasen dabeihaben, was für die Kinder wichtig war. Jacques begleitete uns einen Sommer, und diese Ferien werden mir und den Kindern immer in besonders schöner Erinnerung bleiben. Wir gingen jeden Tag wandern und es war erstaunlich, daß die Kinder mit ihren jungen Jahren bereits wie Erwachsene mithalten konnten. In diesem schönen Chalet, wo wir zusammen mit Jacques und Renzo wohnten, war das Zimmer der Kinder im ersten Stock. Dort durfte die Häsin Winnie bei ihnen schlafen, sie ließ. sich gerne von den Kindern verwöhnen und verhätscheln. Sie spielten mit ihr, als ob sie ein Hund wäre, sie durfte immer frei umherhoppeln.
Nach der Operation war das Zeitungenaustragen für mich sehr anstrengend, und jeden Tag hoffte ich, genug Willen zu haben, diese Arbeit weiterzumachen, bis eine Wende zur Besserung meiner Gesundheit eintreten würde. Mein Körper war steif und müde, ich hatte den Eingriff noch nicht verkraftet. Jeder Schritt kostete mich unendlich viel Mühe, und es war anstrengend, mich auf den Beinen zu halten. Mir schien es, als ob kein Blut mehr in meinen Adern wäre. Die Zeitungen waren wie Blei zu tragen, so schwer empfand ich sie, meine Arme schmerzten mich beim Tragen und Halten. Lachen konnte ich nicht mehr; ich fühlte mich elend und kränklich.
Es gab eine Wende, aber keine positive! Als ich im Januar 1984 morgens von der Arbeit nach kam, läutete das Telefon. Das auswärtige Amt von Bern war am Apparat und versuchte, mir schonend beizubringen, daß mein Bruder Jacques tot war. Ein kurdischer Hirte hatte ihn durch Zufall in der Türkei, in einem Gebirge

in der Nähe der Grenze zum Irak gefunden. Er hatte sich das Leben genommen! Ich war für Jacques froh, daß er es dieses Mal geschafft hatte; wie oft hatte er versucht, sich das Leben zu nehmen, und wie oft hatte es nicht geklappt! Jacques war physisch nicht so stark wie ich, er mußte im Leben zuviel leiden. Er konnte die zwei Trennungen von der Mutter nicht verkraften, und seit er damals von der Pflegemutter diese Schläge auf den Kopf erhalten hatte und deshalb sein Trommelfell verlor, war er nur noch ein Junge, der in der Vergangenheit lebte. Er war besessen davon, sich das Leben nehmen zu wollen, und war ständig Patient der psychiatrischen Klinik. Ich denke, es hat auch schöne Momente in seinem Leben gegeben, in denen er für kurze Zeit glücklich war. Er hatte auch Humor, aber mir schien es mehr Galgenhumor gewesen zu sein; er wurde mit den Jahren immer zynischer und verbitterter. Was hatte ich wegen ihm geweint und gelitten, er tat mir so leid. Es war für mich schmerzlich, daß ich ihm nicht helfen konnte.
Als mein Bruder starb, starb auch etwas in mir. Ich versank in ein großes, weites, graues Feld und brauchte viel Energie und lange Zeit, um wieder herauszukommen. Nachdem Jacques gestorben war, fehlte mir eine Stütze. Ich hatte kaum mehr Kraft zu stehen. Es war, als wäre der Felsen, an dem ich als Blume wuchs, verschwunden und ich konnte mich nicht mehr daran lehnen. Ich war geschwächt, völlig verzweifelt und hatte das Gefühl nirgends mehr Halt zu finden. Ich vermißte meinen Bruder sehr und Tino seinen Paten. Manchmal sah ich ihn im Traum, und er war so real wie damals, als er noch lebte. Das Traurige war, daß er sich von mir nicht verabschiedet hatte, als er ging. Jede Weihnachten besuchte

er uns; aber als er diese Weihnachten wegfuhr ging er, ohne uns Lebewohl zu sagen.
Als Onkel Joseph, der Bruder von Onkel Gusti, starb, mußte Jacques eine neue Bleibe suchen. Er war froh, nun gehen zu können und bekam beim Lehrmeister ein Zimmer. Er schaffte die Prüfung als Schreiner, und ich war stolz auf ihn. Nach der Lehre fand er eine schöne Wohnung in der Stadt, in der Nähe seiner Halbgeschwister und von Vater Vagno, der mit seiner Lebensgefährtin Rita eine Wohnung teilte. Für Jacques war es selbstverständlich, sie an den Sonntagen zu besuchen und zum Essen zu bleiben. Er merkte nicht, daß er kein gerngesehener Gast war. Rita wollte weder mit mir noch mit Jacques etwas zu tun haben, aber niemand getraute sich, das Jacques zu sagen. Mir wurde es zugetragen in der Hoffnung, ich würde es ihm ausrichten. Da ich meinem Bruder dieses Leid nicht antun wollte, habe ich geschwiegen.
Bereits mit 25 Jahren versuchte Jacques zum ersten Mal, sich das Leben zu nehmen! Was hatte er wohl für einen Grund, sich so jung das Leben nehmen zu wollen? Im Haus, in dem er wohnte, hatte er mit der Nachbarin ein gutes Einvernehmen. Sie wunderte sich damals, ihn seit mehreren Tagen nicht mehr gesehen zu haben und fragte sich, wo er wohl geblieben sei. Er hätte ihr doch mitgeteilt, wenn er in die Ferien gefahren wäre; außerdem meinte sie, aus seiner Wohnung ungewöhnliche Gerüche wahrzunehmen. Sie alarmierte die Polizei, und man fand Jacques am Boden liegend, mit durchschnittenen Pulsadern, die schon verkrustet waren. Die Liegestellen an seinem Körper waren bereits verwest und stanken. Er war noch nicht ganz gestorben, sein Herz schlug noch schwach. Es

grenzte an ein Wunder, daß man ihn noch retten konnte. Vagno, unser Halbbruder und ich waren die einzigen, die Jacques mochten und zu ihm hielten. Kam es wohl daher, weil wir uns schon im Kinderheim kannten oder weil wir die ersten Jahre zusammen aufgewachsen sind? Für Vagno war es selbstverständlich, daß wir zusammen versuchten, Jacques zu helfen, damit er wieder Fuß fassen konnte.
So lange ich denken kann, hatte Jacques Schulden. Trotz der Erbschaften, die wir hatten, reichte ihm das Geld nie. Nach dem Aufenthalt in der psychiatrischen Klinik halfen wir ihm, seine Schulden zu koordinieren und sich eine neue Existenz aufzubauen. Der Arzt in der Klinik meinte, es wäre für Jacques besser, wenn er sein Tagebuch, das er von Mutter hatte, nicht mehr lesen würde, da es ihm schade. Es war ein schönes Tagebuch und vom vielen Lesen und Anschauen schon ganz abgegriffen und zerfleddert. Jacques trug dieses Tagebuch immer bei sich und hatte es nachts unter seinem Kopfkissen. Er konnte stundenlang sehnsüchtig und wehmütig in dem Buch blättern und die Gegenwart dabei völlig vergessen. Leider weiß ich nicht, was darin stand, aber es war voll mit Fotos von Mutter, Vater und Jacques in den ersten Jahren, als sie eine glückliche Familie waren.
Ich verbrannte das Tagebuch schweren Herzens mit der Hoffnung, daß er nun die Vergangenheit ruhen lassen konnte.
Es schien, als würde Jacques nun in der Gegenwart leben, und er wurde auch fröhlicher oder versuchte es zumindest zu sein. Wir trafen uns oft am Zürichsee beim Baden, und trotz seiner Löcher, die er in den Hüften und Schultern hatte, war er ein schöner Mann.

Die Frauen flogen auf ihn, und genau hier lag sein nächstes Problem: Mein Bruder hatte ein gestörtes Verhältnis zu Frauen. Er fand aber auch immer nur Problemfrauen und machte sich damit das Leben schwer. Jacques hatte keine Geduld; wenn er ausrastete, kam es vor, daß ihm die Hand ausrutschte und er zuschlug. Bei einem weiteren Aufenthalt in der Klinik traf er eine Frau, die wegen Tablettensucht in Behandlung war. Sie verliebten sich, heirateten und waren einige Jahre sehr glücklich. Gleich gegenüber meinen Schwiegereltern fanden sie eine schöne Altstadtwohnung, und wir besuchten uns gegenseitig. Ich war froh, daß er sein Glück gefunden hatte, und daher sehr erstaunt, als ich Jacques ein paar Wochen später traf und er bereits wieder von Scheidung sprach. Von Haß erfüllt gingen sie auseinander, und nicht einmal sein Tod konnte sie versöhnen.
Jacques hatte sein größtes Problem, weil er glaubte, die Krankheit Bechterew (Versteifung der Gelenke der Wirbelsäule) zu haben. Untersuchungen ergaben keinen Hinweis darauf, aber er lebte sein Leben nach dieser Krankheit. Das Schlimmste war, daß er viele Schmerztabletten schluckte und sich in seiner Persönlichkeit stark veränderte. Er machte eine Umschulung und arbeitete als technischer Kaufmann in einer Großschreinerei. Sein Chef sagte nach Jacques Tod zu mir, er habe in ihm eine sehr gute Fachkraft verloren, die kaum zu ersetzen wäre. Es wunderte mich, dies zu hören. Warum hatte man ihm dann einen so geringen Lohn bezahlt, daß er viele Überstunden machen mußte, um seinen Lebensunterhalt bestreiten zu können? Nachdem Jacques alle Schulden, die er in seinem Leben gemacht hatte, bezahlt hatte, nahm er sich sein

Leben. Die vielen Steuerrechnungen, die er nie bezahlen wollte mit der Begründung, der Staat habe ihm nie geholfen, beglich er nicht. Mit einem Türken, mit dem er sich anfreundete, fuhr er über Neujahr in die Türkei, und zwar mit der Absicht, im kurdischen Berggebirge für immer zu verschwinden. Nach Neujahr wurde er von seinem Geschäft als vermißt gemeldet, aber ich erfuhr nichts davon; erst durch den Anruf vom Auswärtigen Amt am 16. Januar wurde ich darüber informiert. Es war nicht außergewöhnlich, daß Jacques sich für mehrere Wochen nicht meldete. Kurz vor Weihnachten traf ich ihn durch Zufall unterwegs mit dem Auto und stieg voller Freude aus, ihn zu begrüßen – es war das letzte Mal, daß ich ihn sah. An Weihnachten bezahlte er per Post seine Schulden, die er noch bei mir hatte. Auf der Rückseite stand noch handgeschrieben ein Gruß, sein letztes Zeichen. Er starb im Alter von 39 Jahren. Seine Todeszeit konnte nicht ermittelt werden, es hieß, wegen den vielen Schmerztabletten, die er all die Jahre geschluckt hatte, sei die Leichenstarre verzögert worden. Jacques ist mehrere Tode gestorben. Mit Abgasen, die er in sein Auto geleitet hatte! Durch Erfrieren, weil er seinen Mantel dafür benutzt hatte! Durch mehrere kleine Herzinfarkte, die bei der Obduktion festgestellt wurden, und durch Tabletten, die seine Zellen zerstörten. Es schien mir, als würde sein Geist auch nicht zur Ruhe kommen. Denn als ich seine Wohnung auflösen wollte, hatte ich nichts als Schwierigkeiten.

Jacques hatte eine teure, wertvolle Einrichtung. Es kam für ihn immer nur das Beste und Teuerste in Frage. Als Jacques gestorben war, machte ich den Fehler, mir nicht frei zu nehmen, um sei-

ne Wohnung zu räumen. Unsere Mutter kam aus Italien, und zusammen konnten wir in seine Wohnung gehen und uns umsehen. Ein Beamter von der Gemeinde erklärte uns, daß wegen den unbezahlten Steuern die Wohnung verpfändet sei. Damit niemand die persönlichen Briefe meines Bruders einsehen konnte, hatte ich den ganzen Nachmittag seine Papiere geordnet und alles für die Verbrennung weggeräumt. Meine Mutter, die ja immer erst kommt, wenn wieder jemand gestorben ist, durchsuchte seine Wohnung. Alles Wertvolle, was sie für ihre eigenen Zwecke gebrauchen konnte, packte sie in zwei Koffer, die sie vorsorglich mitgenommen hatte. Bei den Fotos fand ich ein paar Aufnahmen von mir und den Kindern zusammen beim Surfen. Die Fotos und seine Schulzeugnisse nahm ich für mich selber mit, damit ich ein Andenken an ihn habe. Ich war müde, weil ich noch nicht geschlafen hatte und ich abends gleich wieder arbeiten gehen mußte, und war körperlich völlig überfordert. Auch stellte sich heraus, daß ich seine ganzen Sachen irgendwo unterstellen mußte, weil der Besitzer drängte, die Wohnung wieder vermieten zu wollen. Als Jacques ging, hatte er natürlich den Zins für den kommenden Monat und ein paar Rechnungen nicht bezahlt, und so mußte ich das erledigen. Ich beauftragte einen Transporthändler aus Zürich, die Wohnung zu räumen und alles in seinem Lager unterzustellen, bis die Gemeinde Anspruch erhob.
Obwohl meine Mutter die Erbin war, mußte ich alles regeln, weil sie wieder abreiste. Am Abend konnte ich kaum noch meine Augen offenhalten, da fiel mir ein, daß ich es versäumt hatte, das Routenbuch einer Austrägerin in einen entfernten Ort zu bringen. Wie ger-

ne wäre ich lieber schlafen gegangen, doch ich mußte mich noch einmal ins Auto setzen und ihr das Heft bringen. An einer grünen Ampel fuhr ich wie alle an, konnte aber aufgrund meiner Müdigkeit nicht schnell genug reagieren, als von links ein Fahrer kam, und kam es zum Zusammenstoß. Der Autofahrer behauptete, auch Grün gehabt zu haben, und wir bekamen beide Schuld. Da die Polizei gerufen wurde, mußte ich noch länger auf meinen Schlaf warten. Es war der erste Unfall, den ich mit meinem Auto hatte, zudem mußte ich die Kosten der Reparatur für den anderen Fahrer übernehmen. Und das Routenbuch hatte ich immer noch nicht abgeliefert!.
Am nächsten Tag war ich froh, mit der Wohnung von Jacques nichts mehr zu tun zu haben, und wurde wütend, als der Transportunternehmer noch abends um 21 Uhr läutete. Da ich so schnell wie möglich wieder schlafen gehen wollte, bezahlte ich die tausend Franken für die Räumung der Wohnung und wunderte mich, als er darauf bestand, daß ich eine Bestätigung unterzeichnen sollte, ich sei mit seiner Arbeit zufrieden gewesen. Widerwillig unterschrieb ich, obwohl ich seine Arbeit nicht gesehen hatte, nur um schnell wieder in mein Bett zu kommen. Am nächsten Nachmittag wollte es der Zufall, daß ausgerechnet an seinem Wohnort die Austrägerin ausgefallen war und ich einspringen mußte. Wie ich die Rosengartenstraße in Zürich mit den Zeitungen bediente, traute ich meinen Augen nicht, als ich die Vorhänge meines Bruders beim Transportunternehmen hängen sah! Ich ließ sofort die Polizei kommen. Bei der Inspizierung der Wohnung des Spediteurs, stellten wir fest, daß er nicht nur die Vorhänge, sondern noch mehr

Eigentum, vor allem die wertvollen Gläser und Münzen, die Jacques jahrelang gesammelt hatte, gestohlen hatte. Dieser feine Herr behauptete, ich hätte ihm die Sachen geschenkt, und so zog sich die Polizei wieder zurück. Das Restmobiliar, das er nicht mehr wollte, brachte ich nach Schlieren zu einer mir befreundeten Familie, die ich beim Zeitungenaustragen kennengelernt hatte. Es ist kaum zu glauben, aber ein Arbeitskollege, der so nett war und sich anbot, die Waren von Jacques unterzustellen, bediente sich nun auch noch mit wertvollen Kopfhörern, einer elektronischen Orgel, Stereoanlagen und mit ich weiß nicht was noch allem. Als die Gemeinde Jacques Mobiliar aus seiner großen Zwei-Zimmer-Wohnung abholen wollte, waren nur ein paar Sachen übrig, die in einem kleinen Lieferwagen Platz fanden.
Mein Bruder hatte für sich und seinen Patensohn Tino eine Lebensversicherung abgeschlossen, so wie er immer alles versichern mußte. Von seiner Lebensversicherung hatte er die letzten beiden Beiträge nicht mehr bezahlt, was für mich ein Hinweis war, daß er seinen Fortgang geplant hatte. Mutter bekam das Geld für seine Lebensversicherung nicht, was mir recht war. Die Lebensversicherung von 11`000 Franken, die meinem Sohn Tino gehörte, hatte er an die Ortsbank verpfändet, weil er ihr 2`700 Franken schuldete. Wie die Bank nun abrechnete, ist mir schleierhaft, denn Tino wurden nur noch 2`200 Franken ausbezahlt. Wohlverstanden ohne Abrechnung oder Beleg!
Jacques Leichnam wurde in mehr als elf Stunden Fahrt nach Ankara gefahren, wo er im Beisein des Schweizer Botschafters beerdigt wurde. Ich wünsche Jacques von Herzen, daß er nun glücklich ist

und seinen Frieden gefunden hat und Vagno von mir grüßt, wenn er ihn im Jenseits trifft. Die Fotos, die ich vom toten, von der Obduktion zerschnittenen Jacques erhalten hatte, verbrannte ich und streute sie in einen Fluß, damit mein Bruder Frieden fand.

Nach dem Tod von Jacques ging es mir rapide schlechter. Zu den körperlichen Schwächen kamen noch seelische dazu. Ich fühlte mich verlassen und allein, wie damals im Kinderheim. Auch die Gegenwart meiner Kinder konnte mir nicht helfen, über diesen Verlust hinwegzukommen. Die Kinder waren ebenfalls traurig, daß ihr Jacques nicht mehr lebte, sie konnten aber besser damit umgehen. Für sie kehrte gleich wieder der Alltag ein, und sie konnten wieder fröhlich spielen. Da die Kinder den ganzen Tag im Freien waren, bekamen sie nicht mit, wie ich mich kaum mehr auf den Beinen halten konnte. Es war mir, als hätte ich eine schwere Last auf dem Rücken, die mich niederdrückte. Ich mußte meine Arbeit verrichten, weil ich das Geld für den Unterhalt der Kinder brauchte. Hätte ich gewußt, daß man beim Sozialamt Unterstützung bekommen kann, wäre ich nicht zu stolz gewesen, diese Hilfe anzunehmen. Leider wußte ich nichts davon.
Seit der Operation konnte ich mit Renzo kein Liebesleben mehr führen, weil ich unbewußt ihm die Schuld dafür gab, daß es mir körperlich schlechtging. Weil er uns verlassen hatte, mußte ich arbeiten! Weil er ein wenig Schmerzen beim Liebesakt hatte, machte ich diese Operation! Weil er für die Kinder nicht aufkam, mußte ich so lange in der Nacht arbeiten! Weil ich diese Operation hatte, hatte ich keine sexuellen Bedürfnisse mehr! Auch meine Gefühle

für Renzo sind auf dem Operationstisch liegengeblieben. In seiner Gegenwart hatte ich nun immer ungute Gefühle, die mir aber noch nicht bewußt waren. Es war gut, daß ich ihm den Vorschlag machte, uns scheiden zu lassen. Da ich mich schuldig fühlte, Renzo seine Jugend genommen zu haben, verzichtete ich vor Gericht für mich auf einen finanziellen Unterhalt. Renzo mußte jetzt für die Kinder Alimente bezahlen, endlich ging es uns finanziell besser und ich konnte weniger arbeiten. Der Mietvertrag vom Haus wurde auf meinen Namen abgeändert, so konnte ich es nach meinem Geschmack einrichten. Jeden Monat kaufte ich neue Möbel, schönes Geschirr, Teppiche, teure Vorhänge und ein Schlafzimmer, wie ich es mir schon lange gewünscht hatte. Leider hatte ich nicht daran gedacht, daß durch die Scheidung meine Schwiegereltern nicht mehr meine Schwiegereltern waren. Das war nun der Preis, den ich bezahlen mußte.

Das Warten hat nun ein Ende gefunden. Angela ist endlich erlöst, seit sie weiß, daß sie ihre Lehrabschlußprüfung bestanden hat. Genau an ihrem 22. Geburtstag, am 10. Juli 1999, bekommt sie den schriftlichen Bescheid, daß sie mit einer guten Note abgeschnitten hat. Ich bin sehr froh und stolz auf meine Tochter, da sie trotz schlechter Prognose des Lehrers die Prüfungen schaffte. Uns fällt einen Stein vom Herzen, daß die Prüfung nun vorbei ist, denn für alle war es eine große Nervenbelastung. Aber nun ist es geschafft, und meine Tochter darf sich Projektleiterin in Lüftung nennen. Sogar im Geschäft bekommt sie Anerkennung, vor allem ihr Lehrmeister Paul ist überglücklich und stolz auf Angela. Angela feierte mit einem Fest und vielen Freunden und Bekannten ihren bestandenen Abschluß und ihren 22. Geburtstag. Nun wünscht sie sich, daß die Familie ihr zuliebe ein Treffen macht, wo wir dieses Ereignis feiern sollen. Dazu hat sie sogar ihren Vater mit seiner neuen Frau eingeladen.

Seit Tagen bin ich unglaublich müde. Ich schlafe Tag und Nacht. Erst glaubte ich, es könnte an einem Eisenmangel liegen, aber auch nach der Einnahme einer Tablette wurde es nicht besser. Nun bin ich sicher, daß es mit dem Wetter zusammenhängt. Wenn nämlich die Sonne scheint und die Luft trocken ist, geht es mir gut und ich bin aufgeräumt und voller Lust zum Schreiben. Seit es wieder dauernd regnet und kalt ist, habe ich große Probleme mit dem Lymphsystem. Mir ist wieder schlecht, und die Arme sind erneut stark geschwollen. Nur die Schmerzen sind glücklicherweise weggeblieben. Heute reagiere ich wieder ganz empfindlich auf den Fluglärm vom benachbarten Militärflugplatz. Meine Lymphgefäße dehnen sich von diesem Fluglärm aus, und die Geräusche sowie das Surren im Kopf und den Ohren schmerzen. Aber ich bin trotzdem glücklich, heute Nacht hat sich zum zweiten Mal die Haut am großen Bauch zusammengezogen. Das ganze Hautkostüm ist aber noch viel zu groß. Der Bauch, der sich vor Jahren bis Mitte Oberschenkel gesenkt hatte, liegt beim Beinanfang und es ist ein angenehmes Gefühl, alles wieder an einem Stück zu haben. All die Jahre war mein Körper wie bei einem Hampelmann, den man an einer Schnur ziehen kann, genauso waren meine Glieder voneinander getrennt und hingen an mir herunter.

Meine Gefühlswelt ist durcheinander, denn das Familientreffen nach so langer Zeit hat mich sehr aufgewühlt. Nur Angela zuliebe, die sich dieses Treffen gewünscht hat, habe ich zugesagt und es schweren Herzens auf mich genommen. Nach vielen Jahren treffe ich meinen Exmann wieder, den Vater meiner drei Kinder Marco, Tino und Angela. Nein, eigentlich darf er den Titel Vater gar nicht tragen, weil er nichts dazu beigetragen hat, die Kinder großzuziehen. Obwohl er im Nachbarhaus wohnte, war er weder bei Krankheit noch beim Aufwachsen der Kinder dabei und kümmerte sich in keinster Weise um sie. Als ich schon schwer krank war habe ich ihn einmal angerufen und gebeten, sich um die Kinder zu kümmern. Sein ganzer Kommentar war: «Meine Pflichten als Vater sind erfüllt, indem ich Alimente zahle.» Große Worte für jemanden, der nicht einmal jeden Monat die Zahlungen leistete. Das Gericht hatte beschlossen, daß Renzo seine Kinder an bestimmten Tagen zu sich nehmen müßte; aber er meinte nur, dies sei eine freiwillige Sache und er habe keine Lust dazu. Hatte ich nicht auch das Recht, ein paar Tage für mich zu haben?

Renzo brachte seine neue Frau mit, die ich nun kennenlernen mußte. Die erste Begegnung hat mich sehr aufgewühlt. Weinend machte ich Angela den Vorwurf, mich zu überfordern. Als Manon, Renzos zweite Frau, höflich zu mir meinte, daß sie sich freuen würde, mich kennenzulernen, antwortete ich spontan: «Aber ich nicht!» Es kamen neun geladene Gäste, die sich zum Teil langweilten, weil nur vom Tauchen, Militär und der Arbeit gesprochen wurde. Zu gerne hätten meine drei Jüngsten und Marion, die Verlobte von Marco, etwas Persönliches erzählt. Sie wollten von ihrem Vater gefragt werden, wie es ihnen geht, was sie so machen und wie ihre Zukunftspläne aussehen. Aber mit keiner Silbe wurde ein persönliches Wort an sie gerichtet. Angela versuchte verzweifelt, mit ihrem Vater ins Gespräch zu kommen. Sie wollte wie so oft in all den Jahren seine Aufmerksamkeit haben, aber leider wurde sie auch dieses Mal wieder enttäuscht. Genau wie ihre Brüder mußte sie mit leerem Herzen wieder nach Hause gehen. Alle drei Kinder waren enttäuscht von ihm.

Gerne hätte ich Renzo gefragt, was er mit meinen persönlichen Gegenständen gemacht hat, als er damals die Wohnung auflöste. Oder mit den Andenken meines verstorbenen Bruders Jacques. Auch hätte ich gerne erfahren, wo meine Geschirrspülmaschine geblieben ist, die ich selber bezahlt hatte. Ebenso hätte es mich interessiert, wann ich endlich die mehr als 13`000 Franken erhalte, die er mir noch immer schuldet. Aber ich wollte meiner Tochter den Abend nicht verderben, und so schwieg ich.

Früher glaubten meine Kinder, es wäre meine Schuld, daß ihr Vater sich nicht meldete. Heute sind sie genauso enttäuscht von ihrem Vater wie ich von meinem Exmann. Trotzdem hoffe ich von ganzem Herzen, daß die Geburtstagsfeier doch etwas gebracht hat, vielleicht etwas Linderung in den Herzen der Kinder? Renzo schien zugehört zu haben, als sie ihm verschiedene Episoden aus ihrem Leben erzählten. Angela war maßlos enttäuscht, sie hatte schließlich Geburtstag und er brachte ihr nicht einmal ein Geschenk mit. So hofft sie weiter, daß er sein Versprechen halten und ihr seine neue Wohnung zeigen oder sich zumindest einmal melden wird. Ich bin heute noch völlig durcheinander mit den Gefühlen der Vergangenheit und den neuen Erfahrungen, die diese Familienfeier mit sich brachte.

Wenn ich nachts die Zeitungen austrug, wäre mir nie in den Sinn gekommen, etwas zu essen oder zu trinken, nur selten trank ich einen Kaffee oder Kakao aus dem Automaten. Tagsüber war ich viel zu müde, um zu essen oder den Wasserverlust zu kompensieren. Eines nachts konnte ich urplötzlich nicht mehr weitergehen, weil ich stechende Kopfschmerzen bekam und sich kalte Schweißperlen auf der Stirn bildeten. Mein Körper fing an zu zittern, und ich wäre am liebsten in Ohnmacht gefallen, wenn nicht mein Wille mir befohlen hätte weiterzuarbeiten, damit ich nach Hause konnte. Da ich gelernt hatte, einer Ohnmacht auszuweichen, schaffte ich es auch dieses Mal, aber nur unter großer Anstrengung. Am liebsten hätte ich mich hingesetzt und die Arbeit liegenlassen. Mit viel Willenskraft befahl ich meinem Körper weiterzugehen, und ich machte auch in dieser wie in jeder Nacht meine Arbeit fertig. Seit dieser Nacht verschlechterte sich mein Gesundheitszustand noch mehr. Ich fühlte mich nur noch erschöpft, müde und krank! Mein Körper war so geschwächt, daß ich nun auch noch von der städtischen Verbrennungsanlage, dem Elektrizitätswerk und der Fernheizung, die an unsere Siedlung grenzte, Störungen bekam. Ich ertrug auch die schottischen Dudelsackbläser nicht mehr, die ganz in der Nähe jeden Montagabend ihre Musik übten; ihretwegen konnte ich nicht schlafen und mußte müde arbeiten gehen. Es wurde so schlimm, daß ich Renzo nach sieben Jahren der Trennung bat, wieder nach Hause zu kommen. Es war sofort bereit, seine Ein-Zimmer-Wohnung aufzugeben, um wieder zurückzukehren. Er verlangte aber von mir, seine Wohnung zu reinigen und wieder mit ihm zu schlafen. Doch dieser Handel war insofern gut, als ich nun weniger arbeiten mußte. Es war ein Segen, daß ich nun jede Nacht vier bis fünf Stunden schlafen konnte.

In Jahr 1986 machten wir im Tessin vier Wochen Ferien, und ich hoffte auf die Zeit, die meine Gefühle für Renzo wieder in erfreuliche Bahnen lenken sollte. Das Ferienhaus stand auf einem Berg inmitten eines Waldes und war nur mit einem Aufzug erreichbar. Ein Steinofen stand auf dem Dorfplatz, wo ich frische Brote und Kuchen backen konnte. Die Heidel- und Erdbeeren, die an einem steilen Hang wuchsen, waren für mich ein spezieller Hochgenuß, und ich konnte jeden Tag welche für mein Frühstück ernten. Wir machten mit den Kindern viele Wanderungen und wurden so braun, daß wir von den Einheimischen kaum mehr zu unterscheiden waren. Die Kinder hatten riesigen Spaß, sie freundeten sich gleich mit der ganzen Siedlung an. Renzo organisierte im Wald eine «Schnitzeljagd», und alle Kinder beteiligten sich daran. Es machte ihm Spaß, neue Ideen auszutüfteln und den Kindern immer schwerere Aufgaben zu stellen. Wenn die Kinder nicht im Wald spielten, krochen sie in der Ruine herum, die oberhalb unseres Hauses stand. In diesen Ferien feierten wir Angelas neunten Geburtstag, und es wurde ein lustiges kleines Fest mit den Nachbarsleuten, die Angela eingeladen hatte.

Ein Freund, der Witwer war, kam eine Woche zu Besuch, was für die Beziehung zwischen Renzo und mir nicht gut war. Als wir wieder nach Hause fuhren, besuchte ich Ernst, den Witwer, in seiner Wohnung. Obwohl ich mich wegen seiner schmutzigen Wäsche ekelte, bin ich geblieben. Ernst kannten wir seit sieben Jahren, er war im selben Sportverein wie Renzo und ich. Seit jeher hatte er für mich eine leichte Anziehung, die ich nun ausleben wollte. Bei Ernst fühlte ich mich unbeschwerter. Um dem Druck, den ich bei Renzo hatte, ausweichen zu können, versuchte ich, ein paar Tage bei Ernst zu wohnen. Seine Stadtwohnung lag nur etwa fünf Autominuten von unserer Siedlung entfernt. Obwohl mich die latente Gegenwart seiner verstorbenen Ehefrau störte, war es für mich das kleinere Übel, bei ihm zu sein als bei Renzo. Ich bat die Kinder nachzukommen. Die Kinder waren wirklich sehr lieb, sie blieben bei mir und fuhren jeden Tag mit dem Fahrrad in die Schule. Da ich den Kindern diese Lösung nicht länger zumuten wollte, meldete ich sie in der Schule an, die gleich in der Nähe war. Meine Kinder waren in dieser Schule aber sehr unglücklich, weil sie ganz anders war als die, die sie kannten. Obwohl Marco ein guter Schüler war und gute Noten hatte, wurde er vom neuen Lehrer schikaniert und mußte abends bis 21 Uhr nachsitzen. Dem Lehrer gefiel die Schrift von Marco nicht, weil die Buchstaben und Zahlen nicht wie Soldaten gerade und stramm standen. Tino war traurig und in sich gekehrt, denn auch ihm gefiel es überhaupt nicht in dieser Schule. Als Angela ein paar Tage später mit dem Fahrrad einen Unfall hatte und sich den vorderen Schneidezahn brach, wußte ich, daß ich diesen Ort wieder verlassen mußte. Es war für

die Kinder besser, wenn ich wieder zu Renzo zurückkehrte. Das Leben mit Ernst war außerdem sehr anstrengend und nicht das, was ich mir für unser Leben vorstellte. Renzo war es recht, daß wir wieder zusammen wohnen würden, stellte aber die Bedingung, daß wir an einen anderen Wohnort ziehen sollten. So suchten und fanden wir die Wohnung in diesem Ort, wo wir nun schon seit dreizehn Jahren leben. Den Kindern gefällt es hier sehr gut, und sie fanden gleich wieder viele Freunde. Nur ich hatte immer das Gefühl, nicht am richtigen Fleck zu sein, denn ich fühlte mich hier nicht mehr so wohl wie vorher in der alten Siedlung. Mir bereiten die Militärflugzeuge Probleme, die über unseren Wohnblock fliegen; ich liebe mehr die Ruhe und die Harmonie. Der Fluglärm, der mir durch Mark und Bein geht, schadet meiner Genesung. Trotzdem finde ich es schade, diese Siedlung verlassen zu müssen, weil die Grünanlage ums Haus einmalig schön ist. Wenn ich hier auf dem Balkon sitze und schreibe, habe ich immer das Gefühl, inmitten eines grünen Parks zu wohnen.
Im Dezember fanden wir diese großzügige Wohnung inmitten von Bauernhöfen und herrlich grüner Landschaft, nur fünfzehn Autominuten von Zürich entfernt. Wir hatten das Glück, für das frühere Haus sofort einen Nachmieter zu finden. In der neuen Wohnung durften wir einen Monat gratis wohnen und konnten mit dem gesparten Geld ein neues Sofa für das Wohnzimmer und ein teures, schönes Service kaufen. Weil ich bei Ernst einen Geschirrspüler gehabt hatte, wollte ich hier nun auch einen haben. Renzo wurde böse, als ich ohne ihn zu fragen eine Maschine bestellte, und ich mußte sie alleine bezahlen.

Der Umzug strengte mich sehr an, weil ich viele schwere Kartons zu tragen hatte. In dieser Nacht konnte ich nicht ins Bett gehen, weil mein Rücken so steif war, daß ich weder liegen noch sitzen konnte. Am nächsten Tag war es aber wieder gut, und ich war dankbar dafür. Nun hatte ich viel Arbeit damit, die Wohnung einzurichten. Die Vorhänge von Jacques hängte ich ins Kinderzimmer; ich war froh, von ihm etwas in meiner neuen Wohnung zu haben, was mich an ihn erinnerte. Mit meinen neuen Möbeln und den kostbaren Vorhängen sah die Wohnung sehr gepflegt aus. Die Umstellung in die neue Schule schafften die Kinder ohne Probleme, und schon nach kurzer Zeit waren sie mit den Mitschülern befreundet. Leider mußte ich nun meine drei Surfbretter verkaufen, weil ich das Surfen gesundheitlich nicht mehr vertrug. Voller Wehmut gab ich meine Bretter her und war traurig, mein geliebtes Hobby nicht mehr ausüben zu können. Die zwei Wochen Gardasee werden mir immer in guter Erinnerung bleiben.
Das Weihnachtsfest, das wir im selben Monat feierten, war nicht mehr so schön wie früher, obwohl die Schwiegereltern dabei waren. Es waren noch zwei Freunde von Renzo anwesend, und das Fest wurde nicht mehr so familiär. Renzo sprach den ganzen Abend nur von seiner Arbeit und seinen Erfolgen, die er inzwischen hatte. Er konnte sich dank meinem Einsatz weiterbilden und eine Fachschule besuchen mit dem Ziel, ein eigenes Geschäft zu eröffnen. Es schien mir, als hätten wir nichts mehr gemeinsam. Ich war nur dazu gut, ihm alle Verantwortung abzunehmen. Das alles konnte er nur erreichen, weil ich für die Kinder und die Finanzen sorgte. Um ihm und den Kindern ein schönes, sorgloses Leben zu

bereiten, hatte ich keinen Abend mehr für mich frei. Auf Kino, Tanzen, Freiheit, mein Leben, meine Gesundheit, meinen Schlaf – auf alles verzichtete ich, aber nie hat mir jemand dafür gedankt. Nach diesem Weihnachtsfest war ich so frustriert, daß ich meinen Körper für ihn nicht mehr hergeben konnte. Endlich fand ich den Mut, es ihm zu sagen. Sein ganzer Kommentar war, daß wir seine Wohnung augenblicklich verlassen mußten. Wir fanden Unterschlupf bei Ernst, der wegen mir auch die Wohnung gewechselt hatte und inzwischen im Nachbarhaus wohnte. Natürlich wollte ich meinen Hausrat mitnehmen, schließlich war alles bis auf wenige Einzelstücke mein Hab und Gut. Leider war ich zu erschöpft und konnte es nicht gleich bewerkstelligen, denn ich hatte mich vom Ortswechsel noch nicht erholt, und meine Söhne wollte ich für den Umzug nicht einspannen. Für mich war es selbstverständlich, daß Renzo mir meine Sachen entweder bezahlen oder wieder zurückgeben würde, wenn ich wieder kräftig genug war, sie zu tragen. Ernst durfte keine Sachen aus der alten Wohnung holen, weil Renzo mit Hausfriedensbruch drohte. Als ich ein paar persönliche Sachen von den Kindern, Jacques und mir mitnehmen wollte, drohte er mit der Polizei und beschimpfte mich. Noch heute trauere ich meiner Einrichtung nach, die mich ein Vermögen gekostet hatte und einen hohen Erinnerungswert besaß. Am meisten schmerzte mich, daß er mir meine Gläser mit meinen Initialen nicht zurückgab und er die Geschenke behielt, die ich von ihm, von Freunden, meinen Kindern und vor allem von Jacques bekommen hatte. Es machte mich traurig und wütend, daß er mein schönes neues Bett einem Kollegen verkaufte und das Geld für sich behielt. Meinen

Audi, den er benutzte, fuhr er schrottreif, ohne ihn mir zu ersetzen. Obwohl ich einen ganzen Hausrat mein eigen nennen durfte, mußten wir, um leben zu können, notgedrungen das Wichtigste wieder kaufen. Wie ich später herausfand, beklaute mich Renzo sogar mit den Kinderzulagen, indem er mir nicht den ganzen Beitrag auszahlte. Das Depotgeld vom Haus, das wir von den Kindern ausgeborgt hatten, hat er für sich einkassiert, ohne ihnen ihren Anteil zurückzugeben. Er konnte nicht wissen, daß ich mit meinen ersten Lohnzahlungen die Bankkonten der Kinder wieder gedeckt hatte.

Mir geht es täglich besser und mein Körper macht enorme Fortschritte. Ich genieße es, an der Sonne zu sitzen und zu schreiben. Immer noch hängen meine Arme und Beine wie bei einem Hampelmann herunter. Noch immer befinden sich viele Knoten in meinen Brüsten bis hinauf an die Schulter. Noch immer sind die Oberarme geschwollen und voller Knoten, die schmerzen. Schade, daß ich Socken und Schuhe immer noch nicht selber anziehen kann, sonst könnte ich wie ein Vogel das Nest verlassen. Es wäre schön, wenn sich dieses Problem auch noch lösen ließe. Die Müdigkeit, die mich einige Tage belastete, hatte mit der Lymphe zu tun: obwohl ich im Körper noch genügend Vitamin- und Mineralstoffe hatte, fand ich heraus, daß ich für die Verdauung und zum Heilen der Lymphome zusätzlich kleine Dosierungen brauche.
Seit zweieinhalb Monaten bin ich alleine und wollte so gerne spazieren gehen. Es ist hart, wenn man auf andere angewiesen ist. Ich hasse diesen Zustand von ganzem Herzen und ich werde der glücklichste Mensch sein, wenn ich mich endlich wieder bücken und mir

Socken und Schuhe selber anziehen kann. Dieses Buch ist ein Glück für mich, durch das Schreiben kann ich mich wenigstens verbal ausdrücken. All die Jahre meiner Krankheit behielten die Kinder ihre Freiheit und konnten ihrem Leben nachgehen. Angela besuchte jedes Wochenende ihren Freund, dann sah ich sie jeweils für vier Tage nicht mehr. Marco war die ganze Zeit beim Militär, und Tino sehe ich nur kurz am Abend, wenn er mir «gute Nacht» wünscht. Am Schlimmsten empfand ich die Wochenenden und die Zeiten, in denen alle drei in den Ferien waren. Es waren für mich Tage des reinsten Horrors. Ich stand große Ängste aus und fühlte mich hilflos und einsam. Es war schwer, mit niemandem sprechen zu können, Tag für Tag, Woche für Woche, Jahr für Jahr immer in der leeren Wohnung zu sein! Manchmal mußte ich schrecklich weinen, da für mich als geselliger Mensch diese Krankheitszeit das Schlimmste war, was ich erleben mußte. Oft dachte ich, daß ich es nicht mehr aushalten würde. So betete ich jeden Tag, dies möge bald zu Ende gehen. Einzig Angela nahm sich unter der Woche frei, wenn ich einen Arzttermin hatte.

Um mir Sicherheit zu verschaffen, bat ich Ernst, mich zu heiraten, was er ein paar Monate später auch tat. Die Heirat mit Ernst Ende Mai 1987 fiel buchstäblich ins Wasser. Es regnete, als wir aus dem Standesamt kamen. Nach zwei glücklichen Jahre, mußte ich wieder arbeiten gehen, weil Ernst für die vermehrten Kosten, die er durch uns hatte, nicht aufkommen wollte und das Leben in dieser Wohnung teurer war. Die Miete war genau doppelt so hoch wie im Haus, das wir aufgegeben hatten. Aber ich war erleichtert, wenigstens finanziell abgesichert zu sein und wir konnten ein wohlhabendes Leben führen. Wir gingen mit den Kindern oft Pizza essen und konnten in den Ferien sogar nach Kenia fliegen. Das Leben mit Ernst war etwas schwierig, denn er beanspruchte viel Zeit für sich. Wenn er Probleme hatte, trank er Alkohol. So war ich gezwungen, immer präsent zu sein, damit er keinen Grund fand zu trinken. Dank meiner Hilfe konnte er einige Kilos abspecken und sich beruflich weiterbilden. Da die Kinder nun schon selbständig waren, hatte ich viel Zeit für mich und bewarb mich beim Kantonalen Sportverband um ein Amt. Der Präsident freute sich, von mir Unterstützung zu bekommen, und ich wurde Faustball-Obmann und mit der Zeit auch Vizepräsidentin. Es gefiel mir sehr, an Sitzungen im ganzen Kanton teilzunehmen, und ich fühlte mich wieder wohl in meinem Element. Es ging uns ein paar Jahre gut, außer daß ich immer noch die sechzehn Kilogramm Übergewicht hatte, die ich nach der Operation zugenommen hatte. Außerdem fühlte ich mich immer noch unwohl und hatte im Unterleib Beschwerden. Dies konnte mich jedoch von meinen Aktivitäten nicht abhalten, ich war froh, von starker Natur zu sein. In diesem gesundheitlichem Zustand konnte ich mein Leben weiterführen, wie es mir gefiel. Noch immer sahen die Kinder Renzo auf dem Sportplatz, und ich war aktiv im Sportverein tätig. Da ich selber ohne Vater aufgewachsen war, wußte ich, wie wichtig es für die Kinder war, einen zu haben. Damit sie weiterhin mit Renzo und ihren Sachen in seiner Wohnung in Kontakt blieben, fing ich an, seine Wäsche zu waschen, seine Wohnung zu putzen und für ihn und uns frische Brote zu backen.

Renzo mußte sich für ein neues Auto Geld bei mir borgen, und so erfuhr ich, daß er einem Kreditinstitut sehr viel Geld schuldete. Er erzählte mir, der Zins sei mit den Jahren so angestiegen, daß er bald so hoch sei wie der Betrag, den er sich ausgeliehen hatte. Da ich immer blöd und hilfsbereit war, half ich ihm wieder, indem ich seine Schulden bezahlte und er mehr als 13'000 Franken Zinsen sparen konnte. Er sollte mir zu den Kinderzulagen und Alimenten jeden Monat eine Summe abzahlen, zuzüglich dem bescheidenen Zinssatz eines Sparbuches. Es gab vorerst keine Probleme, und er bezahlte pünktlich.
Da ich spürte, daß sich Renzo langsam von den Kindern trennen wollte, kam ich auf die Idee, einen zweiwöchigen Ferienkurs in Farbenlehre und Traumdeutung in Italien zu besuchen. Damit Renzo mitkam, bat ich ihn, mit den Kindern im Auto nachzukommen und bezahlte für ihn eine Woche mit. Ich war froh, als er mein Angebot annahm. Es wurde für die Kinder eine letzte schöne Woche mit ihrem Vater, für mich aber war es eine Enttäuschung, weil ich zum ersten Mal Renzo von einer Seite kennenlernen mußte, die mir fremd waren. Er freundete sich mit einem Mädchen aus meiner Klasse an und nahm weder auf die Gefühle der Kinder noch auf mich Rücksicht. Er flirtete mit ihr, als ob er bereits mit ihr verheiratet wäre. Das Flirten war mir egal, doch diese junge Frau gab mir zu verstehen, daß sie nun ein Anrecht auf meine Kinder hätte und für ihre Zukunft sorgen würde und daß ich nun nichts mehr zu melden hätte. Noch nie im Leben hatte ich solch panische Angst! Als ich mir von Renzo Unterstützung erhoffte und glaubte, er würde nicht zulassen, daß jemand versuche, mir meine Kinder

wegzunehmen, enttäuschte er mich maßlos. Er war der Meinung, daß ich nun tatsächlich keinen Anspruch mehr auf meine Kinder hätte! Meine Gefühle waren unbeschreiblich, und wenn noch ein Funken Liebe in mir für ihn vorhanden gewesen war, so hatte er ihn nun völlig zerstört. Vor lauter Panik vergaß ich sogar, daß gesetzlich so etwas gar nicht möglich ist, weil die Kinder bei der Scheidung mir zugesprochen worden sind. Es öffnete mir jedoch die Augen, wie Renzo sein konnte. Nun wußte ich, daß er mir auch schaden würde, wenn er könnte, was sich bei der Restzahlung seiner Schulden auch bestätigte.
Gerne wäre ich mit Ernst einmal ins Kino, Tanzen, in die Oper oder ins Theater gegangen. Während der kurzen Ehe verhielt er sich oft seltsam. Bei jeder kleinsten Unstimmigkeit rannte er zu seiner Mutter, um sich über mich zu beschweren und meine Geheimnisse auszuplaudern, die ich ihm vertrauensvoll erzählt hatte. Er ließ keine Diskussion zu, sondern lief bei jeder Aussprache davon. Es war befremdend, wie er, statt mir zu helfen, es zuließ, daß ich mich anfangs bei Politikversammlungen blamierte, weil ich aus Unkenntnis die Protokolle falsch schrieb. Es war für die Kinder und mich schwierig, immer seine Person hochzustilisieren, damit wir akzeptiert wurden. Mir kam es so vor, als hätte er nur eine Ersatzfrau gesucht, die ihm den Haushalt führte und seine Wäsche machte. Zu den Kindern war er sehr gereizt. Als wir noch nicht verheiratet waren, war er immer nett zu uns, kaum waren wir verheiratet, befahl er meinen Kindern, seiner Mutter die schweren Zeitungen in den Keller zu tragen. Da er aber der Sohn war, weigerte ich mich, daß meine Kinder seine Pflichten übernehmen sollten. Er wurde

unglaublich wütend und schaute mich böse an, was mir aber egal war. Ernst erwartete von mir, daß ich mich genauso verhalten sollte wie seine verstorbene Frau. Er war von seiner Frau bemuttert und wie ein Kind behandelt worden, selbst vom Ausland aus mußte sie ihn am Morgen telefonisch wecken. Ich hatte eigentlich erwartet, daß er froh sein würde, nun wie ein Mann behandelt zu werden. Ernst erfüllte aber weder seine Pflichten in unserer Ehe, noch war er bereit, mit den Kindern etwas zu unternehmen. Es gefiel ihm nicht, daß die Kinder so selbständig waren und ein gutes Selbstwertgefühl hatten. Tino war eine starke Persönlichkeit, kannte seine Ziele genau und ließ sich von Ernst nicht unterdrücken. Ernst konnte damit nicht umgehen, und so versuchte er, Tino zu schlagen.

7. KAPITEL

BEHANDLUNG MIT SCHILDDRÜSENHORMON

Eines Tages beschloss ich, die Frauenärztin im Nachbardorf zu besuchen, da ich vermehrt Unterleibsschmerzen hatte, die bis in den Rücken zogen. Die Ärztin konnte keine Störungen feststellen und schickte mich zu ihrem Mann, der auch Arzt war und in derselben Praxis arbeitete. Er überwies mich in eine Klinik, wo meine Schilddrüse untersucht wurde. Diese Untersuchung der Schilddrüse umfaßte auch ein Szintigramm. Nach der Einnahme einer Flüssigkeit, die notwendig war, um die Schilddrüse sichtbar zu machen, wurde mir speiübel und ich hatte starke Schmerzen im ganzen Oberkörper, vor allem in den Brüsten und im Brustkorb. Ich mußte mich am Treppengeländer festhalten, um nicht zu stürzen, und war von Herzen froh, daß Angela bei mir war. Sie half mir, genügend Kraft aufzubieten, damit ich nicht zusammenbrach. Eiskalter Schweiß bildete sich auf meiner Stirn und zwischen den Brüsten. Ich war totenblaß und betete, daß diese Untersuchung endlich helfen würde herauszufinden, was mit meinem Körper nicht in Ordnung war. Ich war froh, bei der Untersuchung liegen zu können, und langsam verschwanden die schlimmsten Schmerzen.
Der Arzt informierte mich, die Untersuchungen hätten ergeben, daß ich ein Schilddrüsenhormon brauchte. Aber das stimmte nicht! Genau hier wurde der Fehler gemacht! Dieser Arzt verschrieb mir Hormone, die ich weder brauchte und noch weniger verkraften

konnte. Es ist richtig, daß die Werte etwas niedriger waren, weil ich durch die Fasten- und Hungerkuren zu wenig Jod hatte. Die Hormone in der Schilddrüse waren zwar etwas reduziert, aber immer noch im Normalbereich. Heute habe ich dazugelernt und weiß, daß Jod wichtig für die Schilddrüsen ist. Darum verzichte ich auch nicht mehr auf Jodsalz, das lebenswichtig ist.

Dieser Arzt stand nun auf und meinte, er habe irgendwo im Gestell noch eine Packung Hormone. Und in der Tat, er fand eine. Diese Hormone seien zwar synthetisch, würden aber sicher ihren Zweck auch erfüllen. Diese Argumente waren für mich kein Grund, Vertrauen in den Arzt zu bekommen, dennoch nahm ich die Packung mit Schweigen. Enttäuscht stellte ich nach ein paar Tagen fest, daß meine Beschwerden nicht kleiner, sondern größer geworden waren, mir dieses Medikament nur Schmerzen, aber keine Erleichterung brachte. Meine Beschwerden und die Kopfschmerzen häuften sich, und ich bekam leichte psychische Störungen, die ich aber mit meinem klaren Verstand gut unter Kontrolle hatte.
Als die Hormone aufgebraucht waren, mußte ich erneut zum Arzt. Wiederum suchte er im Gestell nach und fand noch ein Muster, das er mir mitgab. Auch bekam ich noch Muster für ein Multivitamingetränk, das mir helfen sollte, mein Gewicht zu reduzieren. Meine Kopfschmerzen wurden von diesem Medikament noch stärker, und mir war dauernd schlecht, was ich dem Arzt auch mitteilte. Er meinte, dies habe keinen Zusammenhang mit den Hormonen, was ich aber nicht glauben konnte. Es hätte ja möglich sein können, daß dieses Hormon das Falsche war, und so wechselte ich zu

einem Arzt, der in Zürich seine Praxis hatte. Nach der Blutuntersuchung meinte er, ich bräuchte gar kein Schilddrüsenhormon und setzte es ab. Er fand heraus, daß ich viel zuwenig Kalzium, Vitamine und extrem großen Mangel an Mineralstoffen hatte. Wäre es dabei geblieben, glaubte ich, wäre ich sicher heute ein gesunder Mensch und meine gesundheitlichen Störungen hätten sich regenerieren können. Es ärgert mich, daß ich nicht auf mein Gefühl gehört habe und mich vom Arzt überzeugen ließ, daß Darmspülungen (Colon) gut für mich wären. So ließ ich zwei mal pro Woche diese Spülungen über mich ergehen, obwohl sie mich schwächten. Mein Körper mit all den Störungen seit der Operation und den jahrelangen Strapazen der Arbeit war viel zu schwach, um diese Eingriffe zu verkraften, und ich knickte eines Tages beim Kochen wie ein Zündholz ein.
Zwölf Jahre schaffte ich es, mit wenig Schlaf auszukommen, aber als ich zusätzlich diese Darmspülungen machen mußte, brach ich erschöpft zusammen. Der Arzt vor Ort kam zu einem Hausbesuch und machte ein EKG; mein Herz war aber zu diesem Zeitpunkt noch völlig in Ordnung. Nach meinem Bericht über die Arztbesuche gab er mir gleich ein Döschen Schilddrüsenhormon mit der Aufforderung, nun die doppelte Menge einzunehmen. Eine Laborantin, die ihn begleitete, entnahm mir etwas Blut für eine Analyse. Drei Tage später mußte ich in seine Praxis zur Kontrolle, und er bestätigte mir, daß ich die doppelte Menge des Schilddrüsenhormons bräuchte.
Durch die Einnahme verschlechterte sich mein Gesundheitszustand derart, daß ich nur noch große Schmerzen in Kopf, Herzen und

Gliedern hatte und noch viel geschwächter war als vorher. Mein Körper bäumte sich auf, diese starke Dosierung überforderte Herz und Organe. Pulsrasen, Übelkeit und Schweißausbrüche waren die Folgen. Kopfschmerzen, Zittern am ganzem Körper und Angstzustände waren an der Tagesordnung. Mit jedem Tag ging es mir schlechter! Mein flüssiger Stuhl war voll von durchsichtigem Schleim, und eines Tages hatte ich sogar Blut darin. Bei einem Facharzt ließ ich meinen Magen, der mich sehr schmerzte, und den Stuhl untersuchen, und er meinte, das alles in Ordnung sei, außer daß der Magen sich bei der kleinsten Berührung krampfhaft zusammenziehen würde. Seit der Operation war meine Blutsenkung nicht in Ordnung, jetzt wurde sie mit jedem Mal schlechter, weil das Fieber wieder anstieg. Meine Brüste fingen an zu spannen und zu schmerzen. Schon wenige Wochen später waren sie aufgeblasen wie Luftballons und schmerzten bestialisch. Bei der kleinsten Berührung schrie ich auf und mußte sie mit den Händen halten, so auch beim Gehen, damit sie nicht wippten. Die Krämpfe in Magen und Darm wurden immer stärker. Meine Visiten beim Arzt waren frustrierend, denn ich merkte, wie er an meiner Psyche zweifelte.

Als ich begann, das Schilddrüsenhormon einzunehmen, war ich mit Ernst bereits zwei Jahre verheiratet. Die Ehe mit ihm war nicht das große Los, aber ich konnte gut damit leben. Ich genoß meine Freiheit und war sehr glücklich, mein Leben nach meinem Sinn gestalten zu können. Es war für mich einfacher, mit Ernst zusammen zu sein als mit Renzo zu leben. Nach jeder Sportsitzung fuhr ich glücklich und voller Freude nach Hause. Ich hatte großen Spaß, als Obmann der ganzen kantonalen Männerriege in Turnieren zu fun-

gieren und Sportanlässe zu organisieren. Als Obmann hatte ich alle Korb- und Faustballspiele unter mir. In vielen Sitzungen koordinierten wir als Vorstand die Sportanlässe und besprachen die Turniere. Die Kollegen waren beeindruckt, denn diese umfangreichen organisatorischen Arbeiten hatten bisher nur Männer gemacht. Mein Leben war erfüllt mit Frohsinn und Zufriedenheit. Jede Woche war ich abends unterwegs, um in verschiedenen Kantonen an Sitzungen teilzunehmen, was mir große Befriedigung brachte. Mit den Jahren war ich sehr geübt und fühlte mich als Profi.
Mein Leben war sehr schön, denn im Herbst machten wir jeden Monat Wanderungen, alleine oder mit dem Turnverein. Wir hatten viele Wochenenden in den Bergen verbracht und das Leben, die Natur und das Wandern genossen. Es gab nur wenige Berghütten, die wir noch nicht besucht hatten, und gerne hätte ich die übrigen noch sehen wollen. Die Kinder und ich liebten das Wandern, und wir hatten im Laufe der Jahre an den vielen Orten und in den Bergen viel erlebt und eine Menge lieber Menschen kennengelernt.

Heute bleibt mir nur noch die Erinnerung. Voller Trauer, Wehmut und Bitterkeit schreibe ich diese Zeilen. Ich mußte große Verluste hinnehmen, weil die Ärzte ihre Arbeit schlecht machten. Mir laufen die Tränen die Wangen hinunter, ich bin voller Schmerz und Verzweiflung und empört, daß mein Leben wegen Fahrlässigkeit und Unwissenheit so zerstört wurde.

Seit der Operation ertrug ich mein Unwohlsein alleine und tapfer, ich wollte niemanden damit belasten. Aber eines Morgens erwachte ich mit ungewöhnlich stechenden Schmerzen im Oberkopf, und ab diesem Tag verschlechterte sich mein Gesundheitszustand so rapide, daß man mir nun die Schmerzen ansah. In der Nacht davor waren sie so stark, daß ich aus Angst das Bett verlassen mußte. Ich setzte mich auf die Toilette und versuchte, den Kopf so ruhig wie möglich zu halten, damit es im Oberkopf nicht mehr so stechen würde. Es war, als wäre mein Hirn ein Ofen und jemand würde permanent mit Holz heizen, obwohl der Kessel bereits überhitzt war. Dauernd befürchtete ich, der Kessel würde zerbersten oder auseinanderbrechen. Die ganze Nacht saß ich steif sitzend auf der Schüssel und litt höllische Qualen. Am nächsten Morgen war mir, als wäre mein Hirn in zwei Hälften geteilt. Seit dieser Nacht war es mir nicht mehr möglich, normal zu gehen; schwankend, schwindlig und oft die Augen wie vernebelt versuchte ich, weiterzuexistieren. Überflüssig zu erwähnen, daß der Arzt mir zwar ruhig zuhörte, wenn ich ihm davon erzählte, aber daß ich unverrichteter Dinge und völlig frustriert den Heimweg wieder antreten mußte, immer mit der Angst zu fallen. Obwohl ich seither auch beim Liegen Schmerzen hatte, war ich froh, wenn ich mich hinlegen konnte. Von diesem Zeitpunkt an vertrug ich beim Essen und Trinken weder kalt noch warm, es mußte immer alles lau sein. Das Duschen strengte mich so an, daß ich danach auf dem Weg ins Bett zusammenbrach.

Ernst nahm immer mehr Distanz zu mir und kümmerte sich einfach nicht um mich, wenn ich wieder einmal zusammengebrochen am Boden lag. Er war über die Entwicklung enttäuscht und völlig überfordert. Nach dem Tod seiner ersten Frau, die an Krebs gestorben war, hoffte er, in mir eine fröhliche, aufgeräumte Partnerin zu haben. Dies war ein Grund, warum er mich geheiratet hatte. Ich hatte ein sonniges, frohes, unternehmungslustiges Gemüt und kannte keine Launen. Es war für mich eine große Enttäuschung, von ihm keine Unterstützung zu bekommen. Er hatte wieder angefangen zu trinken und kam oft betrunken erst spät nach Hause. Er gab mir die Schuld daran, dabei konnte ich weder für mich noch die Kinder da sein. Wie sollte ich mich noch um ihn kümmern, ich hätte selber Hilfe nötig gehabt! Während der ganzen Ehe mußte ich für das Haushaltsgeld aufkommen, aber jetzt wurde es schwierig, weil ich keine Kraft mehr hatte zu arbeiten. Er glaubte mir nicht, daß ich wirklich krank war oder hatte einfach kein Interesse mehr an mir.

Es war schrecklich, was meine Familie alles durchmachen mußte. Ich bekam immer mehr Probleme mit meinem Herzen. Der Puls raste oft so hoch, daß ich die Kinder in Panik weckte und sie bat, einen Arzt kommen zu lassen. Als Marco einmal einen Notarzt anrief, war es versehentlich ein uns unbekannter. Er kam – unzufrieden, weil wir in geweckt hatten und ich mich noch nicht einmal als seine Patientin entpuppte. Nach der Untersuchung meinte er unfreundlich zu mir, meine Symptome seien dieselben, als ob ich zuviel Schilddrüsenhormone schlucken würde. Ich sah ihn fragend an und antwortete, daß ich genau die Mengen einnähme, die mir mein Hausarzt verschreibe. Wieder denke ich heute: Mein Gott, warum habe ich damals nicht realisiert, was mir der Arzt

sagen wollte? Leider war meine Verfassung bereits so schlecht und ich schon so krank, daß ich den Hintergrund dieser Worte nicht verstand. Wieviel Leid wäre uns erspart geblieben, wenn der Notfallarzt, der im selben Einfamilienhaus wie mein Hausarzt die Praxis hatte, richtig reagiert hätte? Warum hat er nicht mit seinem Kollegen darüber gesprochen, daß ich wegen den Schilddrüsenhormonen, die er mir verschrieb, Probleme hatte? Warum hat er meinen Arzt nicht informiert, daß er mich notfallmäßig konsultieren mußte? Oder hat er vielleicht doch mit ihm darüber gesprochen?
Ich jedenfalls informierte am nächsten Tag sofort meinen Hausarzt, daß sein Kollege in der Nacht bei mir gewesen sei und mir gesagt habe, es gehe mir von den Schilddrüsenhormonen so schlecht. Aber er hörte wieder nur ruhig zu, und ich konnte unverrichteter Dinge wieder gehen. Da ich nun glaubte, ärztlich richtig behandelt worden zu sein, fing ich selber an, an meiner Psyche zu zweifeln, obwohl ich genau spürte, daß ich krank war. Erst ein Jahr später, als der Druck wieder so stark wurde und es mir seelisch schlechter ging, erinnerte ich mich wieder daran, was der Notfallarzt damals gesagt hatte, und reduzierte die Dosierung.
Das alte viktorianische Bett, das Ernst mit in die Ehe brachte, war so hoch, daß ich mit meinem geschwächten Körper Mühe hatte hinaufzukommen. So mußte ich versuchen, auf dem Boden zu schlafen. Es wunderte mich, daß er, obwohl ich so krank war und ihn oft bat, ein neues Bett zu kaufen, nicht reagierte und mich auf dem Boden schlafen ließ. Durch den Alkoholkonsum fing Ernst laut zu schnarchen an. Ich ertrug den Geruch, den er ausströmte, und das Schnarchen nicht mehr und schlief bei Angela im Zimmer

auf dem Boden. Eines Morgens um drei Uhr erwachten wir, weil es in der Küche einen fürchterlichen Knall gab. Erschrocken gingen Angela und ich nachsehen und wunderten uns nicht, als Ernst volltrunken auf dem Boden lag.
Mein rechtes Handgelenk schmerzte mich schon seit Monaten, so daß ich nichts mehr halten konnte, und der Daumenballen war dick geschwollen. Meine Füße wollten nicht mehr aufhören zu kribbeln, auch nahmen die Zuckungen in den Beinen so zu, daß sie ausschlugen. Diese Symptome verschwanden auch nicht, als ich größere Mengen Magnesium einnahm. Die Geräusche im Kopf und in den Ohren, die sich täglich zu einem Surren vermehrten, konnte ich kaum noch aushalten. Eine Trennkost, die mir zur Gewichtsreduktion empfohlen wurde, half nicht, mein Gewicht schnellte innerhalb von drei Wochen um zehn Kilogramm in die Höhe. Als ich eines Tages wieder voller Sorge über mein Gewicht beim Arzt vorsprach, meinte dieser nur, was ich eigentlich wolle; es sei doch alles in Ordnung.
Mit der Zeit bekam ich beim Essen Probleme mit dem Magen und der Verdauung. Mein Zustand war nun so, daß ich keinen Friseur mehr besuchen konnte, weil mich der linke Arm bis hinauf zum Herz schmerzte. Ich hatte geschwollene Lymphknoten und verlor immer mehr an Kraft. Das Wäscheaufhängen mußte ich den Kindern überlassen, weil ich die Arme nur unter größter Anstrengung heben konnte. Dann fing auch die rechte Armseite an, kraftlos zu werden, und ich konnte nur noch bis höchstens 700 Gramm tragen.

Seit Tagen konnte ich weder telefonieren noch kochen, weil dieser drückende Schmerz in den Lymphknoten kaum noch auszuhalten war. Schmerzen im rechten Unterbauch, rasende und stechende Kopfschmerzen, Rückenschmerzen, so daß ich mich nicht mehr bücken konnte, und der rechte Handballen, der arg geschwollen war, waren für einen Internisten, den ich nun aufsuchte, Grund genug, eine Computer-Tomographie zu machen. Natürlich ohne Befund! Heute ist mir klar, daß das Schilddrüsenhormon in Lymphgefäßen und Organen nicht nachzuweisen ist. Seit Jahren hatte ich Sodbrennen, und obwohl ich auch dagegen Medikamente einnahm, verschwanden sie nicht. Zusätzlich brauchte ich Magensäurepräparate, damit ich überhaupt verdauen konnte. Durch das Schilddrüsenhormon wurde die Bauchspeicheldrüse krank und ich hatte nur noch Durchfall. Mir kam es vor, als sei ich eine Nuß: Die Schale war noch intakt, aber der Kern war faul. Niemand sah mir an, wie ich litt. Die Schmerzen waren nun so schlimm, daß ich Schmerzzäpfchen einführte. Nie zuvor hatte ich ein Medikament gegen Schmerzen genommen, aber nun ertrug ich sie einfach nicht mehr.
Bei einem Ententanz anläßlich eines Sportfestes kam ich nicht mehr hoch, weil mir die Kraft dazu fehlte. Eines nachts geschah es, daß ich aufwachte und das Gefühl hatte, keinen Magen mehr zu haben. Es ist schwierig zu beschreiben, wie es war. Es fühlte sich an, als hätte ich keine Organe mehr. Auch hatte ich einen äußerst seltsamen Geruch im Mund, wie von erkaltetem Blut. Wenn ich nun am Morgen aufstand, mußte ich mich daran gewöhnen, daß sich meine Organe schmerzhaft senkten. Es war mir dabei ganz schlecht

und schwarz vor den Augen. Kalte Schweißperlen bildeten sich am ganzen Körper und auf der Stirn. Man konnte zusehen, wie die Haut am Bauch länger und länger wurde und sich zu einer Birnenform wölbte. Der ganze wahnsinnige Schmerz dauerte etwa zehn Minuten, während denen ich äußert tapfer sein mußte, weil ich unsäglich litt. In diesem Zustand mußte ich weiter Zeitungen austragen. Meine Psyche veränderte sich, und ich wurde ängstlicher, erst langsam und mit den Jahren immer mehr. Ich wurde so ängstlich, daß ich beim Läuten der Hausglocke oder des Telefons Neurosen bekam. Es war mir mit der Zeit nicht mehr möglich, einen Anruf entgegenzunehmen, obwohl ich früher leidenschaftlich gerne telefoniert hatte. Mühsam schleppte ich mich mit dem gesenkten Bauch weiter, und niemand in der Familie konnte ermessen, was für Qualen ich durchmachte. Tagsüber war ich froh, wenn ich mich wieder hinlegen konnte.

Leider benahm sich Ernst äußerst seltsam und war dauernd betrunken. Wir sahen ihn nur, wenn er schmutzige Wäsche nach Hause brachte und sich frische einpackte. Ohne ein Wort ging er ein und aus wie ein Fremder. Wir hatten keine Ahnung warum, er gab auch keine Antwort, wenn ich ihn darauf ansprach. Ich glaube, weil er keinen Nutzen mehr an mir hatte, ließ er sich beim Scheidungsamt einen Termin geben, ohne vorher mit mir darüber zu sprechen. Genau an meinem vierten Hochzeitstag bekam ich die Vorladung beim Friedensrichter. Das war wie ein Faustschlag ins Gesicht. Wir hatten seit einigen Tagen nichts mehr zu essen und nur noch gekochte Eier im Kühlschrank. Ernst hatte uns die Eier noch weggegessen und die Schalen einfach auf den Boden geworfen. Für die

Kinder und mich folgte eine schwere Zeit, und wir waren froh, als er endlich die Wohnung verließ.
Ernst ging, ohne seine Kleider mitzunehmen, und wir waren gezwungen, sie ihm zu packen. Er ließ die Fische im Aquarium sterben, weil er den Filter und das Wasser nicht mehr wechselte. Der Gestank aus dem Aquarium war nicht mehr auszuhalten, so daß ich in meinem Zustand das viele Wasser ausschöpfen mußte. Ernst ließ einfach alles stehen und liegen, es war unglaublich, was dieser Kerl uns zumutete.
Die Scheidung von Ernst schwächte mich so sehr, daß ich während der Pause, in der beraten wurde, ein Medikament einnehmen mußte. Wie gerne hätte ich gesagt, daß ich krank bin und finanzielle Unterstützung brauche. Doch ich hatte keinen Beweis, und der Arzt war der Meinung, ich sei gesund. Es war ein unerträglicher Zustand, denn ich spürte ja meine Krankheit, aber es war niemand da, der mir half. So meinten die Richter, daß ich wieder arbeiten könnte, obwohl ich nicht einmal mehr die Kraft hatte, Zeitungen auszutragen. Ernst besaß nicht einmal so viel Anstand, seine Sachen zu packen. So mußte ich nach dem Urteil wohl oder übel mit Müh und Not alle seine persönlichen Dinge einpacken. Was er aber sehr wohl konnte, war, mit seinen Kollegen unsere Wohnung auszuräumen, als ich zur Abklärung in der Klinik war. Kurz vor der Scheidung versicherte er mir telefonisch, daß er in unserer Wohnung alle alten Möbel von ihm stehen lassen würde, die er mitgebracht hatte. Vor Gericht bestätigte Ernst auch, daß er nichts mitnehmen würde außer seinem weißen Essgeschirr. So forderte ich weder die 25'000 Franken zurück, die ich ihm gegeben hatte zur

Bezahlung seiner Steuerschulden, die er bereits mit in die Ehe gebracht hatte, noch die 8'800 Franken für den Grabstein seiner verstorbenen Frau, noch die 1'000 Franken für das Moped, das er sich noch sechs Tage vor dem Scheidungstermin von mir bezahlen ließ. Ich fand es empörend, daß er vor Gericht behauptete, er habe 79'000 Franken mit in die Ehe gebracht – dabei konnte er nicht einmal die erwähnten Steuern bezahlen. Auf jeden Fall waren die Wohnung und der Keller leergeräumt, als wir vom Krankenhaus nach Hause kamen. Alle meine alten kostbaren Weine, die ich seit Jahren sammelte, hatte er auch gleich mitgenommen, es blieb mir nichts anderes übrig, als die Polizei einzuschalten. Gemein finde ich heute noch, daß ich sein Aquarium ausräumen mußte. Und daß die Kinder dieses unglaublich schwere Bett, das er bereits kaputt in die Ehe brachte und das sehr schwer zu tragen war, entfernen mußten. Obwohl ich nun keine finanziellen Sicherheiten mehr hatte, war es uns lieber, daß er weg war. Wir fanden, daß das Zeitungenaustragen wohl das kleinere Übel war.
Mit Hilfe von Angela und Tino war es mir möglich, noch wenige Wochen eine einzige Route zu bedienen. Das war jedoch sehr anstrengend, weil die zwei großen Zeitungsverlage der Region sich zusammengeschlossen hatten. In einer Route gab es 300 und mehr Exemplare zu verteilen, und das war für meinen geschwächten, kranken Körper viel zu anstrengend. Jeder Schritt bereitete mir die schlimmste Mühe, mir war schwarz vor den Augen und ich hatte Schwindelanfälle. Das Geld, das wir nun verdienten, reichte nicht einmal für die Miete, und wir waren so in Not, wie man es sich kaum vorstellen kann. Damit wir weiter über die Runden kamen,

mußten wir alle Wertsachen verkaufen. Ich verbrauchte alle meine Ersparnisse, und wir waren so pleite, daß ich für Tino nicht einmal mehr zehn Franken für ein Klassenlager hatte. Ich schickte Tino ins Nachbarhaus zu seinem Vater mit der Bitte, ihm ein wenig Taschengeld zu geben. Mein Sohn Tino kam kreidebleich zurück und erzählte mir geschockt, daß sein Vater ihn nicht einmal in die Wohnung gelassen und ihn mit Schimpf und Schande davongejagt habe. In Tino war etwas zerbrochen! Seit diesem Zeitpunkt wurde aus einem äußerst liebenswerten, fröhlichen Jungen ein zurückhaltender, nachdenklicher Bursche, der auch heute noch sehr aggressiv reagiert, wenn es um Hilfeleistung geht.
Renzo bezahlte weiter seine Schulden, doch als noch ein Betrag von 13'000 Franken offen war, stellte er die Zahlungen ein. Er hatte übersehen, daß er in sechs Jahren nicht jeden Monat die Kinderalimente bezahlt hatte. Ich forderte ihn auf zu zahlen. Er weigerte sich mit der Begründung, seine Schulden seien getilgt und die Angelegenheit somit für ihn erledigt. Da ich nun selber in finanziellen Schwierigkeiten war, bestand ich weiter auf meinem Geld. Ich forderte alle Bankbelege an und konnte ihm beweisen, daß noch Beträge offen waren. Er weigerte sich jedoch weiterhin zu zahlen. Renzo hatte zwischenzeitlich seinen Arbeitsplatz gewechselt, und der neue Arbeitgeber wollte nicht mehr ihm, sondern direkt mir die Kinderzulagen auszahlen. Nun forderte mich Renzo sogar auf, daß ich sie ihm übergeben müßte. Ich erfuhr bei dieser Gelegenheit, daß mir sogar mehr Kindergeld zustand, als er mir jeweils ausbezahlt hatte. In meiner Not bat ich das Jugendamt um Hilfe. Sie rechneten die Zahlungen nach, die er geleistet hatte, und waren eben-

falls meiner Meinung, daß noch die erwähnten 13'000 Franken fehlten. Trotz schriftlicher Aufforderung weigerte er sich zu zahlen und schrieb dem Jugendamt einen Brief mit Unwahrheiten, indem er behauptete, er habe für mich Zahlungen geleistet. Beispielsweise habe er wegen einem Verschulden von mir im Dezember 1986 an zwei Orten Miete bezahlen müssen. Das stimmte aber nicht, und ich konnte dies anhand von Bankbelegen nachweisen. Die Fürsorgerin riet mir, einen Anwalt zu nehmen, und ich war bereit, bis vor Gericht zu gehen. Schwer krank ging ich zu einem Rechtsberater und mußte für seine Dienste auch noch geliehene 2'000 Franken bezahlen. Meine Krankheit war aber bereits so weit fortgeschritten, daß ich keine Kraft mehr fand weiterzukämpfen. Ich habe bis heute mein Geld noch nicht zurückerhalten, und es ärgerte mich und machte mich wütend, daß ich in all den Jahren so viel für Renzo getan habe und nun mit Schulden dastand. Wir mußten uns auch Geld borgen, damit wir wenigstens ein Bett, einen Kleiderschrank sowie einen Tisch und Stühle kaufen konnten.
Angela fragte Renzo einmal, weshalb er überhaupt Kinder gezeugt habe. Er gab zur Antwort: «Wenn deine Mutter noch mehr Kinder gewollt hätte, hätte ich sie ihr auch noch gemacht.» Von diesem Zeitpunkt an wußte Angela, daß sie ohne Vater leben mußte, und doch gab sie die Hoffnung nie auf, daß er sie eines Tages doch noch lieben könnte. Als Renzo keine Zeit mehr hatte, im Sportverein zu bleiben und es so aussah, als ob er weiterhin die Besuchszeiten für die Kinder nicht nutzen wollte, bemühten sich Tino und Angela immer noch um ihren Vater und putzten ihm für einen geringen Betrag seine ganze Wohnung. Sie opferten ihre freien

Nachmittage, und als es um die Bezahlung ging, weigerte sich Renzo mit der Begründung, sie hätten eine Unordnung hinterlassen. Er stellte den Kontakt ein, und sie sahen ihren Vater viele Jahre nicht wieder.

Es war trotz meiner Krankheit eine schöne Zeit, die meine Kinder und ich nun alleine zusammen verbrachten. Sie wird uns immer in Erinnerung bleiben. Für die Kinder war es aber auch bedauerlich, weil sie viel zu schnell vorbei war. Ihnen wurde viel Wertvolles geraubt, da es durch die Einnahme von Schilddrüsenhormonen mit meiner Gesundheit steil bergab ging und ich keine Kraft mehr fand, bei den Aktivitäten mitzuhalten. Es war für die Kinder schwierig, so plötzlich alleine gelassen zu sein und einen Ersatz für die kommenden freien Wochenenden zu finden. Da meine Bewegungsfähigkeit sich immer mehr einschränkte, machte ich Kurse in Fußreflex- und Psycho-Zonenmassage mit der Hoffnung, wenigstens diese Arbeit ausführen zu können. Schon nach den ersten Massagen schmerzten mich die Muskeln in der Magengegend, und als meine Energie nur noch auf Reserve stand, mußte ich mein Geschäft wieder schließen, bevor ich es eröffnet hatte. Heute weiß ich, daß sich damals mein ganzes Hautkostüm anfing auszudehnen. Mir schien aber, als ob jemand mein ganzer Körper zerreißen würde. Am ganzen Unterbauch riß das Gewebe auseinander, und eine übelriechende, durchsichtige Flüssigkeit sickerte durch und verursachte entsetzliche Schmerzen. Ich hatte Angst und war so verzweifelt, daß ich glaubte, Krebs zu haben. Als ich voller Angst wieder einmal einen anderen Arzt aufsuchte und ihn bat,

mich nach Krebs zu untersuchen, fragte mich der Arzt zynisch, welchen Krebs ich den gerne hätte!
Ich vertrug jetzt weder Sonne im Sommer noch Heizung im Winter, und wir mußten Winter in ungeheizten Zimmern wohnen. Ich reagierte auch schlecht auf verschiedene Düfte, da sie mich so stark reizten, daß mir schlecht wurde und ich vermehrt Durchfall bekam. Ich war es gewohnt, daß ich seit Jahren auf alle laufenden elektronischen Geräte reagierte, aber nun reagierte mein Lymphsystem schon mit Störungen, nur weil sie in der Wohnung anwesend waren. Meine Kinder mußten auf mich Rücksicht nehmen und durften weniger Zeit mit Videospielen verbringen und kaum noch fernsehen.
In der Brust engte es mich ein, und ich mußte nach Luft japsen, weil ich das Gefühl hatte zu ersticken. Die Nase fühlte sich an, als ob sie dauernd verstopft wäre, und aus Sauerstoffmangel mußte ich dauernd gähnen. Eines Mittags hatte ich im Oberbauch entsetzliche Schmerzen, und von da an konnte ich nicht mehr essen. Der Oberbauch wölbte sich stark nach Außen, und ich mußte klägliche Schmerzen erdulden. Meine tägliche Mahlzeit bestand nur noch aus einem Soja-Getränk. Mein Körper fiel immer mehr auseinander, und ich sah aus wie ein Ballon, der bald zerplatzen würde. Täglich trank ich acht Liter Flüssigkeit, weil ich immer noch das Gefühl hatte zu verdursten. Ich fing an, Menschen und Dinge zu verwechseln und konnte Namen und Worte nicht mehr in Zusammenhang bringen. Eines morgens verlor ich sehr viel Blut, vermutlich war im Bauch etwas zerrissen. Der Anruf beim Arzt war niederschmetternd. Er erachtete es nicht einmal für nötig, vorbei zu kommen. Es

geschah nun häufiger, daß von unten eine schwarze Wolke hochkam und mich einlullte. Ich konnte meinen Körper kaum noch fortbewegen, und das Gewicht schnellte binnen drei Wochen um dreißig(!) Kilogramm an, obwohl ich praktisch nichts mehr aß. Meine Muskeln waren so geschwächt, daß ich den Urin nicht mehr halten konnte, er lief unkontrolliert aus und ich mußte Tücher wie Windeln anziehen. Meine Kinder hatten täglich die Wäsche zu waschen, und Marco mußte mich einreiben, weil ich wund war. Tag und Nacht lag ich in dem Behandlungsstuhl, den ich für die Fußreflexzonenmassagen gekauft hatte. Es war mir nicht mehr möglich aufzustehen, ich zitterte am ganzen Körper und mein Puls raste, daß es meinen Körper nur so durchschüttelte.
Mit einem Taxi suchten wir wieder einmal einen Arzt auf, der mich als Notfall gleich in ein Krankenhaus überwies. Wie so oft wurde auch hier wieder ein Röntgenbild von meiner Lunge gemacht, die zum Glück in Ordnung war. Ich wußte, meine Probleme lagen nicht in der Lunge, obwohl auch sie mit den Jahren angegriffen wurde. Im Krankenhaus meinte man nur, ob ich es schon einmal mit weniger essen versucht hätte, und schickte mich nach zwei Stunden unveränderter Dinge nach Hause. Resigniert lag ich wieder in meinem Stuhl und mußte es hilflos geschehen lassen, daß meine Füße immer mehr anschwollen. Ich hatte in der Brust ein Gefühl, als sei dort ein Loch entstanden, und hinter den Ohren schmerzte es, daß ich glaubte, wahnsinnig zu werden.
Ich ging nun zu einem neuen Arzt zur Kontrolle – alle drei Monate –, und dieser sah zu, wie ich mich immer mehr zu meinem Nachteil veränderte. Auch er meinte, es wäre für mich hilfreich, wenn

ich den Psychologen im Haus aufsuchen würde. Ich tat ihm den Gefallen, aber es war aber für mich eine Strapaze, diese zusätzlichen Stunden über meine Vergangenheit zu reden, während ich in der Gegenwart solche Probleme hatte. Warum wollte man mir etwas aufzwingen, was ich nicht brauchte? Ganz alleine schaffte ich es, in all den Jahren mit meiner Psyche in Einklang zu kommen. Warum wollte man immer meine Psyche behandeln? Die Sitzungen brachten nichts, und zudem reute mich das Geld, obwohl die Stunden von der Krankenkasse bezahlt wurden. Das System ist schon komisch. Wir hatten kein Geld zum Leben, aber um die Psyche zu behandeln, war welches vorhanden. Als der Psychologe mehr hören wollte, als ich wirklich erlebt hatte, beendete ich die Sitzungen und war dankbar, daß ich mich hinlegen konnte. Mir wäre mehr gedient gewesen, wenn man meine körperlichen Beschwerden ernst genommen und geheilt hätte und man mehr auf meine mündlichen und auch schriftlichen Aussagen geachtet hätte. Diese Berichte sind traurig zum Lesen. Wie oft erwähnte ich mein Leid und meine Herzbeschwerden. Zu jeder Visite nahm ich Blätter mit neuen Aufzeichnungen mit, aber sie wurden nicht ernst genommen. Ich habe alle diese Berichte, die ich für den Arzt geschrieben hatte, zurückverlangt. Ich war aber zu traurig, sie alle nochmals zu lesen.

Da die Ärzte in der Schweiz mich für gesund hielten, nahm ich den beschwerlichen Weg auf mich, fuhr nach Deutschland und ließ mich dort untersuchen. Angela und Tino begleiteten mich, weil ich ihre Unterstützung brauchte. Das erste, was gleich behandelt wurde, war ein krasser Eisen-, Vitamin- und Sauerstoffmangel, der mit Infusionen behoben wurde. Die Untersuchungen ergaben, daß nicht nur mein Herz schwer geschädigt war, sondern daß die Konsistenz des Blutes nicht mehr stimmte und die Senkung viel zu hoch war. Die Gallenblase und -gänge waren stark erweitert, und die Lungenkapazität war viel zu tief und zu schwach. Der behandelnde Arzt meinte, er könne kaum glauben, daß ich mit solchen Werten vor ihm sitzen würde und daß ich in der Schweiz sofort in ärztliche Behandlung gehöre. Es wurde ein umfassendes Krankheitsjournal zusammengestellt mit der Mahnung, sofort einen Arzt aufzusuchen.

Als ich meinem Arzt, bei dem ich mich regelmäßig kontrollieren ließ und dem gegenüber ich dauernd über Herzbeschwerden klagte, das Dossier überreichte, war ich voller Hoffnung, daß sich nun endlich alles zum Besseren wenden würde. Bei der nächsten Konsultation meinte er jedoch, ich solle das Dossier nicht ernst nehmen, sonst müßte man ja annehmen, ich sei eine schwerkranke Person. Es wollte und wollte einfach keine Veränderung zum Guten geben! Zu allem Übel kam nun noch eine Blasenentzündung dazu, die mit starken Antibiotika behandelt wurde. Wie bereits in der Jugend vertrug ich dieses Medikament nicht, die Blasenentzündung besserte sich auch nicht. Meine Füße, die einst Schuhgröße 37 hatten, schwollen an bis Größe 43. Heftige Zahnschmerzen – ich hätte mir am liebsten alle Zähne ausgerissen! – machten mich zu einem kreischenden Monster. Unkontrollierte Wutausbrüche und hysterische Anfälle waren die Folge. Es wundert mich, daß ich im Gehirn keinen Schaden davongetragen habe, oder doch? Ich war

nur noch ein Ballen Schmerzen, den Körper spürte ich gar nicht mehr. Es wunderte mich nicht, daß mein Gewicht weiter anstieg. Ich war machtlos über das Geschehen in meinem Körper und mußte voller Schmerz und Trauer alles ertragen. Es war zum Heulen!
Als ich wieder einmal einen Herzanfall hatte, beschloß ich, einen anderen Arzt aufzusuchen, dessen Praxis in einer Klinik war. Ich hoffte, er hätte vielleicht die besseren Möglichkeiten, um genauere Untersuchungen durchführen zu können. Mein Herz raste wie wahnsinnig vor Anstrengung, als ich bei ihm ankam. Er befürchtete, ich hätte einen Herzinfarkt, und war sehr besorgt. Diese Diagnose erwies sich aber als unbegründet, und er verlor sein Interesse. In der Hoffnung, daß ihm wenigstens die Blutwerte einen Hinweis geben würden, wurde ich mit den Worten entlassen, sie hätten zu wenig Blut für eine Analyse entnommen und könnten es somit nicht untersuchen.
Bei einem Internisten ließ ich mir den Bauch untersuchen, weil ich nun dauernd Krämpfe hatte. Zwei Jahre blieb ich bei diesem Arzt in dem Glauben, die Zeit würde Aufklärung bringen, was mir fehlte. Der Internist konnte mir weder den Puls noch den Blutdruck messen, er meinte, für so einen fetten Arm habe er keinen Blutdruckmesser und er ließ es bleiben. Da der Arzt auf Darmkrankheiten spezialisiert war, untersuchte er meinen Bauch von oben mit einem elektronischen Gerät und erklärte wiederum, es sei zuviel Fett vorhanden, um eine Untersuchung zu machen. Als ich zu erklären versuchte, daß dies vom Trinken und nicht vom Essen käme, hörte er mir nicht einmal zu. Nach einer Blutuntersuchung meinte er, daß ich zur Zeit an Kopfschmerzen leiden müßte, wa-

rum und wieso wollte er mir aber nicht sagen. Im Laufe der zwei Jahre versuchte er, mir so gut wie möglich zu helfen, doch alle Blutuntersuchungen ergaben, wie er sagte, keinen Hinweis auf mein Leiden. Er schloß daraus, daß es keine Pillen gäbe, die mir helfen könnten, mich wieder gesund zu machen. Auch er versuchte mir einzureden, daß mir von keinem Arzt geholfen werden könne, sondern ich dringend einen Psychiater bräuchte.
Jeden Morgen schaffte ich es nur mit größter Anstrengung, das Bett zu verlassen. Ich hatte höllische Schmerzen am ganzen Leib. Am schlimmsten wurden die Beschwerden im Herz, mein Puls raste und das Herz klopfte so, daß ich das Gefühl hatte, es würde zerspringen. Ich hörte mein Herz im Kopf und in den Ohren schlagen, und in der Brust bis zu den Oberarmen hatte ich einen schmerzhaften Druck und ziehende Schmerzen, mir war dadurch immer übel. Beim Schlafen bekam ich Atemnot und mußte unkontrolliert Stuhl und Wasser lösen, das mir einfach die Beine hinunterlief. Auf der Toilette war ich so geschwächt, daß ich mich nicht mehr erheben konnte und in einen Dämmerschlaf fiel. Wir mußten die Wege vom Bett ins Bad mit Tüchern auslegen. Seither lebte ich in Todesängsten und hatte nur noch Panik. Meine Kinder erzählten mir, daß ich in dieser Zeit viel geschrien und nach Atem gerungen hätte.
Ich hatte nun dauernd Bauchkrämpfe, wie ich sie vorher noch nicht gekannt hatte, mir schien, als bebten der Darm und der Magen. Innerhalb von drei Monaten nahm ich wieder fünfzehn Kilogramm zu, obwohl ich nicht mehr essen konnte. Ich versuchte mit Reiswaffeln, die ich lutschen konnte, dieses Beben zu beruhi-

außerhalb dieses Vierecks war, existierte für sie einfach nicht. Was der Patient sagte, war irrelevant, der durfte keine Meinung haben. Die Schmerzen, die ich überall hatte, wollte die Ärztin als Rheuma abtun. Es war aber kein Rheuma, und ich wehrte mich dagegen, mir eine Krankheit aufzwingen zu lassen, die ich nicht hatte. Eine Blutprobe wurde nach Frankreich geschickt, und siehe da, es war tatsächlich kein Rheuma. Die Ärztin wollte aber von ihrer Meinung nicht abweichen und sagte mir, es sei Weichteilrheumatismus (was nämlich nicht nachzuweisen ist). Ich weigerte mich auch hier, diese Diagnose als die meinige anzunehmen, denn ich wußte vom Muskeltest, daß ich diese Krankheit nicht hatte.
Positiv war aber, daß endlich jemand den großen Zinkmangel meines Körpers herausfand. Zink ist für die Organe lebenswichtig, und bereits der kleinste Mangel kann großen Schaden anrichten. Die Ärztin erklärte mir, daß in meinem Körper eine Entzündung sei, die mein Zink aufgebraucht hätte. Um aber das Zink resorbieren zu können, brauchte ich zusätzlich Vitamine, was mir die Ärztin verweigern wollte. Erst als ich drohte, die Klinik zu verlassen, um mir selber welche zu besorgen, war sie bereit, mir Tabletten von der Hausapotheke zu verschreiben.
Ich kombinierte und konnte mir nun gut vorstellen, daß damals, nach der Operation der Gebärmutter, eine Entzündung in der rechten Niere entstanden war, weil ich den Urin so lange im Körper behalten mußte. Ein EKG in der Klinik zeigte, daß das Herz bereits ein paar Tage nach der Einnahme von Zink eine leichte Besserung zeigte. Die nächsten vier Wochen durfte ich nur Salate essen. Ich konnte keine Nacht konnte das WC verlassen, weil ich wässerigen

Durchfall hatte. Als den reinsten Horror empfand ich den Schwitzkasten. Damit das Fieber und die Bakterien eliminiert wurden, mußte man in einen Kasten liegen, der stark aufgeheizt wurde. Es scheint mir ein Wunder, daß ich mit meinem hohen Blutdruck, der über zweihundertundfünfzig war, das überlebt habe. So konnte es nur in der Hölle sein, wo man bei lebendigem Leibe gekocht wurde. Nach der Behandlung sackte meine oberen Werte des Blutdrucks unter neunzig, und ich war sehr geschwächt. Man hätte mich aufschneiden können, ich hätte es nicht einmal mehr gespürt. Nach der Schwitzkasten-Behandlung wollte man mir eine Blutwäsche machen. Trotz aller Bemühungen schafften es die Laborantinnen nicht, in meinem stark aufgedunsenen Körper eine Vene zu finden. In diesem schlechten Zustand mußte ich in mein Zimmer im obersten Stock gehen, was mir nur unter größter Willensanstrengung gelang. Die Blutsenkung war tatsächlich etwas tiefer nach dieser Behandlung, auch schwächte sich die Blasenentzündung etwas ab. Aber bereits am nächsten Tage waren die Werte wieder auf dem alten Stand. Als ich nach zwei Wochen diese Tortur wieder über mich hätte ergehen lassen sollen, weigerte ich mich nach dem Bad, das auch so stark erhitzt worden war, in den Schwitzkasten zu gehen. Mein Blutdruck sank schon nach dem Bad unter die 90er-Werte. Die Verantwortliche befürchtete einen Kollaps und weigerte sich ebenfalls, mich in den Schwitzkasten zu stecken. Meine Ärztin, die gerufen wurde, war wütend, weil man ihre Order nicht befolgte. In dieser Klinik wurden mir ebenfalls wieder zwei mal pro Woche Darmspülungen verordnet. Sie schwächten mich so sehr, daß ich nur die Behandlungen wahr-

nehmen konnte und ansonsten die ganzen vier Wochen im Bett lag. Noch immer wußte man nicht, was mir fehlte, und behandelte lediglich mein Übergewicht.
Nach drei Wochen Klinikaufenthalt war mein Gesundheitszustand geschwächter, aber unverändert wie bei der Ankunft. Mein Traum mit der Inderin ließ aber mich nicht gleich aufgeben, so blieb ich stur. Ich hatte mir eine Veränderung zum Besseren erhofft, deshalb blieb ich eine weitere Woche. Endlich hatte ich Glück, eine Therapeutin sprach mich an. Es stellte sich heraus, daß sie auf Lymphdrainage spezialisiert war und sich wunderte, warum ich bei ihr keine Behandlung bekam. Der Zufall wollte es, daß ich in der letzten Woche auch meinen Eisprung hatte und die Lymphknoten stark geschwollen waren. Sofort suchte ich meine Ärztin auf und zeigte ihr die Knoten. Sie schaute sich das Ganze an und bestätigte, daß es Schwellungen der Lymphknoten waren. Diese Aussage wurde zur magischen Diagnose. Mir wurden nun entsprechende Behandlungen verordnet und ich bekam Lymphdrainagen.
Zu Hause wurden diese Behandlungen fortgesetzt, schwächten mich aber nur noch mehr. Mein Zustand war in einem bedenklichen Stadium. Die Therapeutin im Nachbardorf weigerte sich, mich weiter zu behandeln, da meine Fingernägel bereits schwarz wurden. Erleichtert, von diesen Strapazen erlöst zu sein, legte ich mich ins Bett – wo ich ab diesem Zeitpunkt zwei Jahre todkrank wie eine lebende Leiche lag!
Was für ein Sein! Nun fing der ganze Körper an zu stechen, wie wenn mir jemand mit einer Nähnadel in die Haut stechen würde. Es war mir, als löse sich die Haut von meinen Knochen, die Haut

hing richtig an mir herunter. Es schien mir, als ob die Haut an der Wirbelsäule keinen Halt mehr fand, man sah die Konturen des Rückgrats nicht mehr. Es fühlte sich an, als trüge ich ein Kleid, daß viel zu groß und hinten nicht geschlossen war. Im Genick bildete sich eine fußballgroße Blase. Die Haut im Gesicht hing wie bei einer Dogge herunter. Meine Haare verloren ihre Farbe und wurden innerhalb kürzester Zeit grau. Die verheerendsten Folgen ergaben sich aber, wenn ich mit einem Elektrogerät in Kontakt kam: das Zink und die Mineralstoffe wurden durch den Kontakt aus meinem Körper eliminiert.

Neue Schikanen kamen auf uns zu, ich bekam Probleme mit dem Leitungswasser. Egal ob ich mit dem Wasser duschte oder es trank, ich lief blau an und zitterte wie Espenlaub. Für die Kinder war das eine sehr schwierige Zeit. Mit viel Geduld und Geschick fanden sie dank Kinesiologie heraus, daß ich den Kalk im Wasser nicht vertrug. Tino, mein Goldschatz, entdeckte mit viel Intuition, welches Mineralwasser ich noch vertrug. Er machte es sich zu seiner Aufgabe, jeden Tag davon einzukaufen. Ich durfte viele Jahre nicht mehr duschen, eigentlich war ich nur noch ein Häufchen Elend, das nicht mehr weiter wußte.
Die Kinder stellten mein Bett ins Wohnzimmer. Hier lag ich nun Tag und Nacht und spürte keine Zeit mehr. Es war für mich eine Erleichterung, meine Augen zu schließen und auf den Tod zu warten. Ich war überzeugt, daß ich nun bald sterben mußte und überließ mich meinem Inneren. Hier erlebte ich, wie ich durch die Lüfte flog, von einem Ort zum anderen. Ich flog über Wiesen und Fel-

der und über das Meer bis in fremde Länder. Ich, war erstaunt, als ich einmal in einem Dorf in Afrika landete; dort stand ich an einem Holztrog mit Korn und zermalmte es mit einem Köcher. Es erstaunte mich, daß ich gleichzeitig an zwei Orten anwesend sein konnte. Die Menschen in diesem Ort sprachen mich an. Obwohl ich erst ankam, wurde ich behandelt, als wäre ich schon immer hier gewesen. Es war für mich befreiend, überall hinfliegen zu können. Ich hatte kein Zeitempfinden mehr. Als ich einmal in Japan landete und mich dort genauso daheim fühlte wie in Afrika, erschrak ich so über die Sprache, die ich sprechen und verstehen konnte, daß ich mit einem Ruck erwachte. Wieviel Zeit vergangen war, seit ich am Leben nicht mehr teilhaben konnte, wußte ich nicht. Als ich immer tiefer in mich rutschte und auf das Jenseits wartete, hörte ich, wie eine Stimme zu mir sagte: «Wach auf Lialma, für dich ist die Zeit noch nicht gekommen.» Diese Stimme löste mich aus der Lethargie, in die ich mich hatte fallen lassen. Ich mußte mich zwingen, wieder am Leben teilzunehmen, und die Stimme, die mich längere Zeit nicht mehr losließ, half mir dabei.
Angela hatte seit der Geburt Probleme mit ihrem Kiefer und der Zahnstellung. Die Korrektur ihres Gebisses kostete mich jahrelang ein Vermögen, ich hatte alles selber zu bezahlen. Um für die letzte Nachbehandlung aufkommen zu können, mußte ich mein Schlafzimmer wieder verkaufen. Seither schlafe ich auf einer Matratze in meinem Zimmer auf dem Boden.

Heute leben wir von der Invalidenrente und wir müssen uns stark einschränken. Wie froh wäre ich, wenn ich wieder arbeiten könnte. Es war schwer, den Kindern immer sagen zu müssen, daß wir uns nichts leisten können. Schon ärgere ich mich wieder darüber, daß mir von den Behörden immer Steine in den Weg gelegt werden. Noch heute verlangt das Steueramt vom Arzt einen Beweis, daß ich nicht arbeitsfähig bin, obwohl ich bereits seit langem eine Invalidenrente erhalte und ihnen sogar die Auszüge der IV schickte. Seit ich krank bin, macht mir die Gemeinde nur Schwierigkeiten. Wenn ich mich daran erinnere, wie der Arzt mich persönlich beim Sozialamt anmeldete und um Unterstützung für mich und meine Familie bat; wie meine Kinder noch vor der Schule Zeitungen austragen mußten, damit wir uns etwas zu essen kaufen konnten; wie wir all unser Hab und Gut verkaufen mußten, damit wir die Rechnungen bezahlen konnten. Sogar unsere Betten und Kleiderschränke mußten dran glauben! Und das Steueramt verlangt noch heute von mir eine Bestätigung, daß ich wirklich krank bin.

Schon damals vor sieben Jahren, als ich so schwer krank war, daß ich mein Bett nicht mehr verlassen konnte, mußte ich zur Behörde gehen, um meine Finanzlage zu besprechen. Nur unter größter Anstrengung schaffte ich es, dieser Aufforderung nachzukommen. Damals wurde von mir verlangt, daß ich jeden Monat vorbeikommen solle, um die Sachlage neu zu klären. Das konnte ich allerdings wegen meiner fortgeschrittenen Krankheit nicht mehr tun, also mußte ich Marco mit allen Unterlagen vorbeischicken. Die Sozialarbeiterin, die unseren Fall betreute, meinte zu Marco, daß ich nur persönlich erscheinen dürfe. Trotz Erklärungen, daß es mir unmöglich sei vorbeizukommen, wurde uns mitgeteilt, daß wir

somit keinen Anspruch auf Unterstützung hätten. Wir hatten daraufhin keine Möglichkeiten mehr, an Geld zu kommen; und mußten Freunde und Bekannte bitten, uns so lange zu helfen, bis es mir wieder möglich war, bei der Behörde vorzusprechen. Keiner von uns rechnete damit, daß meine Krankheit noch Jahre dauern würde. Ich informierte schriftlich die Fürsorgerin, sobald es mir möglich sei, würde ich wieder vorbeikommen. Wegen meinem ständigen Fieber unterlief mir ein Schreibfehler. Aufgrund dieses Versehens bekamen wir das Geld, daß wir uns ausleihen mußten, von der Gemeinde nicht zurück.
Die Situation wurde für uns nun so brenzlig, daß Marco auf seinen Namen einen Kredit aufnehmen mußte. Bei einer Visite fragte mich mein Arzt, ob bei der Gemeinde alles geklappt hätte, und ich erzählte ihm, was für Probleme wir hatten. Er forderte nun die Gemeinde auf, diese Angelegenheit zu unseren Gunsten zu erledigen. Mit einem Psychologen, der mir zu Hilfe kam, gingen wir zum Sozialamt. Eine kompetente Mitarbeiterin hörte sich unsere Sachlage an, und nun wurde mir ohne Schwierigkeiten das Geld zur Unterstützung überwiesen. Das war unsere Rettung, denn mein Gesundheitszustand verschlechterte sich täglich.
1994, zwei Jahre später, erfuhr ich dank der vermehrten Einnahme von Vitaminen und Mineralstoffen eine leichte gesundheitliche Besserung, und schon wurde ich – immer noch todkrank – vom Sozialhelfer, der früher Standesbeamter gewesen war, bedrängt, mir eine Arbeit zu suchen. Es war erstaunlich, wie ein Mensch sich verändern konnte! Derselbe Mann hatte Ernst und mich vor ein paar Jahren getraut und war mir sehr nett in Erinnerung geblieben. Es schien

mir heute, daß er nicht nur das Amt gewechselt hatte, sondern auch sein Wesen. Er war unfreundlich zu mir und gab mir das Gefühl, minderwertig zu sein. Er behandelte mich, als wäre ich Abschaum, und verhielt sich so von oben herab, als wäre ich ein Übel, das kein Recht zum Leben hat. Es war erniedrigend, wie ich jeweils begrüßt und verabschiedet wurde. Es wunderte mich, daß er keine weißen Handschuhe trug, wenn er mir die Hand gab, denn er berührte kaum meine Finger. Als Schweizerin möchte ich anmerken, daß im eigenen Lande (oder liegt es am Wohnort?) die Würde als Bittstellerin nicht respektiert wird und daß ich das Gefühl bekam, der letzte Dreck zu sein. Von «nicht arbeiten wollen» konnte keine Rede sein, so versuchte ich trotz meines Gesundheitszustandes, einen Job zu erledigen, den ich ohne Probleme bekam. Es hätte auch mein Tod sein können – noch am ersten Tag brach ich zusammen und lag lange im Koma. Es folgte für meine Kinder eine schwere Zeit. Von nun an mußten sie mich waschen und pflegen, weil ich meine Liege nicht mehr verlassen konnte. Voller Sorge befürchteten sie, daß ich wieder, wie so oft in den letzten Tagen, irgendwo liegen könnte, wenn sie nach Hause kamen.
Wie sollte dieses Leben weitergehen? Wie sollten die Kinder mit mir so ihr Leben verbringen? Ich fühlte mich als große Last für sie. Wegen den Herzanfällen, die sich in der Nacht häuften, brauchte ich jemanden, der in meinem Zimmer schlief. Marco und Angela wechselten sich ab und schliefen mit einem Schlafsack bei mir auf dem Boden. Jede Nacht mußten die Kinder eine Kerze für mich anzünden, da ich Todesängste ausstand. Die Schmerzen in der Brust wurden immer intensiver und zogen sich von den Oberar-

men in den Rücken und die ganzen Arme herunter. Dabei schlug das Herz so stark, daß ich es mir am liebsten aus dem Leib gerissen hätte.

Es geschah immer häufiger, daß ich einfach wegsackte und für längere Zeit am Boden liegen blieb, bis mein Blick wieder klarer wurde und ich kriechend meine Matratze erreichen konnte. Die Kinder erzählten mir, daß ich in diesen Jahren oft in der Wohnung umhergeirrt sei ohne zu wissen, wo und wer ich war. Oft bin ich voller Angst und Panik erwacht und wußte nicht, wo ich mich befand oder schrie um Hilfe. Immer häufiger redete ich die Kinder mit anderen Namen an; ich erkannte sie – und doch wußte ich nicht, wer sie waren. Ich hatte Erstickungsanfälle, weil ich keine Luft mehr bekam und nur noch keuchen konnte. Mein Hautkostüm war so auseinandergefallen, daß ich mich nicht mehr richtig hinlegen konnte. Jede Liegeposition verursachte mir Schmerzen, und ich konnte eigentlich weder auf dem Bauch noch auf dem Rücken schlafen. Damit mein Körper gerade lag, mußte man ihn regelrecht hinbetten und stufenweise richten. Der Brustkorb war stark ausgedehnt, und man konnte die Arme nicht mehr parallel zum Körper hinlegen; sie mußten an den Seiten gestützt werden, damit eine Wölbung um den Brustkorb entstand.

Noch immer war mein Verstand soweit klar, daß ich mir Gedanken machen konnte. In mir setzte sich die Vorstellung fest, das alles meinen Kindern einfach nicht mehr antun zu können und daß es besser sei, wenn ich tot wäre. Es konnte so nicht weitergehen, das war kein Leben mehr, sondern ein Dahinsiechen. Ich war völlig verzweifelt und am Ende. Irgend etwas in meinem Inneren wehrte

sich aber dagegen, daß ich die Kinder von meinem Elend erlöste. Meine Zeit war wirklich noch nicht gekommen, aber die Schuldgefühle gegenüber den Kindern waren so dominierend, daß ich ihnen weiteres Leid ersparen wollte. Es lag nicht an meinem Willen; hätte es an mir gelegen, wäre es nie soweit gekommen. Ich hatte ein schönes, erfülltes Leben gehabt und liebte meine Kinder über alles. Wegen einem Partner machte ich mir keine Sorgen. Es schien mir, als wenn eine höhere Macht mich zu so einem Leben verdammte. War es Schicksal? War es eine Aufgabe, die ich zu erfüllen hatte? Hatte diese Krankheit einen Sinn? Zwei Jahre lag ich reglos auf dieser Matratze und wußte nicht, wie es weitergehen sollte. Die Kerzen vertrug ich bereits nach einem halben Jahr nicht mehr. Wir mußten vier Weihnachten ohne Kerzen feiern, weil ich auf das Kerzenwachs und auf so vieles andere allergisch reagierte.
Marco verließ uns drei Tage vor Weihnachten wegen einem Mädchen, das er fünf Tage kannte. Es war zu diesem Zeitpunkt kaum mehr möglich, daß sich mein Zustand noch mehr verschlechtern konnte – ich war bereits im Endstadium. Nach dem Weggehen von Marco mußten Angela und Tino mich viele Wochen pflegen, weil ich nur noch im Delirium lag. Der Weihnachtsbaum blieb kalt, und die Geschenke waren ungeöffnet. Es konnte einfach nicht mehr schlimmer kommen, und ich wäre froh gewesen, wenn ich diesen Zustand hätte in Würde beenden können. War ich feige? Hatte ich keinen Mut? Warum ließ ich zu, daß meine Kinder mich weiterhin pflegen mußten? Tino und Angela taten mir so leid, voller Liebe kümmerten sie sich um mich. Sie schonten mich, indem sie mir nicht erzählten, daß sie Marco seine Papiere und Kleider in

die Vorhalle brachten, damit er mit seiner Freundin nach Tunesien in die Ferien fliegen konnte. Als es mir nach acht Monaten wieder etwas besser ging, telefonierte ich mit ihm, und endlich war er wieder bereit, uns einmal zu besuchen. Als die Wohngemeinschaft, in der er nun wohnte, sich auflöste, kam er wieder nach Hause. Es war wunderbar für mich und meine Gesundheit, daß Marco für zwei Jahre wieder zu Hause wohnte. Marco ist ein lieber, hilfsbereiter Sohn, der mir viel abnahm. Er übernahm wieder die Leitung unseres Haushaltes und kümmerte sich um alle meine Belange oder ging einkaufen. Er war sehr einfühlsam, konnte zuhören und nahm mich auch hin und wieder in die Arme, wenn ich nicht mehr weiter wußte. Wenn er zu Hause war, konnte ich meine Leiden besser ertragen.

8. KAPITEL

ERSTE HEILUNGSANSÄTZE

Es war für mich ein Segen, als im Jahr 1996 ein Arzt in unserer Nähe eine Praxis eröffnete und die Patienten auch mit Homoöpathie behandelte. Marco fuhr mich regelmäßig mit seinem Auto in diese Praxis, wo ich mit heilenden Tinkturen und Kügelchen behandelt wurde. Der Arzt fand heraus, daß mein Körper ein hohes Defizit an Vitaminen und Mineralstoffen hatte, zudem waren meine Organe so geschwächt, daß ich mein Essen nicht mehr verdauen konnte. Es dauerte Jahre, bis dieses Manko beseitigt war und ich alle elektronischen Geräte wieder etwas vertrug. Es dauerte zwei Jahre, bis der Körper die Vitamine wieder halten konnte. Und es dauerte drei Jahre von der Zinkeinnahme an, bis der Zinkhaushalt wieder in Ordnung war und das Hautkostüm sich so weit wieder zusammengezogen hatte, daß die Knochen und Organe wieder einen Halt fanden. Weitere zwei Jahre durfte ich das Bett nicht verlassen und mußte ganz gerade und ruhig liegen, damit alles wieder richtig zusammenziehen konnte. Die Leber mußte behandelt werden, denn sie lag wie ein Klotz in meiner Brust. Der Blutzuckerspiegel wurde behandelt, der all die Jahre immer zu tief war. Durch die Behandlung der Bauchspeicheldrüse verschwand der weiße, wässerige Durchfall, und ich vertrug wieder einige Nahrungsmittel. Nach der Einnahme von Zink verheilten die Blasenentzündung und die Schleimhäute recht bald. Die Darmflora wurde mit einem

Medikament regeneriert, und dank der Einnahme von Vitaminen konnte ich wieder durchatmen und hörte ich mit der Zeit auf zu schnarchen, die Zahn- und Kopfschmerzen verschwanden. Es war fast eine Wiedergeburt, die ich erleben durfte. Meine Kinder waren glücklich und konnten wieder ein freieres und sorgloseres Leben führen. Die Blutwerte wurden immer besser, und schließlich verschwand nach sechzehn Jahren auch das Fieber.
Die ganze Behandlung war wie ein Wunder für mich. Nun konnte sich dank der Methode dieses Arztes der Körper so weit korrigieren, daß es mir möglich war, wieder selber zu kochen. Zum Glück, denn Marco verließ uns im Frühjahr 1998. Es war für mich herrlich, wieder im Wohnzimmer zu sitzen und fernsehen zu können, so durfte ich am Geschehen in der Welt endlich wieder teilhaben.

Fortuna schien bei mir Einzug gehalten zu haben, denn nun wurde mir das größte Geschenk zuteil. Ein Arzt, bei dem ich mein Blut kontrollieren ließ, fand heraus, daß ich überhaupt kein Schilddrüsenhormon brauchte! Diese Diagnose war gleichzeitig ein großer Schock für mich – ich konnte nicht glauben, daß ich so viele Jahre unendlich leiden mußte, nur weil ich von den Ärzten falsch behandelt worden war. Als ich das Hormonpräparat absetzen durfte, begann mein Leben neu. Mein Lymphsystem begann zu heilen und zu arbeiten, ein Rauschen zog durch meinen Körper, und im Kopf fing es an zu pulsieren. Drei Tage rauschte es so stark, daß ich nicht schlafen konnte. Aber erst nach einem halben Jahr, als die Lymphorgane so weit genesen waren, daß sie hundertprozentig arbeiteten, fingen die geschwollenen Lymphknoten an, kleiner zu werden. Die Schmerzen in den Beinen verschwanden mit der Zeit, und die Füße schwollen ab. Heute kann ich schon bald wieder meine früheren Schuhe anziehen. Praktisch von einem Tag auf den anderen konnte ich wieder essen, worüber ich mich natürlich sehr freute.

Dennoch war die Genesung ein langsamer, schwerer und mühsamer Weg. Es gab viele Rückschläge, Verschlechterungen, Schmerzen und Tränen, und ich benötigte Geduld und Verständnis, bis ich die ersten Schritte in Begleitung machen konnte. Heute kann ich wieder Leitungswasser trinken und bin dabei der glücklichste Mensch auf Erden. Die Bettwäsche, die ich sonst mindestens jeden zweiten Tag waschen mußte, kann ich heute eine Woche lang benutzen, ohne dabei Störungen im Lymphsystem zu bekommen. Es ist für mich herrlich, wieder stundenlang telefonieren zu können, ohne gleich Probleme mit dem Herz zu bekommen. Vor allem daß ich so lange am Laptop schreiben kann, ist mehr als nur ein Geschenk. Noch vor einem Jahr war es für mich unvorstellbar, je wieder so etwas erleben zu dürfen.
Ich werde nie vergessen, wie schön es war, als Angela sich einen Tag frei nahm und mit mir die ersten Schritte ins Freie machte. Beim ersten Spaziergang war ich noch sehr hilflos, denn sie mußte mich wie ein Baby anziehen. Ihre Liebe und Fürsorglichkeit waren rührend und halfen mir, alle Kraft aufzubieten, damit ich nicht versagte. Völlig entkräftet vom jahrelangen Liegen, versuchte ich unsicher, meine ersten Schritte zu machen. Angela schubste mich die Treppe hinauf, die sich vor unserer Haustür befindet.

Mein Gott, war das ein Gefühl, nach so vielen Jahren wieder einmal an der frischen Luft zu sein! Es war traumhaft schön, wieder Erde unter den Füßen zu spüren und sich befreit zu fühlen. Liebevoll streichelte ich die Blätter und Sträucher und wollte unbedingt durch die Wiese gehen. Wie oft hatte ich mir dies alles vorgestellt! Daß ich das wieder einmal erleben würde! Es war überwältigend, und ich konnte kaum glauben, daß es wirklich wahr war. Angst überkam mich, es könnte sich alles nur als ein Traum herausstellen, und Angela mußte mir immer wieder bestätigen, daß dies Wirklichkeit war. Wir waren uns bei diesem Spaziergang sehr nahe, und uns noch immer an den Händen haltend, schafften wir den Weg zu meinem ehemaligen Garten, den ich einst voller Wehmut aufgegeben hatte. Hier setzten wir uns auf einen großen flachen Stein, und es machte mir Freude, die Autos zu beobachten

Ich brauchte acht Tage, um mich von meinem ersten Spaziergang zu erholen. Angela drängte mich, ließ nicht locker und nahm sich ein ganzes Wochenende für mich Zeit, damit wir die Spaziergänge wiederholen konnten. Weil wir glaubten, die Welt erobern zu können, wurde ich stark überfordert und schaffte es kaum noch nach Hause. Mein Gesicht war knallrot, ich keuchte wie eine alte Lokomotive und der Schweiß rann mir wie ein Bach das Gesicht hinunter. Es war mein Glück, daß Bänke am Wegesrand standen, aber nur mit großer Mühe konnte ich meine Tränen in Schach halten; am liebsten hätte ich vor Anstrengung und Freude einfach losgeheult. Diese Stunden werde ich in meinem ganzen Leben nicht vergessen: Wie die Sonne meinen Körper berührte, wie die Sonnenstrahlen mich wärmten, wie die Blumen Düfte verströmten und wie

wunderbar es war, diese schönen Gärten anzuschauen. Am liebsten hätte ich jeden Baum und alle Menschen umarmt, an denen wir vorbeikamen, hätte jede Pflanze und die Blätter geküßt, so glücklich und überwältigt war ich, alles wiederzusehen. Oh Angela, wie danke ich dir, daß du mir diese schönen Stunden geschenkt hast, daß du deine Zeit für mich geopfert hast und zu mir so verständnisvoll und mütterlich warst.
Angela habe ich es auch zu verdanken, daß Paul uns ins Hallenstadion nach Zürich fuhr. Sie schenkte mir zu meinem 52. Geburtstag drei Karten, damit ich die von mir geliebte irische Musik hören und diese faszinierende Tanzgruppe sehen konnte. Wir besuchten Ende September «Lord of the Dance», und es war ein unvergeßliches Erlebnis. Es war seit vielen Jahren mein erster Ausgang am Abend, und ich kann dieses Glücksgefühl und die Dankbarkeit, die ich empfand, kaum beschreiben. Die Musik war genau das Richtige, um meine Gefühle in Wallung zu bringen. Dieser Abend wurde für mich zum Start in ein neues Leben, an dem ich endlich wieder teilnehmen konnte.
Nach diesem Abend hatte ich dringend Erholung nötig. Ich war geschwächt, und meine Lymphen plagten mich. Den ganzen nächsten Tag litt ich unter starken Kopfschmerzen und Übelkeit. Es deprimierte mich, daß mir die Lymphknoten solche Mühe machten und so schmerzten. Ich versuchte auch, mit weniger Essen mein Gewicht zu reduzieren, was ich aber büßen mußte. Es regte mich auf, daß ich nichts dazu beitragen konnte, schneller gesund zu werden, und tatenlos zusehen mußte, wie langsam es vorwärts ging. Solange ich dieses Gewicht mit mir herumschleppen muß, werde

ich auf andere angewiesen sein. Es ist für mich sehr kränkend und peinlich, wenn mich die Leute auf der Straße anstarren. Es heißt, eine Genesungsphase dauere so lange, wie die Krankheitszeit herrschte; diese Vorstellung erfüllt mich mit Entsetzen. Ich bin wieder frustriert. Ich brauche viel Geduld, bis mein ganzer Körper wieder in der Norm sein wird. Dabei darf ich nicht vergessen, daß es viele Jahre dauerte, bis er so völlig zerstört war.

Wir waren etwas enttäuscht und traurig, als Marco und seine Verlobte Marion nicht mit uns Weihnachten feiern wollten. Es wurde für uns trotzdem ein schönes Fest, denn Angela, Tino und ich fuhren für sechs Tage nach Wien. Die Hinreise war erstaunlich, mir ging es gut und ich hatte keine zusätzlichen Schmerzen. Es war wunderschön, durch diese Gegend zu fahren. Es hatte in der Nacht geschneit und das Land sah wie eine Märchenlandschaft aus. Auf der ganzen Reise wurde es mir nie langweilig, ich genoß die Fahrt mit der Bahn, die Sitze waren bequem, obwohl es für meine Leibesfülle etwas zu eng war. Ich empfand die Menschen in Wien als sehr nett, hier wurde ich nicht so angestarrt, wie ich es in der Schweiz oft erlebe. Vier Tage lang fuhren wir mit der Metro oder mit dem Taxi, das sehr günstig war, durch die Gegend und besuchten die vielen Sehenswürdigkeiten, die diese Stadt zu bieten hat. Die Weihnachtsmärkte waren ein Erlebnis, und natürlich besuchten wir das Schloß Schönbrunn von der Kaiserin Sissi. Als wir dort jedoch die vielen Zimmer sahen, begnügten wir uns mit dem schönen Weihnachtskonzert, das im Schloßpark stattfand. Es wurde ein wunderschönes Weihnachtsfest, obwohl ich die letzten beiden

Tage vor Schmerzen nicht mehr gehen konnte. Die Heimfahrt wurde zu einer quälenden Angelegenheit, und ich war froh, daß ich die letzten Kilometer nicht mehr zu Fuß gehen mußte, weil Tino ein Taxi bestellte. Ich bin Angela und Tino von Herzen dankbar, daß sie mir diese schöne Zeit geschenkt haben.

Jeden Monat begleitete mich Angela für die Blutkontrolle zum Arzt. Für mich war dieser Gang wichtig, denn ich konnte immer noch nicht glauben, daß ich wirklich all diese Jahre unnötigerweise Hormone schlucken mußte. Nach jeder Untersuchung wartete ich gespannt auf den Anruf des Arztes, ob ich nicht doch das Medikament weiter einnehmen müßte, Aber nein, immer bekam ich die erfreuliche Mitteilung, daß ich keine Hormone brauchte. Ich mußte mich mit dem Gedanken auseinandersetzen, umsonst so lange gelitten zu haben.
Mein Inneres war damals völlig aufgewühlt. Wut, Aggressionen, Verzweiflung, Ungläubigkeit und Unverständnis breiteten sich in mir aus, so daß ich glaubte überzuschnappen. Es war schwierig für mich, mit der Diagnose zurechtzukommen. In der Nacht hatte ich einen schweren Herzanfall, der wohl durch den Schock ausgelöst wurde. Die ganze Nacht saß ich mit blauen Lippen auf der Toilette und mußte unter rasenden Schmerzen unkontrolliert Stuhl und Harn lassen. Es war das letzte Mal, daß ich durch diese Tortur mußte; das starke Herzklopfen ließ mit der Zeit endlich nach und mein Zustand fing langsam an, sich zu verbessern. Viele Monate lag ich hauptsächlich im Bett, weil ich sehr müde war und mich kaum bewegen konnte. In dieser Zeit nahm ich mir vor, nach so vielen

Jahren meinen verstorbenen Bruder Vagno und meine Schwiegermutter auf dem Friedhof zu besuchen, sobald mir das wieder möglich war.
Als ich an einem schönen Spätfrühlingstag das Haus endlich wieder einmal verlassen konnte, ging ich bei der Gewichtskontrolle frustriert und enttäuscht von der Waage. Da ich mich schlanker fühlte, dachte ich selbstverständlich, daß ich auch leichter geworden sei. Aber nein, ich war sogar 600 Gramm schwerer! Den ganzen Tag war ich übel gelaunt und stritt mich mit Angela. Auch sonst schien es, als wenn alles danebengehen würde. Nicht nur, daß ich nach einem Currygericht wahnsinnige Schmerzen in den Lymphgefäßen bekam, weil sich der Rücken ausdehnte, erwartete mich zudem die enttäuschende Nachricht, daß Vagno auf dem Friedhof nicht mehr zu finden war. Auf dem Friedhof, wo meine Schwiegermutter lag, mußten wir stundenlang suchen, bis wir sie endlich fanden. Es war für mich eine traurige Zeit als sie starb, denn ich konnte nicht einmal zu ihrer Beerdigung gehen. So gerne hätte ich sie noch einmal lebend gesehen, aber diesmal hatte ich kein Glück. Als ich schwer krank war, nahm ich mir unter anderem vor, sofort meine ehemaligen Schwiegereltern zu besuchen, sobald ich wieder gesund war. Nachdem Renzo uns aus seiner Wohnung geworfen hatte, getraute ich mich nicht mehr, zu ihnen zu gehen. Auch die Bitte an Renzo, zwischen uns zu vermitteln, scheiterte, weil er nicht bereit war, uns zu helfen. Die Kinder und ich wußten nicht, wie wir uns verhalten sollten und so hofften wir auf eine Aufforderung ihrerseits. Leider bekamen wir keine Einladungen mehr und waren viel zu gehemmt, uns selbst einzuladen. Es war deshalb

sehr schön, als anläßlich einer militärischen Beförderung von Marco sein Opa die Zeit fand, seiner Auszeichnung beizuwohnen. Hier sah ich ihn nach vielen Jahren wieder und war sehr glücklich darüber.

Ich höre viel über ein chemisches Schlankheitsmittel, das neu auf dem Markt ist. Mein Arzt verschrieb mir dieses Medikament. Immer noch frustriert über mein Gewicht, denke ich, es wäre ein Segen, wenn dieses Wundermittel mir helfen könnte. Ich muß froh sein, wenn die Krankenkasse den hohen Preis für dieses Medikament bezahlt; mit meinen 2'200 Franken IV-Rente ist es für mich schwierig, die Vitamine und dieses Medikament selber zu bezahlen. Mein Körper ist noch unförmig und mit 145 Kilogramm sehr breit, ich kann mich nur mühsam fortbewegen. Trotzdem ist es mir heute möglich, mich anzuziehen. Nur die Socken hat mir Angela bereits am Morgen übergestreift, bevor sie das Haus verließ. Heute nun schaffe ich es zum ersten Mal wieder, allein mit dem Bus zu fahren und mich mit Angela in einem Einkaufszentrum zu treffen. Nach einem köstlichen Mittagessen fahre ich den gleichen Weg wieder zurück und komme patschnaß vor Anstrengung zu Hause an. Ein unbeschreibliches Glücksgefühl erfüllt mich, ich bin stolz, es trotz meiner Beschwerden geschafft zu haben. Es war für mich wie ein Wunder, endlich wieder frei und unabhängig zu sein. Wenn nur das verflixte Geld nicht wäre, dann könnten wir jede Woche – vorausgesetzt es geht mir gut – dieses Abenteuer wiederholen.
Leider wurde der nächste Versuch zu einer Enttäuschung. Drei Wochen später zog Angela mir morgens wieder die Socken an. Mir

war nicht wohl, und ich wäre lieber zu Hause geblieben. Die ganze Nacht über hatte mein Körper auf Hochtouren gearbeitet, und ich war völlig erschöpft, so wie ständig in den letzten Tagen. Immer wieder muß ich erleben, daß die Heilphase beschwerlich ist. Die Lymphknoten, die mich plagen und diesen drückenden Schmerz verursachen, sind immer noch geschwollen. Als Angela weg war, legte ich mich wieder hin und war froh, als ich etwas schlafen konnte.
Beim Aufwachen spürte ich sofort einen Druck in meinen Beinen und Füßen, nur mit Mühe konnte ich aufstehen. Meine Füße waren so sehr geschwollen, daß ich die Socken aufschneiden mußte. Ich war sehr frustriert und übel gelaunt und haderte mit meinem Schicksal.

Das warme und sonnige Wetter erfreut meine Laune und mein Herz. Die Wärme und die Sonnenstrahlen tun mir und meiner Gesundheit gut und erwärmen meine Seele und meinen Körper. Seit Tagen genieße ich die Sonne. Ich spüre, wie sie mich heilt und wie ich große Fortschritte mache. Jeder Tag wird zu einem Erlebnis; es ist Ferienzeit, und viele Kinder spielen auf dem Spielplatz, der unter meinem Balkon liegt. Überglücklich stelle ich positive Veränderungen an meinem Körper fest und freue mich, daß sich die Fußgelenke nicht mehr ausdehnen – es zeigt mir, daß ich der Genesung einen großen Schritt nähergekommen bin.

Jeden Morgen beim Aufwachen schweift mein Blick als erstes zum Fenster, ob schönes Wetter ist und die Sonne scheint. Leider regnet es seit Tagen, und es ist kalt. Ich habe wieder Schmerzen in den Lymphgefäßen, weil sie auf Feuchtigkeit negativ reagieren. Obwohl das Wetter schon einige Zeit verrückt spielt, sind sie nicht in der Lage, sich daran zu gewöhnen, also hoffe ich jeden Tag auf schönes Wetter; es ist auch angenehmer, im Freien zu schreiben. Jetzt schon graut mir vor dem Winter, und hoffe, er bleibt noch lange fern. Ob ich es schaffen werde, so weit gesund zu sein, daß mir die Kälte und der Schnee nicht wieder so zusetzen wie im letzten Winter? Am liebsten würde ich während der Winterzeit in eine warme Region fliegen und mich von der Sonne bescheinen und heilen lassen. Zu lange konnte ich in den letzten Jahren die Wohnung nicht verlassen und nicht einmal für kurze Zeit auf den Balkon gehen. Die Vorstellung, daß es schon bald wieder Schnee geben wird, läßt mich frieren. Das hat nicht nur mit dem Wetter alleine zu tun, sondern mit den Träumen, die ich in all den Jahren hatte. Da die Seele versuchte, mir Botschaften zu schicken, träumte ich jede Nacht von vereisten Straßen und verschmutzten, zugeschneiten Wegen, von Schneematsch, durch den ich mich immer mühsam kämpfen mußte. Am schlimmsten waren die Träume, in denen auf einem Schlitten, im Auto oder einem anderen Fahrzeug durch die vereisten Straßen fuhr oder schlitterte und immer irgendwo einen Berghang oder eine Wand hinunterfiel. Ich träumte auch, wie ich mit der Straßenbahn und dem Auto über vereiste Schienen raste und mit anderen Fahrzeugen zusammenkrachte.

Es gab weitere Themen, die mir jede Nacht in den kurzen Schlafphasen erschienen. So träumte ich davon, wie ich Zeitungen austragen mußte. Es waren viele Routen, die ich bedienen mußte, und immer wenn ich glaubte, fertig zu sein, waren noch viele Depots übrig, die auch noch verteilt werden mußten. Hier war mir klar, daß die Seele versuchte, mir eine Nachricht zu schicken, und tatsächlich, als ich Vitamine und Mineralstoffe einnahm, wurden die Zeitungen in den Träumen immer weniger. Als ich zwei Jahre nach der Einnahme des Schilddrüsenhormons so krank wurde, daß mein Körper auseinanderfiel, fing ich an, vom Militär zu träumen. Es war immer Krieg, viele Soldaten mit und ohne Fahrzeuge mußten kämpfen, und dabei wurde ich immer mit einer Pistole bedroht und erschossen.

Den schönsten Traum hatte ich, als mir der Arzt das Schilddrüsenhormon absetzte. In dieser Nacht träumte ich, daß zwei große Heere von Soldaten sich formierten, strammstanden, salutierten und sich verabschiedeten und für immer verschwanden. Vor wenigen Wochen träumte ich noch von drei Soldaten mit Blumen in den Händen, die sich mit einem Lächeln ebenfalls verabschiedeten. Seit vielen Wochen bin ich die angstvollen Träume los, und ich bin froh, daß ich heute in meinen Träumen wieder in guter Gesellschaft bin.

Jeden Tag bin ich so müde, daß ich morgens zusätzlichen Schlaf brauche. Nach dem Mittagessen kann ich es kaum erwarten, an meinem Buch weiterzuschreiben. Meine Finger rasen nur so über die Tasten des Laptops, und ich lasse die Erlebnisse, die ich während meiner Krankheit mehrmals durchleben mußte, nur so herausfließen. Am Abend schaue ich manchmal etwas fern, um mich über das Neueste in der Welt zu informieren. Wenn es meine Gesundheit erlaubt, erledige ich den Haushalt, die Wäsche, sorge für unsere

Zwerghasen und Kanarienvögel und pflege die Topfpflanzen. Wenn ich mich so gut fühle, daß ich das Haus verlassen kann, wird alles stehen- und liegengelassen und dann geht es ab ins Freie. Am liebsten würde ich wieder einmal auf einem Schiff fahren. Ich hoffe, daß ich Wasser, mein geliebtes Element, wieder einmal nutzen kann. Früher brauchte ich das Wasser zum Schwimmen oder Surfen genauso Leben wie die Luft zum Atmen. Es ist mir wichtig, daß das Bindegewebe, das Hautkostüm und die Lymphorgane so schnell wie möglich zusammenwachsen und sich nicht mehr wie Kaugummi ausdehnen. Das Ausdehnen wird immer weniger, und ich habe wirklich keinen Grund zu jammern. Aber ich möchte so schnell wie möglich gesund werden, damit ich wieder frei bin und endlich wieder einmal in die Berge kann und spazierengehen. Alles, was ich im Leben getan habe, tat ich immer voller Dankbarkeit. Aber noch nie habe ich so gerne gelebt wie heute.

Mein Tagesrhythmus verändert sich kaum, und ich staune, daß ich wie in den letzten Jahren so ohne weiteres in der Wohnung eingesperrt leben konnte und trotzdem ein sonniges Gemüt behielt. Natürlich lache ich nicht mehr so viel wie früher, dazu hatte ich auch keinen Grund. Ich versuchte einfach, mein Los tapfer zu ertragen und niemandem «auf den Wecker zu gehen». Das Wetter hat sich in ein Hoch verwandelt, und seit Tagen scheint die Sonne. Es freut mich, daß ich mich beim Singen ertappe und wie mein Humor langsam zurückkehrt.
Ich kann derzeit weitere Erfolge verbuchen: Endlich habe ich keine Schwindelanfälle mehr und kann beim Essen sowohl kalt wie warm

wieder vertragen. Ich bin glücklich, keine Urinspuren in meinen Unterhosen mehr zu haben, weil der «Hahn» sich dank der Mineralstoffe gut verschlossen hält. Meine Beine sehen wieder schöner aus, die offene Wunde, aus der jahrelang Eiter floß, hat sich geschlossen, und die Krampfadern sind wieder verschwunden.
Wenn ich den Arztbericht lese, den ich mir mit den Laborwerten und den anderen Unterlagen kommen ließ, vergeht mir das Lachen wieder. Ich bin so schockiert, daß mir die Luft wegbleibt. Hier lese ich nun, daß mir damals bei der Operation meine ganze gesunde Gebärmutter entfernt worden war und ich dabei starke Blutungen hatte! Es ist nicht zu fassen, dieser Arzt hat mir ohne meine Genehmigung meine gesunde Gebärmutter im Alter von 36 Jahren operativ entfernt!
Nach der Lektüre dieses Berichts bin ich einige Tage unfähig, etwas zu tun. Traurig und nachdenklich sitze ich völlig benommen in meinem Stuhl oder liege im Bett und erlebe nochmals die ganze entsetzliche Operation. Mein ganzes Sein ist in Gedanken versunken, und meine Worte wandern wie in einem Labyrinth umher und suchen den Ausgang. Mein Körper drückt mich schwer nieder, er fühlt sich an, als wäre er mit Blei gefüllt. Also habe ich immer richtig vermutet, daß seit der Operation mit meinem Körper etwas nicht mehr in Ordnung war.
So etwas müßte meiner Meinung nach bestraft werden! Ich empfinde das als Verbrechen! Woher nimmt ein Arzt das Recht, eine gesunde Frau zu «verstümmeln»! Die Laborwerte zeigen auch die Schilddrüsenhormonwerte, die tatsächlich in der Norm waren, und sogar als Laie kann ich ablesen, wie die Werte nach der Einnahme von

zusätzlichem Schilddrüsenhormon starken Schwankungen unterlagen und vor allem zu hoch waren. Es gab also nicht, wie der Internist meinte, keine Pille für mich, die mich gesund machen könnte – sondern ich hatte eine zuviel, die mich krank machte! Auch dieser Arzt zweifelte an meiner Psyche, obwohl er schwarz auf weiß meine Werte sah. Es ist zum Verzweifeln, daß so etwas geschehen konnte!

Ein Arzt, der mir unter anderen empfohlen wurde, stellte fest, daß ich zu wenig Vitamin B2 hatte. Angela mußte mir täglich dieses B2 in vier Teile brechen, weil ich zu schwach dazu war und eine ganze Tablette auf einmal nicht vertrug. Auch dieser Arzt schickte mich gleich zu einer Psychologin. Ich war gerne bereit, mir auf diese Weise helfen zu lassen, aber weder mir noch meiner Gesundheit ging es nach diesen Sitzungen besser.
Meine Zunge sah erschreckend aus. Sie lag aufgedunsen, aufgebläht und mit einer erbsengroßen Vertiefung in meinem Mund. An den Rändern entlang hatte sie verschiedene Blasen, die kamen und wieder verschwanden. Fotos von mir damals zeigen, daß meine Augen tief in den Höhlen lagen und daß ich schwarze Augenringe hatte.
Es gab noch weitere Ärzte auf meinem langen Weg. Es würde aber zu weit führen, jeden einzelnen zu erwähnen. Es war zum Beispiel auch einer dabei, der glaubte, ich sei dem Alkohol verfallen. Ein anderer versuchte, mich mit Valium und blutdrucksenkenden Medikamenten zu behandeln.

Das schöne Wetter scheint tatsächlich Einfluss auf meine Heilung zu haben, mein Körper macht sichtbare Fortschritte. Es ist herrlich, seit Tagen sind die ärgsten Schmerzen weg. So kann ich es gut auszuhalten, und ich bin froh, daß mein Körper sich nur noch unwesentlich ausdehnt. Nun schlafe ich immer ein paar Stunden ganz tief und fest, bis die volle Blase mich weckt. Ich bin glücklich, daß die Menge des Urins größer geworden ist. Ich bin fähig, wieder lange Träume zu erleben, was für meine Psyche sehr wichtig. Die Träume sind wieder so gegenwärtig, daß ich im Traum ganze Geschichten erlebe, und ich bin froh, daß die Hiobsbotschaften dieser Krankheit vorbei sind. Auch hat sich das Thema der Träume positiv verändert, ich fühle, daß ich wieder gesund werde und dass ich sehr gute Zukunftsaussichten habe. Jeden Morgen erwache ich erholt und voller Lebensfreude. Noch vor wenigen Wochen war ich verzweifelt und hätte nie geglaubt, daß von einem Tag auf den anderen eine solch spürbare Besserung eintreten könnte.

Heute, am 1. August 1999, sind wir zu fünft in den Europapark Rust gefahren. Es ist herrlich, die Wohnung für einen ganzen Tag verlassen zu können. Daß wir aber so lange bleiben können, hat niemand von uns gedacht. Ich war der Meinung gewesen, ich würde mich auf eine Bank setzen und zuschauen, wie Paul, Angela, Marco und Marion, seine Verlobte, die verschiedenen Attraktionen in Rust durchmachen. Aber nein, im Gegenteil, Hut ab vor so viel Mut von den vieren! Sie fahren mit mir zusammen und eilen mit mir von einer Bahn zur anderen. Es ist ein Riesenspaß, und ich freue mich wie schon lange nicht mehr. Natürlich sind auch Unsi-

cherheit und Angst dabei, wenn die Bahn eine Talfahrt macht, aber mit der Zeit fühle ich mich immer sicherer und bekomme wieder Vertrauen. Marco staunt nicht schlecht, als er sieht, wie ich mir eine Waffel mit Sauerkirschen bestelle und sie genüßlich verspeise. Verwundert fragt er mich, ob ich das denn wirklich essen könne. Er weiß noch nicht, daß ich seit dem Absetzen des Hormonmedikamentes keine Probleme mehr mit der Verdauung habe. Ach, es ist herrlich, wir haben alle unsere helle Freude! Ausgelassen und übermütig genießen wir diesen, schönen Tag. Am Abend kann ich mich kaum mehr auf den Beinen halten, und zum Umfallen müde schlafe ich zwölf Stunden lang tief und fest.

Endlich machte das Leben wieder Freude, auch ohne Rolf und Daniel, die ich mittlerweile getroffen hatte. Aber leider scheint auch hier wieder der Wurm drin zu sein. Als ich bereits schwer krank war und glaubte, sterben zu müssen, nahm ich Verbindung mit meiner ehemaliger Vormundin auf, der Patin der beiden Jungen. Sie rief Rolf an, der damals 27 Jahre alt war. Vergebens wartete ich, daß Rolf und der nun zwanzigjährige Daniel mit mir Kontakt aufnehmen würden. All die Jahre waren meine Gedanken bei ihnen, und nur die Vorstellung, daß sie sich einmal melden würden, gab mir Kraft, die Trennung durchzustehen. Es wurde für mich eine qualvolle Zeit, jeden Tag hoffte ich auf ein Wiedersehen, ich wollte sie endlich in meine Arme nehmen. Leider wartete ich vergebens.

Doch eines Abends rief mich Rolf an – es wurde ein seltsames Gespräch. Ich war aufgeregt und wußte nicht, was ich sagen soll-

te, eine persönliche Begegnung wäre mir lieber gewesen. So redeten wir zwar viel, aber nichts Wesentliches. Wir verabredeten uns in Basel, wo er verheiratet war und einen Sohn hatte. Trotz meiner Krankheit nahm ich die Strapaze auf mich und fuhr nach Basel. Ich war sehr aufgeregt. Rolf kam etwas zu spät, und so konnte ich ihn beobachten, wie er gelassen mit seinem Sohn auf mich zukam. Die Ähnlichkeit mit mir als Jugendliche und meiner Mutter erstaunte mich. Ich sah sofort, daß er mein Sohn war, und war erstaunt über seine Größe, denn als Kind war er eher von kleiner Statur. Voller Liebe und Wärme schloß ich ihn in meine Arme und in mein Herz. Ich war furchtbar gehemmt, und es wurde für mich keine lockere Beziehung. Ich war in meinen Gefühlen verkrampft und wußte nicht, wie ich mich verhalten sollte.
Es wurde kein fröhliches Wiedersehen, vielmehr empfand ich versteckte Vorwürfe und Erwartungen, die ich nicht erfüllen konnte. Er erzählte mir von seiner Jugend, und ich hörte daraus, daß er mir anlastete, schlechtere Chancen für sein Leben gehabt zu haben. Die Reisestrapazen machten mir zu schaffen, es ging mir nicht gut und ich wäre froh gewesen, wenn ich hätte liegen können. Statt dessen quälte ich mich ab, ging mit Rolf einkaufen und wartete auf seine Frau, damit ich auch sie begrüßen konnte.
Frustriert, enttäuscht und traurig fuhr ich spät nachts nach Hause und war froh, heil anzukommen. Natürlich hatte ich mir unser Wiedersehen anders vorgestellt, aber vielleicht erging es ihm genauso wie mir. Als Rolf mir schrieb, daß ich mir das Muttersein erst abverdienen müsse, wußte ich, daß meine Empfindungen mich nicht getäuscht hatten. Es freute mich, von Rolf zu hören, daß Werner –

sein Vater – gleich von ihm angenommen wurde. Von seinem Vater wurde er nicht enttäuscht und erlebte mit ihm einen schönen Tag. Während all den Jahren, in denen ich schwer krank war, wurde ich nie angerufen und gefragt, wie es mir ginge; ich hätte auch sterben können, sie hätten es nicht einmal gemerkt. Mit Daniel war es genauso. Voller Freude bin ich ihm entgegengeeilt, und er durfte sogar bei uns wohnen. Es war für uns hart, wir hatten nicht einmal Geld für uns und ich war viel zu krank, als daß ich mich ihm hätte anpassen können. So scheiterte auch dieses Zusammentreffen. Daniel ging wieder, und seit Jahren haben wir nichts mehr von ihm gehört.

Ich freue mich von ganzem Herzen, daß ich seit kurzem doch wieder mit meinem erstgeborenen Sohn Rolf und seiner Familie in brieflichem und telefonischem Kontakt stehe. Ich hoffe, daß die Verbindung erhalten bleibt und wir uns gut verstehen werden. Ich freue mich auch über meinen Enkelsohn. Heute, wo mein Geist und meine Psyche wieder klarer sind, kann ich Rolf gut verstehen, wenn er mit mir vielleicht noch etwas Mühe hat. Es war für ihn sicher hart zu erfahren, daß die eigene Mutter ihr Kind verlassen hatte. Ich glaube, daß meine frühere Vormundin meinen Söhnen Rolf und Daniel die Umstände, wie es zur Adoptionsfreigabe kam, nicht erzählte und die Jungen dadurch sehr gelitten haben.
Leider hatte ich in all den Jahren nie erfahren, wo meine Söhne lebten, und mußte mir von Rolf voller Enttäuschung anhören, daß sie als Kinder nie adoptiert wurden und sogar ein paar Jahre in einem Heim aufwachsen mußten. War die Vormundin mir gegenüber

unehrlich gewesen oder hatte sie – wie bei mir auch - nicht wirklich wahrgenommen, daß es den Jungen schlecht ging? Wenn ich das gewußt hätte, hätte ich meine Söhne sofort zu mir genommen. Aber leider lief auch hier wieder vieles schief, und meine Söhne Rolf und Daniel hatten kein besseres Leben, wie ich es mir erhofft hatte. Leider kann ich das Rad der Zeit nicht zurückdrehen, und wir alle müssen versuchen, mit dieser Situation fertig zu werden.

Mein Wunsch vor Jahren war, Lebensberaterin mit Heilerfahrung zu werden. So besuchte ich verschiedene Schulen und Kurse. Damals noch gesund, traf ich viele Menschen, die sich bei mir ausweinten, weil sie sich krank fühlten und vom Arzt als gesund oder mit der Diagnose «vegetative Dystonie» entlassen wurden. «Vegetative Dystonie» heißt «Verlegenheitsdiagnose». Sie wird gerne von Ärzten als Befund angegeben, wenn sie glauben, der Patient bilde sich etwas ein oder «alles ist nur psychisch», was man sehr oft zu hören bekommt. Genau das mußte ich später am eigenem Leib erfahren, was diese Menschen durchgestanden haben. Das Naturheilwesen hatte es mir angetan, ich befaßte mich unter anderem auch mit den Funktionen der Vitamine. Obwohl ich bereits Kenntnisse hatte und wegen meinem Streß täglich ein kombiniertes Vitaminpräparat einnahm, wußte ich damals nicht, daß ich bereits ein riesiges Manko hatte.

Heute frage ich mich, ob eine Darmspülung bei Vitamin- und Mineralstoffmangel überhaupt geeignet ist. Meine Darmflora war damals krank und nur wenig oder gar nicht mehr vorhanden. Heute weiß ich, daß sich zuerst der Darm meldet, wenn ich zu wenig Vitamine habe. Mir wird dann beim stuhlen schlecht und ich habe Schmerzen dabei. Übrigens möchte ich hier anmerken, daß Vitamine nicht gleich Vitamine sind. Ich fand heraus, daß sie auch Beschwerden auslösen können, wenn die Zusammensetzung eines Präparates nicht stimmt. Ich weiß nun auch, daß mein Körper auf Elektrogeräte empfindlich reagierte, sobald ich zu wenig Mineralstoffe hatte. Ich glaube, das ist der Grund, warum Menschen auf Elektrosmog unterschiedlich reagieren. Ich habe gelernt, daß es von Vorteil ist, bei langer Schreibarbeit am Computer ein zusätzliches Multivitaminpräparat einzunehmen. Als Resümee aus meinen Beobachtungen habe ich festgestellt, daß alle alternativen Heilmethoden nichts nützen, solange dem Körper Vitamine fehlen.

Meine Erfahrungen zeigen mir auch, daß es wichtig ist, keine einzelnen Vitamine einzunehmen, da sie sich im Körper ablagern und Störungen verursachen können. Bei einem Zuviel an Magnesium können Bauchkrämpfe entstehen, zuviel Selen vernichtet wertvolle Mineralstoffe. Vitamine und Mineralstoffe arbeiten im Kollektiv, tanzt eines aus der Reihe, zerstört es das System. Einzig die der B-Gruppe, die bei starker Nervenbelastung relativ rasch wieder ausgeschieden werden, können zum Beispiel zusätzlich in Form von Obst und Hefetabletten eingenommen werden. Die Vitamine der B-Gruppen sind auch in Kartoffeln, Vollkornbrot, Haferflocken und Nüssen vorhanden. Zudem enthalten diese Nahrungsmittel wertvolle Fette und Mineralstoffe, die für die Gesundheit lebenswichtig sind. Auch weiß ich, daß bei Reisen der Durchfall mit Lactoferment behoben werden kann und daß bei Verstopfung zwei bis drei Kapseln Multivitamine genügen, um problemlos das Übel zu beseitigen. Ich habe gelernt, daß Sodbrennen ein Zeichen von Mineralstoffmangel sein kann und daß Schlafstörungen mit Vitaminen im Zusammenhang stehen.

Im Winter verbraucht der Körper wegen der Heizung zusätzliche Mineralstoffe. Es scheint mir, das könnte die Ursache für die Frühjahrsmüdigkeit sein. Wichtig jedoch bleibt, daß Entzündungen Zink verbrauchen und es lebenswichtig ist, es wieder zu ersetzen. Es wurde wissenschaftlich bewiesen, daß Prostatakrebspatienten einen hohen Verlust an Zink haben. Bereits eine kleine Menge fehlendes Zink kann den Organen großen Schaden zufügen. Leider bekommt man nicht in allen Ländern gutes Zink, aber dafür problemlos und günstig in Amerika. Zink sollte nie separat eingenommen werden, sondern immer zusammen mit einem guten Vitaminpräparat.

Für die Gesundheit ist es wichtig, viel und genügend Obst zu essen. Obst enthält viel Vitamin C, entsteht ein Mangel, verursacht er viele Störungen der Organe und des Lymphsystems. Wissenschaftler haben nachgewiesen, daß heutige Nahrungsmittel weniger Vitamine und Mineralstoffe enthalten. Es gibt verschiedene Gründe, warum diese Werte gesunken sind. Es kann zum Beispiel am chemischen Dünger liegen oder weil heute viel in Treibhäusern angepflanzt wird. Ich sah auch schon Berichte, daß nicht einmal mehr Erde zur Entstehung von Gemüse benutzt wird. Der Boden soll nicht mehr das sein, was er einmal war, Ursachen dafür könnten die Atomkraftwerke oder der Smog sein.

Es ist wichtig zu wissen, daß heute viele Krankheiten entstehen, von denen man die Ursache noch nicht kennt. Ich denke, es besteht ein Zusammenhang mit den fehlenden Vitaminen und Mineralstoffen. Es können auch andere Ursachen sein, die man aber erst beim Arzt abklären muß. Wer immer müde ist und bei jeder Gelegenheit einschläft, hat höchstwahrscheinlich ebenfalls einen großen Vitaminmangel. Psychischer Streß und Kummer verbrauchen viele Vitamine.

Ich bin für dieses Wissen sehr dankbar. Ich kann dank dieser Erkenntnisse alle gesundheitlichen Schritte in meinem Leben zu einem Bild zusammenfügen. So wundert es mich heute nicht mehr, daß sich bereits während meinen ersten beiden Schwangerschaften ein Mangel bemerkbar machte. Alle diese Störungen sind mir nun so bekannt wie mein Sein. Bereits damals hatte ich Reaktionen in den Lymphknoten, die mich belasteten. Im Kinderheim war ich von den vielen Milchbreien so gesund, daß ich mich an keine Krankheiten erinnern kann. Ich mußte nie wie andere das Bett hüten, da ich kräftig und voller Lebensfreude war.

Die ersten Störungen zeigten sich beim Aufenthalt bei meiner Mutter. Sie gab uns zum Frühstück Schwarztee statt Milch, weil das kostengünstiger war. Ich kann mich auch nicht daran erinnern, bei ihr je ein Milchprodukt gesehen, geschweige denn gegessen zu haben. Bei den Pflegeeltern war die Ernährung strenger als bei Vegetariern und die Arbeit hart und schwer.

Die Völlerei bei Onkel und Tante war ein Frevel an meinen Körper, und die starke Antibiotikabehandlung besiegelte das Fiasko. Während der Zeit, wo ich mich selber bewußt ernähren konnte und endlich genügend Milchprodukte essen durfte, war ich so kräftig, daß ich eine Nachtarbeit während dreizehn Jahren durchstand. Die Operation sowie das Schilddrüsenhormon schließlich gab mir und meinem Stoffwechsel sowie meinem Körper beinahe den Todesstoß. Zwar kam ich dank einem Arzt wieder auf die Beine, doch sind noch immense Schäden vorhanden, die – so Gott will – mit Vitaminen und Sonne wieder heilen können. Dafür bete ich Tag und Nacht.

Um die Kopfschmerzen brauche ich mir keine Sorgen mehr zu machen. Diese Signale sendet mein Körper schon lange nicht mehr, außer in wenigen Ausnahmefällen. Ich hatte nach so häufigen Migräneanfällen in den vielen Jahren herausgefunden, daß es zwei verschiedene Attackvarianten gab. Die «Bauchmigräne», wie ich sie nannte, war häufiger – aber leichter zu behandeln. Die erkannte ich jeweils sofort, weil ich etwas Bauchschmerzen und eine starke Übelkeit verspürte, die vom Magen her kam. Bevor ich mich hinlegte, schluckte ich fünf Multivitamin- und zwei Vitamin-C-Tabletten, und schon nach fünfzehn bis zwanzig Minuten verschwanden die Kopfschmerzen.
Bei einer «Lymphen-Migräne» war es schwieriger und zeitraubend. Ich erkannte sie erst, wenn ich mich hinlegen wollte und es mir dann augenblicklich schlechter ging. Das Pochen im Kopf und am ganzen Körper verstärkte sich um vieles, so daß ich das Bett sofort verlassen mußte. Hier kostete es mich jeweils viel Kraft, unter diesen Attacken besonnen vorzugehen. Erst mußte ich mein ganzes Gesicht bis hinter die Ohren großzügig mit Niveacreme einreiben.

Die Lymphgefäße sprechen beruhigend auf diese Creme an, was für mich jahrelang das einzige Schmerzmittel wurde, das ich vertrug. Nach dem Eincremen schluckte ich auch Vitamine, aber nur eine Tablette, und eine Vitamin C. Wichtig war völlige Ruhe, ich schloß alle Fenster und Türen, damit kein Lärm von außen kam. Ich saß dann ruhig und aufrecht in meinem bequemen Sessel im Wohnzimmer, schloß die Augen und ließ es geschehen, wenn ich etwas einschlummerte. Nach dreißig Minuten – sofern die Kopfschmerzen immer noch pochten –, brauchte ich zusätzlich noch eine Vitamintablette. Nach weiteren dreißig Minuten war meistens der ganze Spuk vorbei, und ich konnte trotz Übelkeit wieder meinen Tätigkeiten nachgehen, denn mit der Zeit verschwand auch diese. Nur in seltenen Fällen geschah es, daß ich noch eine dritte Tablette schlucken mußte, bis die Migräne vorbei war.
Meine Erfahrungen zeigen mir, daß die Lymphorgane einen Einfluß auf die Psyche haben. Ich behaupte sogar, das Lymphsystem ist für unser psychisches Wohlbefinden mit verantwortlich. Bereits bei der kleinsten Störung der Lymphorgane reagierte auch meine Psyche.

Mir geht es mit jedem Tag besser. Mein Körper macht mir nicht mehr so viele Beschwerden, und ich fühle mich gesünder. Es haben sich viele Knoten aufgelöst und man sieht, wie mein Umfang immer mehr zurückgeht. Der Bauch bleibt jedoch weiter groß. Die Knoten in der Brustgegend sind weniger geworden, nur in den Brüsten, im Oberarm und in den Waden habe ich nach wie vor nußgroße Geschwülste. Noch immer kann ich mir Socken und Schuhe nicht selber anziehen; ich glaube, das wird erst dann wieder möglich sein, wenn der Bauch dort sein wird, wo er hingehört. Mein Umfang hat sich von den einst 262 Zentimetern bereits um 113 Zentimeter zusammengezogen, ich fühle mich schon jetzt beinahe wieder als schlanke Person. Ich bin wieder recht unternehmungslustig und kämpferisch geworden, lache gerne und erfreue mich meines Daseins. Natürlich bin ich noch geschwächt, was mir aber nur wenig Sorgen bereitet. Mein Geist ist dafür um so wacher, und mein Wille strotzt vor Gesundheit. Das Schreiben hat mich sehr befreit, und ich fühle mich leicht wie eine Feder. Vielleicht liegt es aber auch an meinem Körpergewicht, ich kenne zwar den neusten Stand noch nicht, hoffe aber, die Kilos sind weniger geworden. Wenn nicht, erfreue ich mich trotzdem meines Lebens; das Gewicht ist nicht alles, die Gesundheit ist das Wichtigste.

Ich glaube auch, daß mein Stern nun etwas mehr leuchtet, weil ich es geschafft habe, meine Strahlen, die noch dunkel waren, zu erhellen. Seit Jahren bin ich nämlich der Überzeugung, daß unser Erdendasein seinen Zweck hat. Ich glaube, daß jeder Mensch wie ein Stern ist, der mit verschiedenen dunklen Seiten an den Strahlen auf die Welt kommt. Seine Aufgabe ist es nun, diese dunklen Stellen zum Leuchten zu bringen, indem er Situationen und Dinge erlebt, die er braucht, um sich weiterzuentwickeln. Jeder Mensch hat seine Geschichte, und er erlebt sie, wie es nur für sein Vorwärtskommen einen Sinn hat. Es scheint mir, daß jedes Leiden dazu dient, etwas im Inneren zu verändern und zu verbessern, damit wir in eine höhere Sphäre gelangen. Wir sollten lernen, wieder der Sache zu dienen, anstatt sie auszubeuten. Ich glaube, daß wir wieder ler-

nen müssen, uns gegenseitig zu respektieren und jeder Seele Achtung entgegenzubringen – so wie wir lernen müssen, die Erde zu lieben und zu pflegen statt sie zu vernichten. Wir müssen endlich damit aufhören, nur Nutzen aus ihr zu ziehen. Beuten wir ihre Rohstoffe aus, reagiert sie genau wie unser Körper, sie wird nämlich krank. Ziehen wir dauernd Öl aus der Erde, müssen wir uns nicht wundern, wenn wir von einer Katastrophe in die nächste schlittern. Die Erde trocknet aus, und vermehrte Erdbeben sind die Folge.

Wichtig scheint mir, jeden Menschen so zu nehmen, wie er ist, und ihn nicht für die eigenen Zwecke ändern zu wollen. Verändern können wir nur uns selbst, denn wir machen uns ja auch die Gefühle selber. Was will ich beim Nächsten schauen, wo ich doch so viel Dreck vor meiner eigenen Türe zu kehren habe! Es scheint mir, daß jeder Mensch genau da hineingeboren wird, um das Beste daraus zu machen. Wichtig ist es, nicht mit seinem Schicksal zu hadern, sondern ihm dankbar zu sein; sich bewußt werden, daß es unser Weg ist, unsere Lebensstraße, auf der wir gehen müssen; daß sie nur so und nicht anders sein kann, damit man an sein Ziel kommt.

Wenn man glaubt, am Ende seiner Kräfte und alleine zu sein, stimmt das nicht, denn die Seelen sind füreinander da. Es wird immer wieder eine gute Seele geben, die einem weiterhilft, wenn man nicht mehr weiter weiß. Wichtig ist, daß man sie darum bittet, sei es in einem Gebet oder in Gedanken. Als ich schwer krank war, erstaunte mich nicht, als ich durch Beten jemanden kennenlernte, der mir half weiterzukommen. Es wurde mir vermittelt, daß ich in mir kein Grün mehr habe. Da ich Farbenkunde gelernt hatte, wuß-

te ich, was die Person mir sagen wollte. In der Tat, weil ich dauernd das Bett hüten mußte, keine Bäume und Wiesen mehr sah, weder grünes Ost noch Gemüse essen konnte, vergaß ich die Farbe Grün völlig. Erleichtert und froh, daß mir eine unbekannte Seele weitergeholfen hatte, stellte ich mir in meinem Inneren ein grünes Kornfeld vor. Korn liebe ich über alles, und wenn es im Wachstum steht, wächst es ja grün. Ist es Glaube oder Einbildung? Obwohl ich keine Medikamente zusätzlich einnahm und immer noch Hormonmedikamente schluckte, verbesserte sich mein Gesundheitszustand leicht; manchmal konnte ich mich sogar ins Wohnzimmer setzen. Sobald ich glaubte, daß die Heilung zu langsam vorwärts schritt, setzte ich mich ruhig hin und stellte mir ein schönes grünes und blühendes Feld vor, und eine Besserung stellte sich ein. Es kostet nichts, das auszuprobieren, doch es kann nützen. In der Farbenkunde hatte ich gelernt, daß die Farbe Grün als erste in der Farbenskala steht, diese Tatsache dann durch die Krankheit aber völlig vergessen. Heute liebe ich aber jede Farbe.

Die Kinesiologie, die ich ebenfalls gelernt habe, leistete mir während meiner Krankheit wertvolle Dienste. Da ich nichts mehr essen konnte und immer Durchfall hatte, konnten wir dank dieser Technik herausfinden, welche Nahrungsmittel ich vertrug. Es war eine schwierige, mühsame Arbeit, die meine Kinder damit auf sich nahmen. Auch beim Leitungswasser, das ich nicht mehr vertrug, konnten sie damit den Grund erfragen.
Was ist Kinesiologie? Es ist ein Muskeltest, der zum Beispiel helfen kann, ob man ein Medikament oder, wie in meinem Fall, eine

bestimmte Nahrung verträgt. Das Essen oder das Medikament kann mit den Lippen gehalten, auf den Kopf gelegt oder in der Hand gehalten werden. Der rechte Arm wird horizontal ausgestreckt und eine andere Person versucht, den Arm nach unten zu drücken, während dagegengehalten wird. Hält man dem Druck stand, verträgt der Körper die Sache. Fällt der Arm trotz Kraftanstrengung hinunter, ist sicher, daß dieses Teil gemieden werden sollte. Es kann auch mit Flüstern gefragt werden, so daß die Frage nicht verstanden wird, oder die Frage kann konzentriert gedacht werden. Leider ist uns nie der Gedanke gekommen, diesen Test auch mit dem Hormonmedikament durchzuführen. Damals hätten wir uns nicht erlaubt, einen Arzt in Frage zu stellen oder gar seine Diagnose anzuzweifeln.
Mit diesem Muskeltest ist es mir auch möglich herauszufinden, ob ich genügend Vitamine im Körper habe. Ich strecke den rechten Arm horizontal aus. Meine Tochter fragt, ob der Vitaminhaushalt in Ordnung ist. Vermutlich heißt es nein, weil der Arm nachgibt. Nun frage ich dasselbe mit den Mineralstoffen. Es ist von Vorteil, wenn Zink, Eisen und Jod auch kontrolliert werden. So kann festgestellt werden, wieviel Vitamine im Körper vorhanden sind und vieles mehr. So haben wir auch herausgefunden, daß ich durch das Hormonmedikament vermehrt Vitamine brauchte, weil diese schneller eliminiert wurden. Wer die Fragen nicht richtig stellt, kann eine falsche Diagnose erhalten, deshalb sollte für weitere Abklärungen eine ausgebildete Fachkraft zugezogen werden.
Ich fragte mich immer wieder, weshalb ich während der letzten Jahre so zugenommen habe; bereits nach der Operation fing mein

Gewicht an zu steigen. Vielleicht hatte das einen Zusammenhang mit der Entfernung der Gebärmutter? Mein Essverhalten habe ich nicht geändert. Ich habe nur mehr getrunken, weil ich immer Durst verspürte. Aber warum habe ich in den zwei Jahren, in denen ich so krank war und nichts essen konnte und nur dank Sojagetränken überlebte, weiter zugenommen? Andere Menschen werden schlank, mager oder verhungern. Was funktionierte bei mir anders? War vielleicht das Hormon schuld? Natürlich war mir klar, daß sich das Gewebe mit Wasser füllen mußte, weil ich acht Liter pro Tag trank. Wie ich bereits erwähnte, versäumte ich es während vielen Jahren, bei meiner Nachtarbeit zu essen – war hier vielleicht eine Funktionsstörung entstanden? Ich war immer darauf bedacht, mich gesund zu ernähren. Die Brote, die ich selber gemahlen und gebacken hatte, waren stets aus Vollkornmehl. Ich aß Müsli mit Quark, was ich sehr liebte. Jeden Tag standen Obst, Gemüse und Salat auf dem Speiseplan, vor allem Broccoli, Randen, Tomaten, Kakao, Zitronen, Quitten, Honig und Heidelbeeren, weil diese Nahrungsmittel Heilkräfte haben. Wurstwaren esse ich praktisch nicht, Fisch und Fleisch ab und zu, wenn ich Lust darauf verspüre, dann genieße ich hie und da ein Kotelett, Steak oder ein Filet. Mein Frühstück besteht seit Jahren aus Kernbrot mit leicht gesüßter Marmelade und Früchten. Ich trinke seit Jahren Leitungswasser und verschiedene Teesorten mit viel Zitronen.

Ich spüre wieder, daß ich Mangelerscheinungen habe, und fühle mich trotz Trinkens wie ausgetrocknet. Seit ich ein kürzlich entwickeltes und hochgelobtes chemisches Schlankheitsmittel schlucke, habe ich Bauchkrämpfe und vermehrt Schmerzen in den Beinen, obwohl ich nur eine Tablette täglich nehme. Meine Lymphknoten dehnen sich wieder mehr aus und schmerzen. Die Haut ist trotz Eincremen so trocken, daß ich darauf Käse raspeln könnte, die Haare sind spröder geworden und krausen sich unnatürlich. Ich knirsche nachts wieder mit den Zähnen, und mein Kiefer schmerzt, was sich vor der Einnahme dieses Mittels verbessert hatte. Ich dachte mir, dies könnte etwas mit den Fetten zu tun haben. Der Hausarzt sagte mir, daß meine Fettwerte erstaunlich niedrig seien, was mich nicht verwunderte, da ich wegen Unverträglichkeit jahrelang überhaupt keine Fette und Öle zu mir nahm. Mein Gewicht bleibt laut Waage trotz dem Schlankheitsmittel auf den gleichen Stand. Was könnte die Ursache dafür sein? Obwohl ich zum Schlankwerden weiterhin keine Fette und Öle zu mir nehme, bin ich gleich dick geblieben. Mein Gefühl sagt mit, daß der Grund genau an diesem Punkt zu suchen ist.

Vor Jahren hatte ich harten, trockenen Stuhl und das Gefühl, alles, was ich zu mir nahm, sei es Essen oder Trinken, lagere sich im Gewebe ab. Als ich den Arzt damals darauf ansprach, meinte er jedoch, so etwas gäbe es nicht. Aber nun bin ich der Überzeugung, daß er nicht recht hatte.
Eine Fernsehsendung über mein Schlankheitsmittel brachte mich darauf, daß ich wahrscheinlich zu wenig Fette im Körper hatte. In der Sendung wurde gezeigt, daß Durchfall entsteht, wenn man zu viel Fette zu sich nimmt, was bei mir aber nie der Fall war. Es schmerzte mich beim urinieren und stuhlen, weil die Haut ausge-

trocknet war. Dank Kinesiologie fanden wir nun heraus, daß sich meine Lymphgefäße tatsächlich wegen Fettmangel ausdehnten. Um eine Bestätigung zu erhalten, nahm ich trotz Schwierigkeiten mit dem Stoffwechsel eine zweitägige Reisdiät auf mich. Die Reisdiät ist ideal, um innerhalb kurzer Zeit viel Fett und Wasser aus dem Gewebe auszuscheiden.
Der erste Tag verlief ohne Komplikationen, aber am zweiten Tag waren die Schmerzen in den Lymphknoten nicht mehr auszuhalten und ich war froh, als Angela mir am Abend ein Aspirin mitbrachte. Den ganzen Tag mußte ich vor Übelkeit erbrechen. Das Resultat: Ich löste zwar leicht vermehrt Wasser, aber die Krämpfe im Bauch und in den Beinen waren extrem. Nach zwei Eßlöffeln kaltgepreßtem Olivenöl in einem Sojagetränk nahm ich staunend folgende positive Reaktionen wahr: Meine Lymphknoten reagierten sofort und zogen sich zusammen. Am Rücken, wo ich seit Jahren Schmerzen in der Wirbelsäule verspürte, fühlte es sich an, als würde ich Balsam hineinschütten. Der Schmerz wurde erst intensiver und war ganz deutlich zu spüren. Es gab aber augenblicklich eine Linderung, denn das Öl floß wie schweres Gold das Rückenmark hinunter. Endlich verschwanden meine Rückenschmerzen, die mich jahrelang gequält hatten. Ich bin inzwischen davon überzeugt, daß der Körper zum Wohlbefinden essentielle Fettsäuren braucht. Drei Stunden später nahm ich noch einmal drei Löffel Olivenöl; das war aber für die Lymphen zu viel und löste Beschwerden aus. Doch schon wenig später konnte ich wieder einmal einen großen, weichen Stuhl ausscheiden.

Bereits nach einem Tag verschwanden die Schmerzen in meinem Körper und in den Lymphen, außerdem fühlte sich meine Haut bald wieder zarter an. Und nach wenigen Tagen konnte ich sogar wieder Hunger- und Sattgefühle empfinden; nach der Einnahme von Öl war ich in der Lage, mit Hunger an den Tisch zu gehen, und schon nach einer halben Portion stellte sich ein Sättigungsgefühl ein, das ich während all den Jahren gar nicht mehr gespürt habe.
Diese Entwicklung überraschte mich wirklich und erfüllte mich mit unglaublicher Freude. Jeden dritten Tag nehme ich nun zwei Eßlöffel Öl in einem Eiweißgetränk oder Tomatensaft zu mir, und meinen Lymphen geht es täglich besser. Meine Haut sieht wieder besser aus, und kann ich mir endlich die Haare bürsten, ohne daß die Kopfhaut empfindlich reagiert. Die bisher üblichen Krämpfe nach der Einnahme des Schlankheitsmittels blieben nun aus. Und das Schönste ist – ich habe binnen einer Woche ein Kilogramm abgenommen! Bald geht Angela wieder mit mir zum Wiegen, damit wir prüfen können, ob das Gewicht weiterhin sinkt. Meinen Lymphorganen ging es noch nie so gut, sie vertrugen sogar ein Sonnenbad im Solarium.

Am 30. August 1999, an meinem 53. Geburtstag, freute ich mich von ganzem Herzen, als Angela, Paul, Marco, Marion und ich – komfortabel wie reiche Leute im Abteil der ersten Klasse – erst mit dem Zug Richtung Zürich und dann mit einem Schiff Richtung Rapperswil fuhren. Es war herrlich warmes Wetter, als wir auf dem Schiff unser Mittagessen einnahmen. Die Stimmung war gut, und

wir unterhielten uns prächtig. Marco und Marion überraschten mich mit einem Fotoapparat, denn sie mir zum Geburtstag schenkten. Mein Herz schlug höher, als ich auch noch Eintrittskarten für die Gruppe „Riverdance" bekam. Anschließend setzten wir uns beim Springbrunnen auf die bequemen Bänke und schlürften an einem Eis, während Marco und seine Verlobte die zweite Bank besetzten, die sehr zum Schmusen einlud. Wir ließen uns von der Sonne bescheinen und besprachen bereits die kommende Reise. Es war herrlich, wieder einmal zu planen. Eine Ferienreise ins Ausland ist ein Lieblingsthema von mir, deshalb hatten wir viel Gesprächsstoff. Von Sophie, einer lieben Bekannten, bekam ich hundert Franken für den nächsten Urlaub, den ich mir so sehr wünsche und hoffentlich auch bald antreten werde. Ich freue mich nicht nur über den schönen Blumenstrauß von meiner Freundin, sondern vor allem, daß sie an mich gedacht hat. Ich bin überglücklich, so viele gute Freunde zu haben.
Angela, Tino und Paul machten mir ein einmaliges Geschenk, sie überraschten mich mit einem Gutschein zu einer Heißluft-Ballonfahrt über den Zürichsee für den kommenden Sommer. Ein langgehegter Traum von mir wird dann in Erfüllung gehen. Ist das nicht ein perfektes Geschenk für eine gesunde Zukunft?

Zehn Tage nach meinem schönen Geburtstag war ich erstaunt, als mein Gesundheitszustand eine neue Form annahm. Ich war der Mei-nung gewesen, der Heilungsprozeß verliefe bis zu meiner völligen Genesung gleich und ich würde keine Schmerzen mehr haben. Leider täuschte ich mich und staune jetzt darüber, wie

der Körper in eine andere Phase getreten ist, die mir wieder Schmerzen verursacht.
Seit ein paar Tagen stelle ich fest, daß der Geruch im Mund sich verändert hat, morgens habe ich einen Belag im Mund. Auch meine Lymphen schmerzen wieder, und der Oberkörper dehnt sich aus, was ebenfalls sehr weh tut. Natürlich kann es nur eine Verbesserung der Gesundheit sein, trotzdem bin ich enttäuscht, daß mein Körper diesen Weg wählt. Ich erleide wieder solche Schmerzen, daß ich kaum ein Gespräch vertrage. Offenbar werden wieder Depots von den Schilddrüsenhormonen abgebaut, denn mein Umfang ist wieder etwas schlanker geworden, so wie ich es bereits kenne.
Ich reagiere seit Tagen wieder empfindlich auf Lärm und bin sehr angespannt. Ein Wunsch ist wenigstens in Erfüllung gegangen, das Wetter bleibt schön warm und ich kann noch länger auf dem Balkon sitzen. Hier höre ich die Musik von der Nachbarin, und diese Musik gefällt mir sehr. Vor Jahren mußte ich Ohrstöpsel benutzen, wenn jemand zu laut Musik hörte oder der Rasen gemäht wurde, weil die Geräusche mir Übelkeit verursachten. Bei diesem Wetter – der Wind weht durch die Bäume und die Blätter rauschen – fühle ich mich besonders wohl. Mir juckt es in den Gliedern wie damals beim Surfen. Ob ich wohl wieder so viel Kraft bekommen werde, daß ich einmal versuchen könnte, auf ein Brett zu stehen? Es würde mich interessieren, ob es Frauen gibt, die mit 53 Jahren noch surfen. Ich frage mich auch, ob ich eines Tages wieder Ski fahren werde. Es gefällt mir, solche Zukunftsträume zu haben und zu wissen, daß auch ich wieder an der Zukunft teilnehmen kann.

In dieser Nacht hat sich zum ersten Mal das Genick zusammengezogen. Es war ein glückseliges Gefühl, wieder ein geschlossenes Hautkostüm zu haben, obwohl es sich nach dem Frühstück bereits wieder ausdehnte. Mein Kiefer scheint sich wieder zurechtzuformen, und ich wünsche mir, daß die Zähne wieder ihre richtige Stellung einnehmen, meine Zähne haben sich nämlich durch die Einnahme des Schilddrüsenhormons verschoben. Leider werden die Zähne, die Schaden genommen haben, nur vom Zahnarzt wieder instandgesetzt werden können, was mich viel Geld kosten wird.
Leider stellte sich heraus, dass mir fünf Zähne gezogen werden mussten, weil die Wurzeln schwarz geworden waren.
Die meisten Probleme verursacht mir derzeit mein Gewicht, das immer noch viel zu hoch ist. Es stört mich beim Gehen, Sitzen, Anziehen und auf der Toilette. Es ist mir ein Rätsel, wie es andere dicke Leute schaffen, ihren Po zu reinigen. Für mich ist das ein Hindernis, weil ich unter anderem auch deswegen das Haus nur kurz verlassen kann.
Ebensowenig kann ich nicht nachvollziehen, wenn jemand behauptet, daß er sich mit Übergewicht wohl fühlt. Schon die ersten sechzehn Kilogramm, die ich nach der Operation zugenommen hatte, machten mir große Mühe, und ich hätte viel darum gegeben, die Pfunde wieder loszuwerden. Natürlich ist mir jetzt die Gesundheit das Wichtigste, aber es drängt mich trotzdem, meine Kilos purzeln zu sehen. Leider habe ich mit den Lymphorganen Schwierigkeiten und kann deshalb keine Essensreduktion vertragen. Jetzt würde ich mich glücklich schätzen, wenn ich nochmals so rasch 36 Kilogramm Wasser ausscheiden könnte.

Es scheint, daß ich wieder voller Ungeduld bin, aber wenn ich sehe, daß der Winter vor der Tür steht, überkommt mich die Eile. Früher pendelte mein Gewicht immer zwischen 57 und 64 Kilogramm. Im Alter finde ich es schöner, wenn ein paar Pfunde mehr auf den Rippen sind, und ich möchte so schnell wie möglich die Hälfte meines Gewichts eliminieren.

Es ist kaum zu glauben, seit Leute wissen, daß ich dieses Buch schreibe, bekam ich innerhalb kurzer Zeit verschiedene Male die Gelegenheit, mit jemanden über die fragwürdige Methode der Behandlung mit Schilddrüsenhormonen zu sprechen. Eine Frau nahm es seit einem Jahr, was ihr ebenfalls schadete. Eine andere Frau rief mich an, die seit drei Jahren die gleichen Probleme hat wie ich. Alle drei glaubten wir, alleine dazustehen, und es überraschte uns, daß wir alle mit demselben Leid konfrontiert wurden. Es scheint mir an der Tagesordnung zu sein, daß Ärzte großzügig mit diesem Hormon um sich werfen. Die Frau hat mit den Ärzten noch viel Schlimmeres durchmachen müssen als ich. Auch sie wurde beschuldigt, mit der Psyche nicht ganz in Ordnung zu sein. Man wollte sie mit Cortison behandeln, weil ihre Gelenke so schmerzten, und ich finde es grandios, daß sie sich weigerte, denn die Cortisonbehandlung hätte noch mehr Probleme nach sich gezogen. Als sie bei einem Arzt abklären lassen wollte, ob die Hormonwerte noch stimmen, meinte dieser sogar, sie könne ohne Bedenken die doppelte Menge des Hormons einnehmen, ohne daß ihr das schaden würde. Das ist die Aussage eines Klinikarztes!
Es ist falsch, wenn Ärzte glauben, daß Schilddrüsenhormone ohne

weiteres vertragen werden und daß sie Übergewicht abbauen. Auch müßten die Ärzte doch feststellen, wie bei ihren Patienten durch die Einnahme dieser Hormone gesundheitliche Probleme entstehen und sie eher zu- statt abnehmen. Ein Arzt bestätigte uns, daß dieses Hormon tatsächlich eingesetzt wird, damit die Patienten schlanker werden. Ich kann jedoch nicht verstehen, weshalb die Ärzte nicht reagieren, wenn der Patient nach der Einnahme von Schilddrüsenhormon über Herzprobleme, Schweißausbrüche und Pulsrasen klagt. Sind die Ärzte so naiv oder so wenig ausgebildet, daß sie eine einfache, offensichtliche Reaktionen nicht analysieren können? Eine Zeitlang, als die Schmerzen nicht mehr auszuhalten waren, führte ich ein ausführliches Tagebuch über meine Beschwerden. Ich beschrieb meine Muskelkrämpfe, die schmerzende Schilddrüse(!), meine Schwächeanfälle, um den Ärzten bei der Diagnose zu helfen. Wie großartig kommen sie sich vor, wenn sie statt dessen den Patienten erniedrigen, indem sie sofort die Psyche anzweifeln! Es scheint mir, sie können oder wollen weder Fehler eingestehen noch von ihrem Medizinlatein abweichen, selbst wenn dabei die Gesundheit des Patienten zerstört wird. Es kann doch nicht sein, daß die Ärzte nicht wissen, daß diese Reaktionen von den Hormonen stammen können oder könnten?! Wenn doch, wie kann ich als Patient mich wehren?

Einmal erstaunte mich ein Gespräch mit einem Apothekergehilfen, der mir empfahl, mehr Hormone zu schlucken, damit ich wieder schlanker würde. Es scheint mir, dies wird noch immer so gelehrt. Ich hoffe von Herzen, mit meinem Buch dazu beizutragen, daß diese Mißstände aufhören und hilfesuchende Patienten nicht mehr als

Versuchsobjekte mißbraucht werden. Es gibt viele andere bekannte, weitaus sanftere Methoden, seinem Körper zu helfen.

Eines Tages rief mich eine Frau an, die vor längerer Zeit eine Operation hatte, bei der man ihr achtzig Prozent der Schilddrüse entfernt hatte. Sie erzählte mir, wie viele Hormone sie in der Regel schlucken mußte, und ich glaubte meinen Ohren nicht zu trauen, als ich erfuhr, daß sie mit zwanzig Prozent Schilddrüse weniger Hormone brauchte, als ich als gesunder Mensch laut den Ärzten zu schlucken hatte. Ich, eine gesunde Frau, mußte mehr Hormone schlucken als jemand, der fast keine Schilddrüse mehr hatte – ist das nicht unglaublich! Ich bin erschüttert. Diese Dame rief mich an, weil sie ebenfalls Probleme bekam. Ein Arzt verschrieb ihr mehr Hormon, als sie benötigte, und ihr Gesundheitszustand verschlechterte sich seither zusehends.

Tagelang bin ich nicht fähig zu schreiben, geschweige denn, sonst etwas zu tun. Das jetzige Wissen über die Unrelation der Dosierungen raubt meine ganze Energie. Verzweifelt denke ich, oh mein Gott, warum habe ich dieses Schicksal verdient? Noch immer niedergedrückt beobachte ich, wie sich jede Nacht der Körper weiter korrigiert, und es tut sehr gut zu sehen, wie sich mein Aussehen verbessert. Die Geschwülste an den Beinen verschwinden, auch wenn die Haare, die in dieser Krankheitsphase gewachsen sind, nicht gerade ein ästhetischer Anblick sind. Zwar haben wir schon darüber gelacht, doch eigentlich finde ich es nicht lustig, daß meine Schamhaare verschwunden, dafür aber meine Beine so behaart

sind. Was mir aber am meisten gefällt, ist die Haut, die wieder jünger und zarter wirkt. Als ich einmal Fotos anschaue, die wir vor einem Jahr machten, fange ich an zu weinen und bin über mein damaliges Aussehen sehr entsetzt.
Mein Befinden ist zur Zeit die reinste Berg- und Talfahrt. Körperlich wie psychisch erlebe ich täglich Veränderungen, Schmerzen, Weinen, Wohlbefinden, Unwohlsein wechseln sich ab. Es korrigieren sich sowohl mein Hautkostüm wie auch meine Psyche. Wegen jeder Kleinigkeit beginne ich zu weinen, die Tränen fließen nur so. Es ist für mich eine schwere Zeit dies durchzustehen, weil mein Umfeld mit Unverständnis reagiert. Auch heute muß ich rebellieren, doch ich denke, daß auch ich meine Gefühle ausleben und Schwächen zeigen darf. Die Tränen sind sehr befreiend. Einmal fühle ich mich stark, einmal schwach.
Es ist schwer für mich, diesen Veränderungen standzuhalten. Mein Kopf fühlt sich hohl an, hat einen Überdruck und rauscht sehr stark. Der Körper macht nun große Veränderungen durch, die mich sehr schmerzen. Es scheint mir, als ob es mir nun ans «Eingemachte» ginge. Ich bin körperlich wie psychisch immer noch eingeschränkt, zur Zeit kostet mich jede Arbeit viel Kraft, weil die Glieder so schmerzen. In den letzten Tagen habe ich sehr starke Kopfschmerzen, weil sich die Lymphgefäße im Kopf und um die Augen korrigieren. Ich bin sehr glücklich, daß ich die Farben, die ich so lange meiden mußte, wieder vertrage, nur auf Schwarz reagiere ich noch empfindlich. Viele Jahre vertrug ich nur Pastellfarben, weil meine Lymphgefäße auf starke Farben allergisch reagierten.

9. KAPITEL

Meine Erfahrungen

Wichtige gesundheitliche Verbesserungen stellten sich wenige Wochen nach der Einnahme von essentiellen Fettsäuren ein. Es ist erstaunlich, wie sich meine Lymphorgane und mein Körper dank der zwei Eßlöffel Öl täglich positiv verändern. Ich forsche in einem Fachbuch über essentielle Fettsäuren nach und lese mit Erstaunen, daß Öle für den Körper äußerst wichtig sind. Fehlen sie oder werden zu wenig davon eingenommen, können schwere gesundheitliche Störungen eintreten und trotz Einhaltung von Diätkost zur Gewichtszunahme führen.

Ich glaubte immer, mich gesund ernährt zu haben, und nun muß ich wieder am eigenen Leib erfahren, wie ich schwere Fehler machte, indem ich mich einseitig ernährt hatte. Auch was die Ernährung betrifft, hatte ich mich auf die Medien und die Ärzte verlassen und geglaubt, daß Fette und Öle schädlich für die Gesundheit seien und daß sie die Ursache für Übergewicht wären. Noch nie hatte ich davon gehört, daß darüber gesprochen wurde, daß zu wenig Fette und Öle ebenfalls schädlich sein können und Übergewicht verursachen können. Die ganzen Jahre hatte ich nie viel davon gegessen, sondern sogar bei jeder Hungerkur, bei jeder Diät und bei den Fastenkuren die Menge reduziert oder ganz weggelassen. Wie sich nun herausstellte wurde dies – unter anderem – für meine Gesundheit zum Verhängnis. Ich mußte an meinem eigenen

Körper erfahren, daß ein Mangel an Ölen sogar schädlicher sein kann als zu viel davon. Ich höre oft, daß Mollige, die noch nie eine Diät gemacht haben, behaupten, daß es ihnen gutgeht, sie guter Laune seien und keine gesundheitlichen Störungen hätten. Nun bin ich geneigt, ihnen zu glauben!

Wenn ich jedoch den leidgeplagten Übergewichtigen zuhöre, wie sie dauernd mit Diäten und Essenseinschränkungen versuchen, schlank zu werden, dann weiß ich jetzt, was die Ursache dafür sein könnte, daß sie kaum abnehmen – ein Mangel an Vitalstoffen, Aminosäuren und essentiellen Fetten und Ölen. Ohne diese Stoffe bekommen sie gesundheitliche Probleme und nehmen trotz Diät wieder zu. Niemand will ihnen glauben, daß sie nicht vom Essen wieder dick werden. Sie plagen sich ab und verzichten auf vieles – mit dem Ergebnis, daß alles «für die Katz» war und zudem viel Frust brachte. Es ist doch so, daß wir Dicken bei einer Abmagerungskur als erstes auf Zucker, Salz, Fette und Öle verzichten. Wir ernähren uns einseitig und werden trotz Hungerns jedesmal dicker. Ich lese in einem Fachbuch, daß man entweder nicht abnimmt oder das Gewicht noch mehr nach oben schnellt, sobald auf diese für die Verdauung wichtigen Substanzen verzichtet oder zu wenig davon zu sich genommen wird.

Man läßt uns leiden und zweifelt an uns. Die meisten Menschen glauben, es läge an unserem schwachen Willen; was ich schlimm finde. Niemand glaubt uns, daß wir vor lauter Hungern und Frust wieder anfangen zu essen, nur weil alle Quälerei keinen Erfolg

brachte und weil der Körper Mankos signalisiert. Genauso ist es mit dem Zucker; wir verzichten völlig darauf, obwohl dieser genauso wichtig ist wie die Fette. Auch in diesem Punkt sind viele Diätwillige falsch informiert.
Mein Körper fing erst an zu heilen, nachdem ich einen Teller voller Süßigkeiten gegessen hatte. Später hatte ich nie mehr das starke Verlangen danach, dafür fing meine Verdauung sofort an zu arbeiten, und die Genesungsphase wurde eingeleitet. Es ist die Menge, die ausmacht, ob wir ab- oder zunehmen. Wenn man eine Diät macht und Fette und Zucker ganz wegläßt, fehlen dem Körper wichtige Elemente zur Verdauung. Wir werden noch dicker und bekommen Probleme mit unserer Gesundheit. Es stellt sich ein Heißhunger nach bestimmten Nahrungsmitteln ein, weil der Körper Mankos signalisiert. Wir haben unter anderem zu wenig Vitamine und Mineralstoffe und würden uns deswegen am liebsten wieder durch den ganzen Kühlschrank essen. Der Körper sendet so lange Botschaften aus, bis das Manko wieder gedeckt ist, und genauso lange werden wir «Lust» auf Essen verspüren. Vor allem Gelüste nach Süßigkeiten werden ganz stark, der Fachmann könnte dazu sagen, dies kommt, weil zu wenig Vitamine aus der B-Gruppe im Körper sind, deshalb ist es so schwierig, eine Diät durchzuhalten. Ich würde in meinem Leben nie mehr Fastenkuren machen, weil sie mir mehr geschadet als genützt haben. Aber damals wußte ich noch nicht so viel über Vitamine, Mineralstoffe, essentielle Fettsäuren und Eiweiße, die man trotz einer Diät zu sich nehmen sollte.
Damit die essentiellen Fettsäuren (Öle) verdaut werden können, ist es wichtig, genügend Vitamin E im Körper zu haben. Dank seiner

Hilfe bleibt unsere Haut jung und elastisch. Dazu trägt auch das Eiweiß in Form von Quark und Joghurt bei, die täglich auf dem Speiseplan stehen sollten. Sie machen nämlich schlank, weil sie überflüssiges Wasser ausscheiden und den Kreislauf anregen. Bei dauernd kalten Füßen kann es helfen, vermehrt Quark zu essen. Auch Beschwerden bei der Menstruation können ein Hinweis sein, daß ein Vitamin C oder ein Eiweißmangel besteht. Hier helfen während diesen Tagen ungekochte Petersilienkräuter, die auf Salate oder Suppen gestreut werden können. Petersilie verfügt über heilende Wirkung und lindert Krämpfe.
In einem Ferienkurs äußerte ich einmal, ein gesunder Körper könne jede Nahrung vertragen, was heftig dementiert wurde. Meine Erfahrungen zeigen mir aber, daß ich damit recht hatte, denn heute vertrage ich wieder alle Nahrungsmittel. Das heißt nicht, ich würde alles essen, denn ich liebe und schätze eine eher gesunde Ernährung. Obwohl meine Lymphknoten noch nicht ganz geheilt sind, vertrage ich wieder Vollkornteigwaren, Nüsse und anderes Schwerverdauliches. Sogar die vielen Allergien, die ich während meiner langen Krankheitszeit hatte, sind nach der Einnahme von Mutivitaminpräparaten wieder verschwunden. Nur auf Reinigungsmittel und Kosmetikartikel reagiere ich immer noch allergisch, bin mir aber sicher, daß auch diese Allergien verschwinden, wenn meine Lymphorgane wieder völlig gesund sind und mein Bauch und mein Hautkostüm völlig zusammengewachsen ist. Damit möchte ich sagen, daß Vitamine und Allergien mit dem Gesundheitszustand des Lymphsystems im Zusammenhang stehen. Vielleicht könnte man sogar den Heuschnupfen loswerden, wenn man täglich zu

den Vitaminen zwei bis drei Hefetabletten und zwei Eßlöffel Öl mit zwei Vitamin E-Kapseln schlucken würde? Man sollte es auf jeden Fall ausprobieren.
Wenn das Körpergewicht sich weiter normalisiert, weiß ich, daß es Zucker, Öle und wenig Fette dazu braucht, damit eine gesunde Verdauung funktionieren kann. Voller Freude staune ich darüber, daß bei zwei Männern nach kurzer Zeit der Einnahme von meinen empfohlenen Medikamenten sich die Potenz verbesserte und sogar Magenbeschwerden verschwanden.
Seit ich täglich diese Kombination zu mir nehme, staune ich über die positive, heilende Veränderung meines Körpers. Der Reinigungsprozeß war so intensiv, daß ich einige Tage hohes Fieber, starke Schmerzen in der Brust und einen quälenden Husten mit starkem Auswurf hatte. Alle Körperöffnungen schieden Material aus, was mich erst sehr schwächte. Es wurde für mich noch einmal eine harte, anspruchsvolle Zeit, während der ich sehr leiden mußte. Leider ging es mir so schlecht, dass ich die Gruppe „Riverdance“ im Hallenstadion nicht besuchen konnte. Nach und nach jedoch bekam ich immer mehr Power, und eines Tages verspürte ich den Drang, das Haus zu verlassen. Am 5. Oktober 1999 schaffte ich es, mich zum ersten Mal nach vielen Jahren alleine anzuziehen und einen langen Spaziergang zu machen. Endlich konnte ich wieder leben, ohne daß mein Rücken wahnsinnige Schmerzen verursachte.

10. KAPITEL

Glück und Leid

Es war erstaunlich, wie sich der Glücks und der Schicksalsgott bei mir die Klinke in die Hand gaben. Ich war voller Glück, Freude und Überschwenglichkeit, und bereits wenige Tage später schlug das Schicksal wieder zu. Es war mir zu jener Zeit nicht erlaubt, auch nur den kleinsten Fehler zu machen, ohne daß ich darauf schmerzhaft hingewiesen wurde.
Ich rutschte beim Einkaufen auf einer gefrorenen Stelle aus und stürzte mit voller Wucht auf den Boden. Da es nirgends etwas zum Festhalten gab, war es mir nicht möglich, alleine aufzustehen, und so mußte ich ein paar hundert Meter auf den Knien robben. An einem parkenden Auto konnte ich mich endlich aufstützen und hochstemmen. Naß und verschmutzt war es trotzdem meine Pflicht, noch einkaufen zu gehen. Durch den Sturz war ich sehr geschwächt und schlafe viel.
Mir wurde klar, daß ich erst wieder zur Ruhe kommen mußte, um alles verarbeiten zu können. Angela und Tino setzten mir zu jener Zeit auch noch zu und konnten oder wollten nicht verstehen, daß ich noch Heilungszeit benötigte. Es wurde einfach zuviel von mir verlangt, ich war erschöpft und müde und brauchte einige Tage der Ruhe, um mich von den Strapazen zu erholen. Alles überstieg meine Kräfte, und ich war durch den großen Energieverlust sehr geschwächt.

So konnte ich nicht weiterleben, ich mußte etwas verändern! Ich setzte mich ruhig hin und ließ meine Gefühle los. Es war wieder viel Leid dabei, aber das größte Leid kam nun von den Kindern. Es wäre gut für sie, wenn sie fremde Hilfe annehmen würden. Mir wurde schmerzerfüllt klar, daß ich nicht nur zehn Jahre meines gesunden Lebens beraubt worden war, sondern ich auch meine drei jüngsten Kinder emotional verloren hatte.
Als Angela wegen eines Unfalls in einen Spital musste, wäre ich froh gewesen, wenn ich sie als Mutter hätte begleiten und beschützen können. Auch in dieser Situation war ich auf andere angewiesen, und war froh als Paul sie vom Spital in Luzern abholte. Paul war der Lehrmeister von Angela und ich bin froh, dass er sie in den vier Jahren Lehrzeit unter seine Fittiche nahm. Es war eine harte Zeit für Angela bei ihm zu lehren, aber wie der Erfolg zeigte, hat es sich gelohnt. Für mich war es beruhigend, während meiner langen Krankheit sie in guten Händen zu wissen. Es ist das Schlimmste für eine Mutter, wenn sie nicht bei ihrem Kind sein kann, vor allem dann, wenn es leidet. Angela musste während der Lehrzeit zwei Wochen bei einer Spenglerei arbeiten. Als sie ihre Arbeit beendet hatte und die Arbeitszeit noch nicht vorüber war, wollte sie ein letztes Kanalstück abkanten. Sie rutschte mit der Hand aus und die Maschine zermalmte ihr zwei Fingerkuppen an der linken Hand. Völlig unter Schock musste sie in die Klinik gebracht werden, wo sie unter Vollnarkose operiert wurde. Die Fingernägel mussten wieder eingebettet und angenäht werden. Wochenlang litt sie unter großen Schmerzen, die sie tapfer ertrug.

Wieder stehe ich unter Streß, da ich in dieser Woche nicht einkaufen kann, weil ich gesundheitlich wieder so angeschlagen bin, daß Tino einkaufen muß. Den geplanten Wohnungswechsel müssen wir verschieben, weil ich noch viel zu schwach bin, diese Strapaze auf mich zu nehmen. Die Reaktion von Tino auf diese Hiobsbotschaft ist sehr lieb und wurde mein schönstes Weihnachtsgeschenk: Er ist sofort bereit, seinen Umzugstermin ebenfalls zu verschieben. Finanziell bin ich auf die Kinder angewiesen, ohne ihre Hilfe könnte ich die hohe Miete nie aufbringen. Mein Gott, wann hört dieses Elend auf? Durch den Druck und die Streßsituation verschlechterte sich meine Gesundheit, und ich muß mir Vorwürfe gefallen lassen. Durch das Leid, dem ich permanent ausgesetzt bin, ist es mir nicht möglich, meine Gesundheit zu fördern. Es wird mir schmerzlich bewußt, wie wir noch immer unter Verhaltens- und Beziehungsstörungen leiden, die während der Krankheitszeit entstanden sind. Jeden Tag bete ich, so schnell wie möglich ganz unabhängig zu werden. Ich möchte einmal keine negativen Schicksalsschläge, sondern erfreuliche Ereignisse erleben.

Ich sitze nun wieder stundenlang am Laptop und schreibe dieses Buch trotz der Rückschläge fertig. Mit meiner Gesundheit geht es wieder voran, und ich kann neue Energie und Mut tanken, mein Buch zu überarbeiten und jetzt auch fertigzustellen. Der glückliche Zufall will es, daß mein Sohn Marco im Internet eine Redakteurin fand, die mit einem moderaten Preis half, dieses Buch in Form und Stil zu bringen.

Während der ganzen Krankheitszeit hatte ich Beistand von Menschen, die mir in den schweren Stunden geholfen haben, das alles durchzustehen. An erster Stelle möchte ich meine Kinder Marco, Tino und Angela nennen; sie waren all die Jahre da, wenn ich Hilfe brauchte, und gaben mir moralische und finanzielle Unterstützung.
Als ich aber am Ende war und vor lauter Verzweiflung und Schuldgefühlen nicht mehr weiter wußte, war ich auf fremde Hilfe angewiesen. Es tat mir und den Kinder gut, daß es Stellen gibt, wo man telefonische Hilfe bekommt. So hatte ich das Glück, daß fremde Menschen uns helfen konnten.
All jenen, die mir voller Geduld und Anteilnahme zugehört haben und mir wieder Kraft schenkten, um weiterzugehen, danke ich von ganzem Herzen. Allen Freunden und Kollegen, die mir in der Not ihr Geld anvertrauten, möchte ich danken. Mein Dank gilt auch Rosa Maria für den Betrag, den sie mir gab, als ich nicht einmal mehr die Miete bezahlen konnte; obwohl sie selber nichts hatte, half sie mir kurzfristig aus. Dafür werde ich ihr mein Leben lang dankbar sein.
Danken möchte ich Marco Widmer, der schnell und zuverlässig durch seine Fachkenntnis feststellen konnte, wenn ich zusätzlich einen Mineralstoff brauchte oder wenn der Blutzuckerspiegel wieder zu tief war. Ich schätzte es sehr, daß ich seine Hilfe auch mit meinen bescheidenen Mitteln bezahlen konnte. Meiner Freundin gebührt ein spezieller Dank, durch sie konnte ich mich voll auf meine Heilung konzentrieren. Sie begleitete mich in meinen schweren Stunden und verzichtete auf ihr Honorar, nachdem sie

von meinen finanziellen Nöten erfahren hatte. Als ich keine Kraft mehr hatte, machte sie mir neuen Mut und schickte mir sogar Blumen. Sie hat dafür gesorgt, daß ich den Glauben an eine Genesung nie aufgegeben habe. Auch möchte ich ihr ein großes Kompliment zu ihrem hellseherischen Talent machen, denn alles, was sie mir prophezeite, ist eingetroffen. Nachdem sie mir noch weitere Fortschritte voraussagt und für mich eine bessere Zukunft sieht, bin ich frohen Mutes, den Rest der Heilung auch noch zu schaffen. Voller Optimismus schaue ich nach vorne und bin offen für meine Zukunft. Vielen Dank Ihnen allen!

Epilog

Heute, neun Monate später, hat sich mein Leben so unglaublich verändert, und ich bin voller Glück und Freude. Ich sitze wieder hier am Laptop und bin so unbeschreiblich glücklich, daß ich mir überlege, wie ich diese Gefühle am besten vermitteln kann. Mein Körper strahlt wieder Wärme und viel Energie aus. Ich erfreue mich meines Lebens wie noch nie.
Endlich, nach siebzehn Jahren und sieben Monaten bin ich befreit von meinem Elend, meinen Schmerzen, den unglaublichen Qualen und vom ewigen Alleinsein.
Die Schlüsselrolle zu dieser Wende kommt einem Arzt zu, der die Ursache für mein langjähriges Leiden fand und sie durch eine mehrstündige Operation behob.
Heute endlich habe ich mein Leben wieder, und all mein Leiden hat ein Ende gefunden. Dafür bin ich unendlich dankbar. Dankbar bin ich vor allem Oberarzt Dr. Bern von der Uniklinik Konstanz, der in Sekundenschnelle diagnostizierte, was 28 (!) Ärzte und vier Kliniken in der Schweiz jahrelang übersehen hatten.
Bis es aber soweit war, hatte ich noch einen langen Weg vor mir.

Im Oktober 1999, als ich damals beim Einkaufen stürzte, war ich froh, das Haus nicht mehr verlassen zu müssen. Die Lymphorgane machten seit drei Monaten keine wesentlichen Fortschritte mehr, und das Gewicht reduzierte sich trotz des ärztlich verordneten Schlankheitsmittels um kein Gramm. Also trank ich statt dessen lieber wieder wie früher jeden Tag Zitronensaft in Tee – was tatsächlich auch Erfolg brachte.

Nach dem Absetzen des Schlankheitsmittels machte ich erstaunlicherweise rasante Fortschritte bei der Heilung des Lymphsystems und stellte fest, daß es mir viel besser ging. Eine Kur mit Spargeln half mir, rasch und schmerzfrei die Lymphgefäße zu reinigen, und nach Monaten fühlte ich mich gesünder und wohler. Endlich verschwanden die Schmerzen, die Knoten wurden kleiner, belasteten mich nicht mehr; innerhalb kurzer Zeit hatte ich acht Kilogramm weniger Körpergewicht. Die zusätzlichen Vitamintabletten, die ich jahrelang benötigte, konnte ich reduzieren. Es klingt erstaunlich, aber ich brauche zusätzlich kein Vitamin C mehr, denn ich stellte fest, dass sich auch dieses Vitamin in hohen Mengen eingenommen, im Körper ablagerte. Jeden Tag esse ich Früchte, die meinen Bedarf decken (ich habe die Absicht diese Zusammenhänge weiter zu erforschen). Es stellte sich heraus, daß ich Schlankheitsmittel nicht vertrug und es mir Nebenwirkungen verursachte. Mein Hautkostüm zog sich nun täglich mehr zusammen und wurde straffer. Aber je straffer die Haut wurde, umsomehr war mein übergroßer Bauch sichtbar. Die Beschwerden im Bauch nahmen nach jeder Mahlzeit zu, und ich bekam Verdauungsschmerzen. Das Urinieren wurde zu einer qualvollen Angelegenheit, und ich stöhnte jedesmal beim Wasserlösen. Der Bauch riß an meinen Eingeweiden, denn er dehnte sich bei jeder Gelegenheit aus, was mir

höllische Schmerzen verursachte. Eine große Spannung lag darin, die kaum auszuhalten war. Nach jeder Bewegung dehnte sich das Gewebe aus, und es bildeten sich etwa zehn Zentimeter große rote Striemen unter den Brüsten und Armen. Übelriechende Körperflüssigkeit sickerte heraus, die aussah wie Eiter. Mir war immer schwindlig und oft schwarz vor den Augen. Jeden Morgen nach dem Aufstehen mußte ich unter Qualen vier Stunden warten, bis sich das Gewebe, das in der Nacht zusammengewachsen war, wieder ausdehnte. Die Schmerzen in Bauch und Oberkörper wurden täglich schlimmer, der übergroße Bauch hing bis auf die Oberschenkel und riß meine Innereinen so hinunter, daß ich glaube, auseinandergerissen zu werden. Es war unerträglich!
Ich kam immer mehr zu der Überzeugung, daß der Hautbeutel unten am Bauch mit Wasser gefüllt sein mußte. Aus irgendeinem Grund – so glaubte ich –, konnte mein Körper dieses Wasser nicht entleeren. Der Beutel war sehr schwer, belastete mich und verursachte starke Rückenschmerzen. Mein Befinden verschlechterte sich täglich. Bedauerlich war zudem, daß nach einem weiteren Sturz Angela ihren Sprachaufenthalt in England abbrechen mußte, weil ich mich so stark verletzte, dass ich ihre Pflege brauchte.

Eines Morgens stand ich auf und wußte: Lia, du mußt etwas unternehmen! Es konnte doch nicht sein, daß es auf dieser Welt niemanden gab, der mir helfen konnte! Zwar hatte ich mir nach der Blasenoperation geschworen, mich nie mehr in meinem Leben auf einen Operationstisch zu legen, doch nun war ich soweit, daß ich mich am liebsten noch am selben Tag unters Messer begeben hätte. Ich machte mich auf die Suche nach einem Chirurgen, der mir – so meine Vorstellung – den übergroßen Hautbeutel am Bauch wegschneiden sollte.

Fortuna hat mir auch diesmal beigestanden. Erst versuchte ich wiederum, in der Schweiz Hilfe zu erhalten, wurde aber bereits am Telefon abgewimmelt mit der Begründung, ich hätte erst ein Anrecht auf Hilfe, wenn mein Idealgewicht erreicht sei. Das brachte mich so in Rage, daß ich mich kurz entschlossen an das PIC-Institut für Ästhetische Chirurgie in Konstanz wendete, wo ich sofort einen Termin bekam.

Schon bei der Voruntersuchung sah der Oberarzt Dr. I. Bern, zu dem ich sofort vollstes Vertrauen faßte, auf einen Blick, daß ich einen Bauchnabelbruch hatte. Er erklärte mir, durch den Bruch habe sich ein Hohlraum gebildet, den er operativ behandeln müsse. Der Bauchnabel war um neun Zentimeter ausgeweitet, der Bruch ragte daumengroß aus dem Bauch und war nicht zu übersehen. Angela, die mich begleitete, wunderte sich schon seit Jahren, daß kein Arzt in der Schweiz das Aussehen meines Bauchs beanstandet hatte. Und jetzt diese schnelle, präzise Diagnose! Wir konnten es beide kaum fassen. Mein Gott, war ich überglücklich, als ich den Untersuchungsraum verließ!

Meine Nerven und mein Körper waren von den vielen Jahren der Krankheit noch so angeschlagen, daß ich diese Neuigkeit kaum verkraften konnte. Ich war psychisch wie physisch am Ende und völlig erschöpft. Kurz vor dem Operationstermin wurde ich so schwer krank, daß man das Schlimmste befürchten mußte.

Angela pflegte mich die ganze Zeit. Ich war so geschwächt, daß ich dauernd liegen mußte. Die ganzen Wochen über war ich auf ihre Hilfe angewiesen, weil ich nicht einmal in der Lage war, etwas zu kochen. Die Ruhe jedoch tat mir gut, und ich erholte mich gut.
Am 6. Juli 2000 war es soweit: Begleitet von Angela wurde ich in einer mehrstündigen Operation wieder zu dem, was ich einst war und heute wieder bin – ein glücklicher, ganzer Mensch. Dabei bin ich mir völlig bewußt darüber, daß es noch Monate dauern wird, bis alle Schäden an meinem Körper verheilt sein werden und sich das Übergewicht noch weiter reduzieren wird.

Die Operation selbst wurde zu einem der schönsten und eindrucksvollsten Erlebnisse in meinem Leben. Was für ein Unterschied zu den Operationen in der Schweiz, die ich bisher über mich ergehen lassen mußte – kein Vergleich! Liebevoll wurde ich von Ärzten und Schwestern behandelt und betreut. Kein Gefühl der Angst vor Klinik oder Operationssaal kam auf, im Gegenteil! Den Operationsraum und das Ärzteteam bekam ich erst gar nicht zu Gesicht, bereits im Vorzimmer wurde ich bei wunderbarem Kaffeeduft liebevoll auf die Operation vorbereitet. Und ehe ich richtig merkte, daß die Narkoseärztin anwesend war, lag ich bereits wieder im Aufwachzimmer. Erst als ich in das freundliche Gesicht meines Arztes blickte und er etwas von viereinhalb Kilogramm erwähnte, fragte ich mich wohlig und schläfrig, ob ich etwa schon operiert sei – und schlief ohne Schmerzen selig weiter. Es war traumhaft, überwältigend!

Alles Schlimme, was ich im Zusammenhang mit Ärzten und Kliniken je erlebt hatte, war nach dieser humanen Operation ausgelöscht, und ich war eine glückliche, schmerzfreie und zufriedene Patientin. Angela, meine liebe Tochter, blieb die ganze Zeit über bei mir, gab mir Kraft und sorgte für mein Kurzweil.

Heute bin ich wieder eine überglückliche Mutter. Seit meine drei Kinder wußten, daß ich wirklich ein Leiden hatte, lösten sich die Spannungen und Probleme innerhalb der Familie auf, und wir sind uns innig verbunden.
Zwar ging es mir kurz nach der Operation sehr schlecht, aber immerhin konnte ich mich wieder selber waschen und – wenn auch unter großen Mühen – Treppen steigen. Bereits nach vier Tagen verließ ich die Klinik wieder. Eine Woche später wurden mir 78 Fäden gezogen, und dabei erfuhr ich von Dr. I. Bern, daß er bei der Operation in mehreren Stunden einen unvorstellbaren Herd an verwuchertem Gewebe entfernen mußte! Glück im Unglück war, dass ich in all den Jahren liegen musste, und sich die Organe nicht verschoben haben, und deshalb nicht auch noch operativ korrigiert werden mussten. Weil alle Ärzte mir nicht glaubten, hatte ich achtzehn Jahre diesen langen, qualvollen Leidensweg.

Herrn Dr. I. Bern danke ich von ganzem Herzen, daß er mir mein Leben und meine Gesundheit zurückgegeben hat.

Vor vielen Jahren hatte ich einen Traum. Ich wohnte in einem mehrstöckigen Wohnhaus. Dieses Haus fing eines Tages an zu brennen. Ich war erstaunt, als ich mich plötzlich im angrenzenden Nachbarhaus befand. Aus dem Fenster im oberen Stockwerk schaute ich zu, wie das vordere Haus niederbrannte. Es wunderte mich, daß keine Flammen auf das neue Haus übergriffen, in dem ich nun wohnte, obwohl die Häuser Wand an Wand standen. Die ganze Zeit über sah ich zu, wie mein altes Haus bis zum Boden völlig niederbrannte. Es blieb weder Asche noch Staub übrig, denn der Wind wehte die restliche Asche fort und hinterließ eine saubere Stelle, wo einst mein altes Haus stand.

LIA